DAS Men'sHealth RÜCKEN BUCH

Oliver Bertram

südwest

Für meine Eltern Ellen und Horst: Danke, dass Ihr mir 42 Jahre lang den Rücken gestärkt habt! Für eine kürzere, aber nicht minder intensive Mithilfe geht ein großes Dankeschön auch an: Dr. Stephan Geisler von der Deutschen Sporthochschule Köln für die inhaltliche Durchsicht sowie seine wertvollen Tipps und an Sandra Böschen für die geduldige Unterstützung und den noch geduldigeren Einsatz beim Korrekturlesen.

ISBN 978-3-517-08754-2

Hinweis: Das vorliegende Buch ist sorgfältig erarbeitet worden. Dennoch erfolgen alle Angaben ohne Gewähr. Weder Autor noch Verlag können für eventuelle Nachteile oder Schäden, die aus den im Buch gegebenen Hinweisen resultieren, eine Haftung übernehmen.

Redaktionsleitung: Silke Kirsch
Projektleitung: Stefanie Heim
Producing: Bernhard Heun & Clemens Sorgenfrey
Lektorat: Clemens Sorgenfrey
Buchdesign: George Karabotsos mit John Seeger Gilman
Layout & Satz: Bernhard Heun
Bildredaktion: Annette Mayer
Grafik: Veronika Moga | VM Grafik
Fotos: Daniel Geiger für Men's Health & Christine Liebold für Men's Health
Umschlaggestaltung: R.M.E. Eschlbeck/Kreuzer/Botzenhardt unter Verwendung eines Fotos von ddp images
Litho: Artilitho snc, Lavis (Trento)
Druck & Verarbeitung: Těšínská tiskárna, Český Těšín
Printed in the Czech Republik

FSC
www.fsc.org
MIX
Papier aus verantwortungsvollen Quellen
FSC® C005833

Verlagsgruppe Random House FSC-DEU-0100
Das für dieses Buch verwendete FSC®-zertifizierte Papier Profisilk wurde produziert von Sappi Alfeld.

817 2635 4453 6271

Inhalt

Einleitung

Herzlichen Glückwunsch! Sie wollen Ihren Rücken trainieren – damit haben Sie sich entschieden, nicht einfach ein paar Muskeln zu kräftigen, sondern Ihr Leben in jeder Hinsicht zu verbessern. Das dürfen Sie von Ihrem Trainingseinsatz – und von diesem Buch – erwarten:

Ihre erste Prämie: Eine beeindruckende Optik

Ein austrainierter Rücken ist maßgeblich an einer männlich-markanten Silhouette beteiligt. Und die wirkt in Hemd und Jacke auch dann noch, wenn Sixpack, Bizeps & Co. längst verdeckt sind und keinem mehr auffallen.

Das *Men's-Health*-Rückenbuch versorgt Sie mit allem, was Sie für ein knallhartes Muskelaufbautraining für Rücken, Schultern und Rumpf benötigen: 140 Übungen mit vielen Varianten, dazu zahlreiche Workouts, Grifftechniken, Intensivierungsmöglichkeiten und Tipps zur Trainingsgestaltung, die unzählige Wege zur V-Form ebnen!

Ihre zweite Prämie: Ein überzeugender Auftritt

Der beste Freund des aufrechten Gangs ist ein kräftiger Rücken. Wer den trainiert, richtet sich auf in eine selbstbewusste Haltung, die der Welt zeigt: Der Mann hat Rückgrat!

In diesem Buch lernen Sie die Funktionsweise Ihres Rückens kennen. Gezielte Übungen für eine rundum trainierte Körpermitte und viele Anregungen lassen Sie zukünftig aufrechter durchs Leben gehen.

Ihre dritte Prämie: Nie mehr Rückenprobleme

Ein Wundermittel gegen Rückenbeschwerden, Fehlhaltungen, Bandscheibenvorfälle und vieles mehr? Das gibt's rezeptfrei: Rückentraining! Es wirkt präventiv und ist der einzig nachhaltige Weg, vorhandene Probleme loszuwerden.

Das *Men's-Health*-Rückenbuch klärt auf, wo Ursachen für Rücken- und Haltungsprobleme liegen und was Sie dagegen tun können. Lernen Sie, achtsam mit Ihrem Rücken umzugehen. Das beste Training hilft wenig, wenn die Wirbelsäule im Alltag gequält wird.

Ihre vierte Prämie: Eine unerreichte Leistungsfähigkeit

Weil Rumpf und Rücken an jeder Art von Bewegung maßgeblich beteiligt sind, werden Sie sich durch gezieltes Training in jeder Sportart verbessern.

Abwechslung im Training verstärkt diesen Effekt. Hier liefert das *Men's-Health*-Rückenbuch Strategien und Anleitungen, die Muskeln vielseitig und effizient zu fordern. Ganz nach dem Motto: nicht maximal, sondern optimal trainieren! Auf geht's also! Viel Erfolg auf dem Weg zu Ihrem Traumrücken!

Richtig durchstarten

Sehen Sie dieses Buch als Ihren persönlichen Coach an. Lesen Sie es der Reihe nach. So kann es Sie wie ein guter Trainer mit grundlegenden Tipps und Informationen versorgen, damit Sie wissen, warum was zu tun ist und was Sie lieber lassen sollten. Sie können es nicht abwarten und wollen *sofort* loslegen? Dann halten Sie sich an diese Schritte zum Erfolg:

a) Trainingsziel bestimmen und dafür die optimale Belastungsgestaltung finden (siehe Seite 42 bis 43),
b) die wichtigsten Trainingshinweise verinnerlichen (ab Seite 48),
c) Übungen raussuchen (ab Seite 69) und nach einem der Wochenpläne auf Seite 156 zusammenstellen oder, weit einfacher, eines der Beispiel-Workouts ab Seite 157 nutzen,
d) trainieren!

Test: Wie fit ist Ihr Rücken?

Essenziell für ein erfolgreiches Krafttraining des Rückens ist eine flexible Wirbelsäule. Sie lässt eine Vielzahl verschiedener Bewegungen zu – wenn sie in einem guten Zustand ist. Wie steht's um Ihren Rücken?

Test 1 (Halswirbelsäule): Das Drehen des Kopfes

Anleitung

Aufrecht hinstellen, geradeaus blicken. Den Kopf möglichst weit nach links, dann nach rechts drehen. Den Oberkörper nicht mitbewegen.

Auswertung

Gut: Sie können den Kopf fast um 90 Grad drehen, die Nasenspitze zeigt beinahe zur Schulter.
Mittel: Sie können den Kopf um etwa 45 Grad drehen.
Schlecht: Ihr Kopf dreht sich nur minimal seitwärts, Sie können Ihre Schulter kaum aus dem Augenwinkel sehen.

Verbesserung

Bewegung hilft: Den Kopf regelmäßig langsam und vorsichtig drehen. Zusätzlich den Trapezmuskel kräftigen (Beispiel: Schulterheben ab Seite 114) und die Schultern mobilisieren (Seite 152)

Test 2 (Halswirbelsäule): Das Kippen des Kopfes

Anleitung

Aufrecht hinstellen, geradeaus schauen. Vorsichtig und langsam den Kopf zunächst möglichst weit nach links, dann nach rechts kippen. Die Schultern nicht hochziehen.

Auswertung

Gut: Ihr Ohr kommt annähernd bis zur Schulter.
Mittel: Der Kopf kippt etwa den halben Weg zur Schulter.
Schlecht: Sie können den Kopf nur minimal zur Seite kippen.

Verbesserung

Die seitlichen Nackenmuskeln (Seite 144) und den gesamten Nackenbereich (Seite 143) dehnen.

Test 3 (Brust- und Lendenwirbelsäule): Das Drehen des Rumpfes

Anleitung

Aufrecht auf einen Stuhl setzen, die Arme vor der Brust verschränken. Den Oberkörper möglichst weit nach links, dann nach rechts drehen. Das Gesäß bleibt in Position.

Auswertung

Gut: Ihre Schulterachse bewegt sich um 45 Grad oder mehr zur Seite.
Mittel: Sie schaffen etwa 30 bis 45 Grad.
Schlecht: Sie kommen nicht über eine Drehung von 30 Grad hinaus.

Verbesserung

Übungen mit Rumpfdrehung ausführen (Beispiel: Rumpfdrehen auf Seite 128 bis 129), den Lendenbereich mobilisieren (Beispiel: Kniependeln auf Seite 151).

Test 4 (Brust- und Lendenwirbelsäule): Das Beugen des Rumpfes

Anleitung

Hüftbreit hinstellen, Knie durchstrecken. Den Oberkörper so weit es geht vorbeugen. Die Knie bleiben gestreckt.

Auswertung

Gut: Sie erreichen den Boden mit den Fingern.
Mittel: Sie kommen mit den Fingerspitzen bis zum Knöchelbereich.
Schlecht: Ihre Fingerspitzen kommen nur auf halbe Höhe des Unterschenkels.

Verbesserung

Den oberen Rücken dehnen (Seite 145) und mobilisieren (Beispiel: Katzenbuckel auf Seite 150). Außerdem die hinteren Oberschenkelmuskeln dehnen (Beispiel: Rumpfbeugen wie in diesem Test).

Test 5 (Brust- und Lendenwirbelsäule): Das Strecken des Rumpfes

Anleitung

Im aufrechten Stand die Hände auf die jeweils gegenüberliegende Schulter legen. Oberkörper so weit es geht strecken (= zurückbeugen). Kopf in Verlängerung zur Wirbelsäule halten.

Auswertung

Gut: Sie können locker zur Decke oder in den Himmel über sich gucken.
Mittel: Sie blicken weiter voraus an die Decke oder in den Himmel.
Schlecht: Sie können allenfalls ein klein wenig weiter nach oben blicken als zuvor.

Verbesserung

Rückenstrecker kräftigen (Beispiel: Rumpfheben ab Seite 91), Bauchmuskeln dehnen (Beispiel: Rückwärtsrollen auf Seite 151).

Test 6 (Brust- und Lendenwirbelsäule): Das Seitneigen des Rumpfes

Anleitung

Im aufrechten Stand (hüftbreit) den Oberkörper langsam nach links, dann nach rechts beugen. Die Finger wandern jeweils außen am Bein hinab. Hüfte gerade und Beine gestreckt halten.

Auswertung

Gut: Ihre Fingerspitzen kommen über das Knie hinaus.
Mittel: Ihre Fingerspitzen schaffen es gerade bis zum Knie.
Schlecht: Irgendwo auf Oberschenkel-Höhe ist Schluss.

Verbesserung

Die Rumpfseiten kräftigen und dehnen (Beispiel: seitliches Rumpfheben auf Seite 140).

Wo fehlt es Ihnen an Kraft?
Im Übungskapitel finden Sie dazu bei einzelnen Übungen kurze Tests: für den Rückenstrecker siehe Seite 96, für die Schultern siehe Seite 105, für den seitlichen Rumpf siehe Seite 123 und für den Bauch siehe Seite 138.

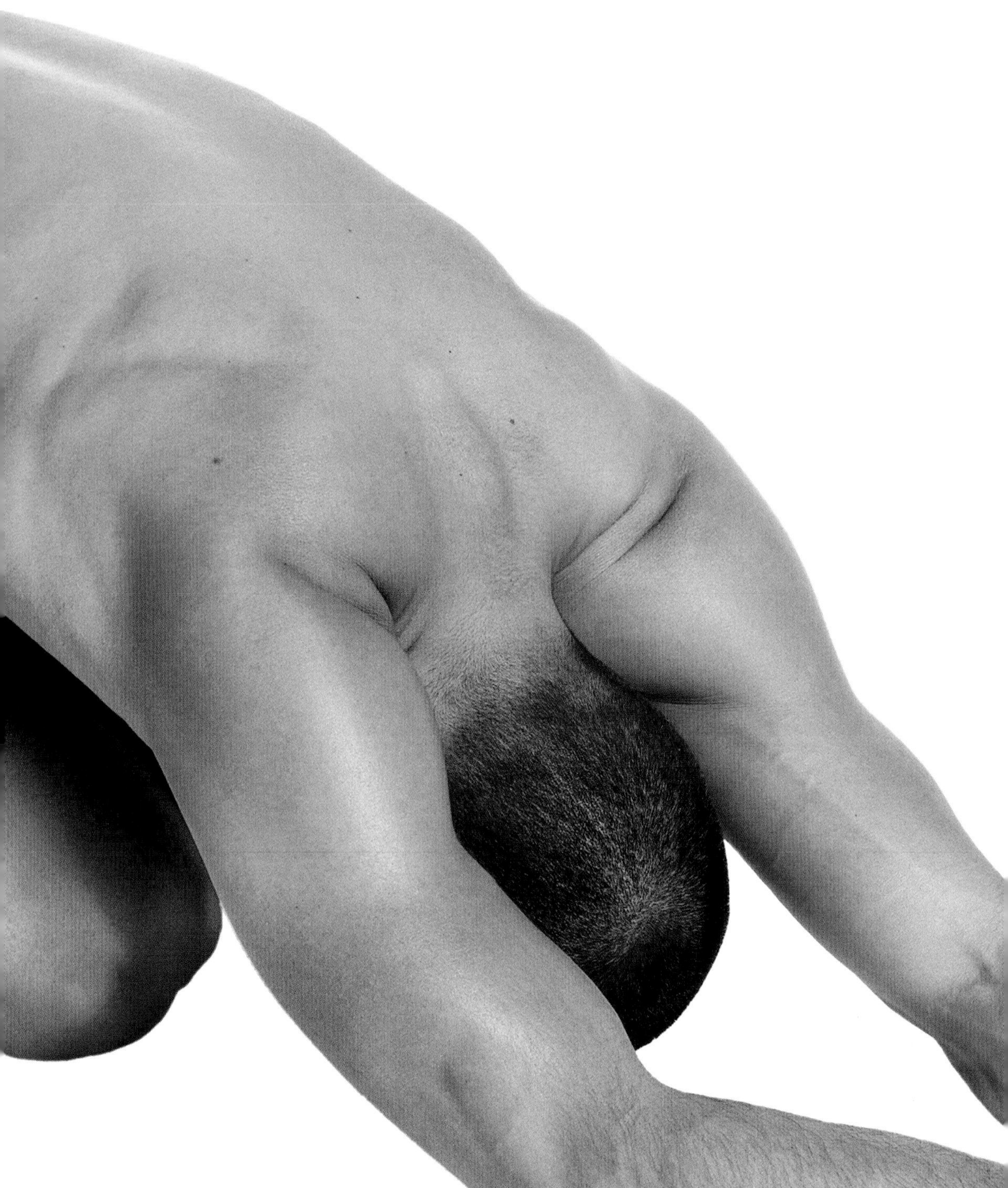

Kapitel 1

Basis-Know-how Anatomie: Der menschliche Bewegungsapparat

Wer seinen Körper zielgerichtet trainieren und sich dabei insbesondere um den Rücken kümmern will, sollte wissen, womit er es zu tun hat. Dieses Kapitel dient der Wissensvermittlung. Sehen Sie es als eine Art Handbuch für Ihr wichtigstes Trainingsgerät: Ihren Körper.

Die hier – mit speziellem Blick auf das Rückentraining – zusammengefassten Informationen über den menschlichen Bewegungsapparat helfen Ihnen, jede Übung und jeden Bewegungsablauf besser zu verstehen. Sie unterstützen Sie dabei, ein intensives und verletzungsfreies Training durchzuführen. Oder Sie nutzen die hier angeführten Informationen einfach, um mitreden zu können.

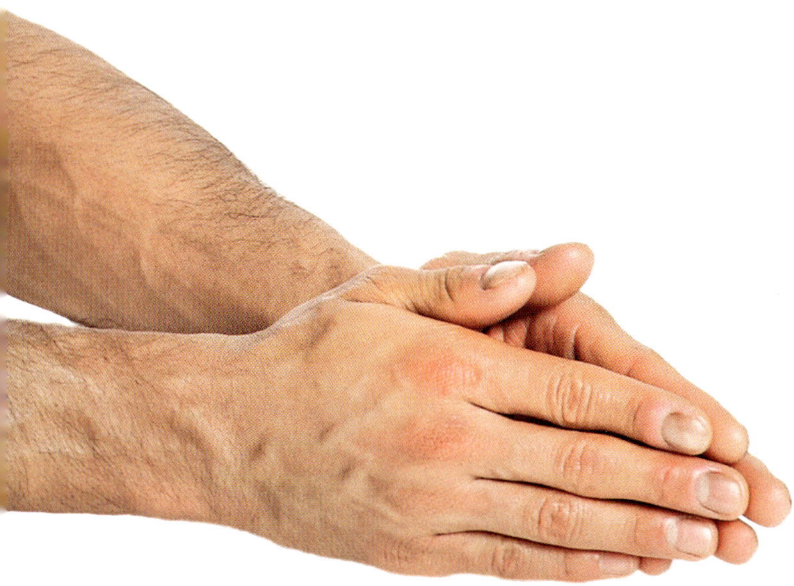

Die Grundlage jeder Bewegung und Körperhaltung bildet der Stütz- und Bewegungsapparat des Körpers. Er besteht vor allem aus den Knochen und den Muskeln. Das ist die Hardware, mit der Sie Ihr Körper-Tuning vornehmen und ins Training gehen.

DIE BESTANDTEILE DES MENSCHLICHEN BEWEGUNGSAPPARATS

Einheiten	Aufgaben	Beispiele
Knochen	• *bilden das Stützgerüst des Körpers* • *dienen als Ansatzpunkte für Muskeln* • *schützen innere Organe* • *ermöglichen lebenserhaltende Abläufe wie die Atmung (dazu ist der Brustkorb nötig)* • *Das Innere der Knochen, das Knochenmark, bildet Blutzellen*	*jeder der mehr als 200 Knochen des menschlichen Körpers*
Gelenke	• *bilden Verbindungen zwischen knöchernen und knorpeligen Elementen im Körper* • *sorgen für Beweglichkeit* • *übertragen Kräfte von einem Knochen auf den anderen*	*Hüfte, Schulter, Ellenbogen, Knie, Fingergelenke, Wirbel der Wirbelsäule usw.*
Bänder	• *verbinden Knochen untereinander* • *sichern Gelenke* • *lenken die Zugrichtung von Muskeln beziehungsweise Sehnen* • *schützen Muskeln vor Überdehnung*	*Kreuzbänder im Knie, Bänder im Sprunggelenk des Fußes usw.*
Muskeln	• *sorgen für jede Art von Haltung und Bewegung* • *schützen innere Organe* • *ermöglichen lebenserhaltende Abläufe wie die Atmung oder den Pulsschlag* • *versorgen den Körper mit Wärme*	*jeder der über 650 Muskeln im menschlichen Körper*
Sehnen	• *sorgen für jede Art von Haltung und Bewegung* • *Mit ihnen sind Muskeln am Knochen befestigt* • *übertragen Kräfte von Muskeln auf die Knochen und umgekehrt*	*an jedem der über 650 Muskeln des Körpers*
Sehnen-scheiden	• *schützen besonders lange Sehnen und immer dort, wo erhöhte Spannung auftritt: in Knochennähe oder da, wo eine Sehne ihre Verlaufsrichtung ändert* • *sorgen dafür, dass nahe liegende Muskeln reibungsfrei arbeiten können*	*Sehnenscheiden im Unterarm oder im Fußgelenk*
Schleim-beutel	• *Die mit Gelenkflüssigkeit gefüllten Säckchen mindern Reibungen und Stöße in Gelenken und um sie herum*	*zum Beispiel im Knie*
Sesam-beine	• *Die kleinen, in Sehnen eingelagerten Knochen verstärken die Hebelwirkung und erhöhen damit die Kraftübertragung von Muskeln*	*Kniescheibe*
Faszien	• *weiche bis feste Bindegewebehülle, die wie ein Netzwerk alles im Körper umhüllt und verbindet*	*Muskelfaszie um jeden Muskel, jeden Muskelfaserstrang und jede einzelne Muskelfaser*

Zentrum des passiven Bewegungsapparats: Die Wirbelsäule

In jeder Hinsicht spielt die Wirbelsäule eine zentrale Rolle im Knochengerüst des Menschen, das auch als passiver Bewegungsapparat bezeichnet wird. Dieses besteht natürlich noch aus anderen Elementen wie den Knochen von Armen und Beinen, den Rippen des Brustkorbs oder dem Schädel, auf deren Vorstellung in diesem Rückentrainingsbuch allerdings verzichtet wird.

Aufbau der Wirbelsäule

Die Wirbelsäule ist nicht bloß ein knöcherner Stab, sondern vielmehr ein komplexes Gebilde aus einer Reihe von Wirbeln mit Wirbelkörpern und Gelenken, zwischen denen Bandscheiben für ein reibungsloses Miteinander sorgen. Für Zusammenhalt und Beweglichkeit des Ganzen sorgen unzählige Muskeln und Bänder, die sich entlang der Wirbelsäule spannen.

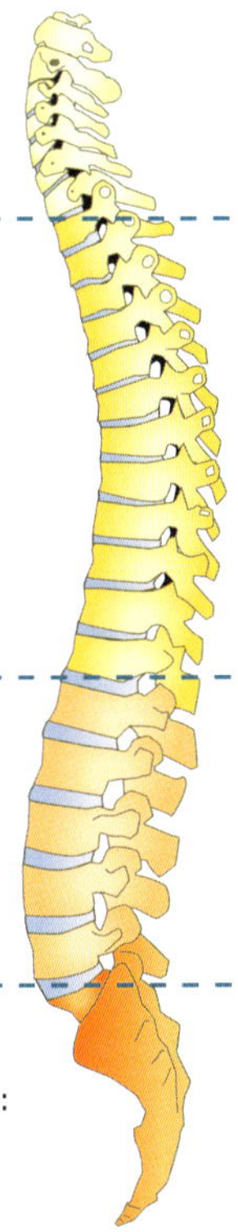

Die Wirbelsäule

Das Kreuzbein: Der Übergang vom Kreuz zu den Beinen

Während das Steißbein nur als Ansatzpunkt für Bänder und Muskeln dient, bildet das darüber liegende Kreuzbein zusammen mit dem Darmbeinknochen des Beckens das sogenannte Iliosakral-Gelenk. Die Bezeichnung ist irreführend: Dieser Bereich ist, da fest verwachsen und somit nur minimal beweglich, kein eigentliches Gelenk. Hier werden die Kräfte und das Gewicht des Oberkörpers auf die beiden Beine verteilt.

Multitalent Wirbelsäule

Ganz nebenbei hat der knöcherne Zauberstab noch weitere wichtige Aufgaben: Er hilft dabei, Druck und Stöße zu dämpfen. Außerdem dient die Wirbelsäule als wichtiger Verankerungsstab für Muskeln und schützt das lebenswichtige Rückenmark. Sie trägt den Kopf konstant in aufrechter Position und ist ein wichtiger Anker für den Brustkorb, der in dieser Konstellation erst die Rippenatmung ermöglicht.

Bei der Wirbelsäule lassen sich grob gesehen ein starrer und ein beweglicher Teil unterscheiden. Der starre Teil ist der Sockel: Er besteht aus dem Kreuz- und Steißbein, die beide wiederum aus verschiedenen verwachsenen Wirbeln bzw. Wirbelrückständen zusammengesetzt sind. Der bewegliche Teil der Wirbelsäule besteht aus 24 Wirbeln und lässt sich in drei Bereiche teilen: die Halswirbelsäule (HWS) mit sieben Wirbeln, die Brustwirbelsäule (BWS) mit zwölf Wirbeln und die Lendenwirbelsäule (LWS) mit fünf Wirbeln. Durch die aufrechte Körperhaltung wirken auf den Lendenwirbelbereich besonders starke Kompressions-, Scher- und Torsionskräfte ein. Ausgerechnet hier, wo im Stehen und Sitzen die größten Kräfte herrschen und das meiste Gewicht lastet, sind Wirbel und Bandscheiben nicht horizontal, sondern durch die natürliche Krümmung leicht schräg angeordnet. Die Wahrscheinlichkeit ist groß, dass Bandscheiben einseitig belastet werden und insbesondere bei schwach ausgeprägter Muskulatur verschleißen. Wenn Rückenbeschwerden anfallen, dann meist hier: 95 Prozent aller Bandscheibenvorfälle treten in der unteren Lendenwirbelsäule auf. Grund genug, diesen Bereich durch entsprechendes Training gezielt muskulär zu stärken.

Die eine perfekte Wirbelsäulen-Form gibt es übrigens nicht. Sie ist individuell verschieden und von vielen Faktoren abhängig: Körpergröße, Gewicht, das Verhältnis von Rumpflänge zu Beinlänge, Kopfgröße und -gewicht und vieles mehr. Wichtig ist, dass die Wirbelsäule eine lotgerechte Haltung ermöglicht: Je aufrechter Sie stehen, desto weniger müssen Ihre Muskeln arbeiten. Schon die kleinste Abweichung vom Lot kostet Energie und hat Auswirkungen auf den ganzen Körper, zum Beispiel in Form von Verspannungen.

Aufgaben der Wirbelsäule

Es gibt kaum eine Bewegung, die nicht um diese zentrale Achse des Körpers herum ausgeführt wird. Die Wirbelsäule überträgt dabei Kräfte, zum Beispiel die enormen Hebelkräfte, die bei einem energischen Absprung oder einem Schlagballwurf, aber auch beim Heben von schweren Gewichten entstehen. Deswegen ist ein Rumpftraining für Leistungssportler jeglicher Disziplin ebenso essenziell wie für jedermann im Alltag.

Denn auch ohne eine Bewegung ist die Wirbelsäule im Einsatz: Sie dient rund um die Uhr dafür, Sie gegen die Schwerkraft aufrecht zu halten. Die Rückenmuskeln, die den Rumpf aufrichten, stehen also permanent unter Feuer – kein Wunder, dass sie irgendwann mal schlappmachen und besondere Pflege brauchen.

Puffer zwischen den Wirbeln: Die Bandscheiben

Damit die Wirbel nicht aufeinanderscheuern, sondern reibungslos gegeneinander bewegt werden können, bedarf es einer Pufferzone. Diese Aufgabe übernehmen die Bandscheiben. Sie sind flexible Knorpelverbindungen zwischen den Wirbeln. Ausnahme: Zwischen dem ersten und zweiten Halswirbel sowie zwischen dem Kreuz- und Steißbein gibt es keine Bandscheibe.

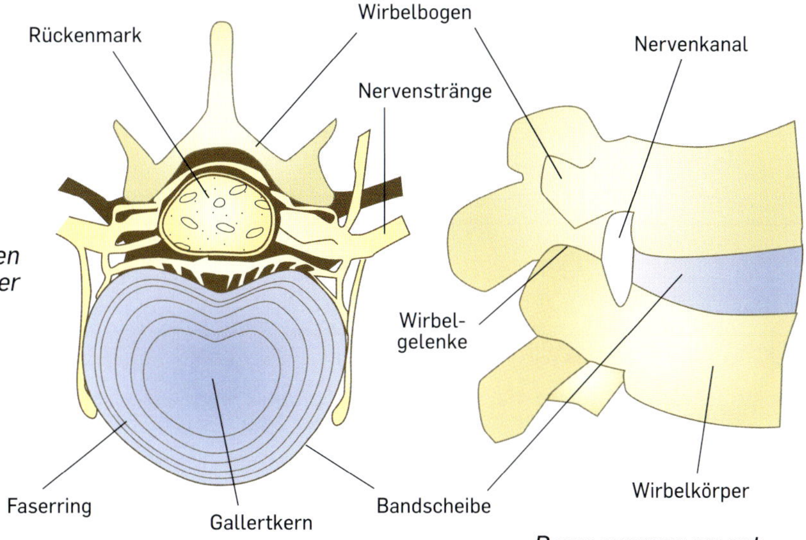

Bandscheiben und Wirbelkörper

Bewegungssegment

Eine Bandscheibe besteht aus zwei Teilen: dem äußeren festen Faserring aus konzentrischen Schichten von Bindegewebsfasern sowie einem mit Flüssigkeit gefüllten, gallertartigen Kern. Sie ist mit den darüber und darunter liegenden Wirbeln verwachsen. Das gibt die nötige Stabilität in der Wirbelsäule, damit nicht jeder Wirbel machen kann, was er will.

Im Gehen, Stehen und Sitzen wird Druck auf die Bandscheibe ausgeübt. Dadurch drängt Flüssigkeit aus dem Kern nach außen – ganz so, als wenn Sie sich auf ein Wasserkissen setzen würden. Das verteilt den Druck gleichmäßig. Als ganz natürliche und nicht besorgniserregende Folge wird der Kern zusammengestaucht, Flüssigkeit tritt aus der Bandscheibe aus, die Wirbelkörper kommen sich näher. Das ist auch ein Grund dafür, dass Sie abends nach einem Tag Dauerdruck im Stehen und Sitzen ein paar Zentimeter kleiner sind als morgens. Ein weiterer ist: Die wirbelsäulenstabilisierende Muskulatur ermüdet im Laufe eines

Tages, dadurch verstärken sich die natürlichen Krümmungen in der Wirbelsäule. Über Nacht, wenn Sie liegen, saugen sich die Bandscheiben wie ein Schwamm wieder mit Flüssigkeit voll. Nur so können sie mit wichtigen Nährstoffen versorgt werden.

Die Beweglichkeit der Wirbelsäule

Das Wissen über die Beweglichkeit einzelner Wirbelsäulenbereiche ist wichtig für Training und Alltag. Es verdeutlicht, welche Bewegungen machbar sind, und sensibilisiert Sie so dafür, sich achtsamer zu bewegen. Erstaunlich ist, welche Bewegungsspanne die Wirbelsäule insgesamt erlaubt – hier vorgestellt mit ihren hauptsächlichen Bewegungsrichtungen:

Drehung um die Längsachse

Rotationen sind vorrangig in der Halswirbelsäule (40–50 Grad zu jeder Seite) und der Brustwirbelsäule (35 Grad) möglich. Die Lendenwirbelsäule (5 Grad) mag Drehungen gar nicht.

Seitneigen

Die sogenannte Lateralflexion kommt hauptsächlich aus dem Lendenbereich der Wirbelsäule (20 Grad zu jeder Seite). Die Brustwirbelsäule ist durch das Halten der Rippen und des Brustkorbs eingeschränkt und kann auch nur etwa jeweils 20 Grad nach links und rechts neigen, die Halswirbelsäule schafft etwa 35 Grad.

Vorneigen (Inklination) und Zurückneigen (Reklination)

Diese Bewegungen kommen hauptsächlich aus den Übergängen der verschiedenen Wirbelsäulenbereiche. So weit können Sie sich jeweils vor- und zurückbeugen: Nach vorn schaffen Halswirbel- und Brustwirbelbereich etwa 40 Grad, der Lendenwirbelbereich sogar 60 Grad. Nach hinten bringt es die Halswirbelsäule auf ganze 75 Grad, der Brustwirbelbereich hingegen nur auf 25 Grad und der Bereich der Lendenwirbel auf etwa 35 Grad.

Wie schafft es dieses knöcherne Gebilde, derart flexibel zu sein? Zum einen hat jeder Wirbel ein optimal angepasstes Design, das den jeweils erforderlichen Bewegungsrichtungen entspricht. Zum anderen arbeiten alle Wirbel miteinander im Verbund und sind mit den jeweiligen Nachbarwirbeln über Gelenke flexibel verbunden. Zählt man die gelenkartigen Übergänge zum Kopf oben und zum Kreuzbein unten hinzu, verfügt der bewegliche Teil der Wirbelsäule über 25 sogenannte Bewegungssegmente. Ein Bewegungssegment besteht aus zwei benachbarten Wirbeln mit Wirbelgelenken, der Bandscheibe und dem Bandapparat. In all diesen Gelenkbereichen finden jeweils Bewegungen statt, die sich ergänzen und die große Bewegungsspanne der Wirbelsäule erklären.

Der aktive Bewegungsapparat: Die Muskeln

So beweglich die Wirbelsäule ist: Ohne aktives Muskelgewebe rührt sich gar nichts. Ihre Muskeln, auch als aktiver Bewegungsapparat bezeichnet, stehen im Zentrum des Trainings, denn sie reagieren auf Belastungen mehr oder weniger unmittelbar, indem sie kräftiger, größer oder beweglicher werden. Gerade mit Blick auf den Rücken ist das von Bedeutung. Einige wichtige Rückenmuskeln gehören zu den Muskeln im Körper, die grundsätzlich dazu neigen, schwächer beziehungsweise kleiner zu werden. Um sie sollten Sie sich besonders kümmern.

ZUR SCHWÄCHUNG NEIGENDE RUMPF- UND RÜCKENMUSKELN

Muskeln	Top-3-Kräftigungsübungen
Großer und kleiner Rautenmuskel	· *Zurückziehen der Schulterblätter auf Seite 78* · *Einarmiges umgekehrtes Rudern auf Seite 77* · *Rudern in Bauchlage auf Seite 72*
Trapezmuskel (aufsteigender und mittlerer Anteil)	· *Langhantel-Rudern auf Seite 69* · *Seitheben in Bauchlage auf Seite 87* · *Abgestütztes einarmiges Kurzhantel-Rudern auf Seite 71*
Rückenstrecker (vor allem im Bereich der Brustwirbelsäule)	· *Rumpfheben auf dem Gymnastikball auf Seite 91* · *Superman auf Seite 96* · *Delfin-Schwimmen auf Seite 98*
Gerade und schräge Bauchmuskeln	· *Gedrehtes Knieheben im Liegestütz auf Seite 135* · *Kletter-Crunches auf Seite 136* · *Käfer auf Seite 139*

Insgesamt sind in Ihrem Körper mehr als 600 Muskeln in Aktion. Sie sind dazu da, Bewegungen auszuführen, den Körper in jeder Position zu halten und gleichzeitig alle Systeme im Körper am Leben zu erhalten. Rund 40 Prozent Ihrer Körpermasse besteht aus Muskulatur. Damit ist das Muskelgewebe zusammengenommen Ihr größtes Stoffwechselorgan. Denn: Muskelgewebe ist aktiv, das heißt, es verbraucht permanent Energie, unabhängig davon, ob es beansprucht wird oder nicht. Ein Grund dafür ist, dass in den Muskeln immer eine Grundspannung vorherrscht, Muskeltonus genannt.

Der Grundtonus der Muskeln verbraucht etwa ein Viertel des Energieumsatzes im Körper. Beinahe eine Begleiterscheinung ist es, dass das aktive Muskelgewebe dabei Wärme erzeugt. Rund die Hälfte dieser Wärme nutzt ein Muskel für seine Arbeit. Die andere Hälfte wird dafür eingesetzt, den Körper zu wärmen. Aus diesem Grund können Sie Ihre Muskeln getrost als körpereigene Heizkraftwerke bezeichnen. Gut zu erleben ist das,

So einfach ist das
Verspannungen sind die spürbare Folge eines unnötig und unnatürlich erhöhten Muskeltonus.

wenn Ihnen kalt ist: Das Zittern des Körpers als Reaktion auf die Kälte ist Ausdruck von kurzen Kontraktionen in der Muskulatur mit dem Ziel, Ihren Körper einzuheizen.

Verschiedene Muskeltypen

Die Muskeln, die Sie im Training gemeinhin vor Augen haben, fallen in die Kategorie der sogenannten Skelettmuskulatur. Das sind alle Muskeln (immerhin noch über 400), die willkürlich steuer- und trainierbar sind. Skelettmuskeln gehören wie der Herzmuskel (den Sie nicht gezielt steuern können) zur quergestreiften Muskulatur. Quergestreift deshalb, weil sich bei ihr unter dem Mikroskop eine regelmäßiges quergestreiftes Muster erkennen lässt. Außer der quergestreiften gibt es die glatte Muskulatur, bei der, Sie ahnen es, kein Muster erkennbar ist, die vielmehr bei genauerer Betrachtung glatt erscheint. Die glatte Muskulatur ist nicht bewusst beeinflussbar. Sie kümmert sich automatisch und rund um die Uhr um innere Prozesse und hält beispielsweise den Magen-Darm-Trakt am Laufen.

In welcher Form sind Ihre Muskeln?
Auch der Form nach lassen sich Skelettmuskeln unterscheiden: Es gibt spindelförmige und gefiederte Skelettmuskeln. Zu den spindelförmigen gehören prägnante, bei gut trainierten Menschen ausgeprägte Muskeln – zum Beispiel der Bizeps. Dieser Muskeltyp ist für schnelle und ausladende Bewegungen verantwortlich und verkürzt sich dafür wesentlich mehr als der gefiederte Muskeltyp. Die gefiederten Muskeln sind für kleine, aber kraftvolle Bewegungen gemacht. Zu ihnen gehört der Latissimus dorsi, der große Rückenmuskel. Muskeln wie der Latissimus setzen flächig an verschiedenen Knochen an. Sie liefern zwar keine deutliche Wölbung des Muskelbauchs, können aber dennoch die Figur prägen – der Latissimus als „V-Form-Muskel“ ist das beste Beispiel.

Die Skelettmuskulatur und ihre Funktionen

Skelettmuskeln lassen sich funktionell unterscheiden: So gibt es welche, die primär Haltearbeit zu verrichten haben. Diese Haltemuskulatur ist gut durchblutet, sehr ausdauernd und bleibt auch denen länger erhalten, die eine Zeit lang nicht trainieren. Der Nachteil der Haltemuskulatur ist, dass sie zu Verkürzungen neigt und regelmäßig gedehnt werden sollte (siehe dazu auch die Tabelle auf Seite 52). Wer seinen Rücken trainiert, wird immer auch viele Haltemuskeln trainieren, denn der Rumpf ist sozusagen voll davon. Kein Wunder, wird er doch im Sitzen, Stehen und Gehen dauerhaft aufrecht gehalten. Beispiele sind der Rückenstrecker (im Halswirbel- und im Lendenwirbelbereich) und die Bauchmuskulatur.

Neben den Haltemuskeln gibt es die Bewegungsmuskulatur, die, wie der Name sagt, viel zu bewegen hat. Sie ist vergleichsweise schlechter durchblutet und ermüdet nach kurzer Zeit, arbeitet dafür schneller und kraftvoller. Zudem verkürzt die Bewegungsmuskulatur weniger und kann in der Masse besser aufgebaut werden, was für optisch sichtbare Erfolgserlebnisse im Training sorgt. Im Umkehrschluss bedeutet das leider: Wenn Sie das Training einstellen, sind Sie sie auch schnell wieder los. Beispiele für Muskeln

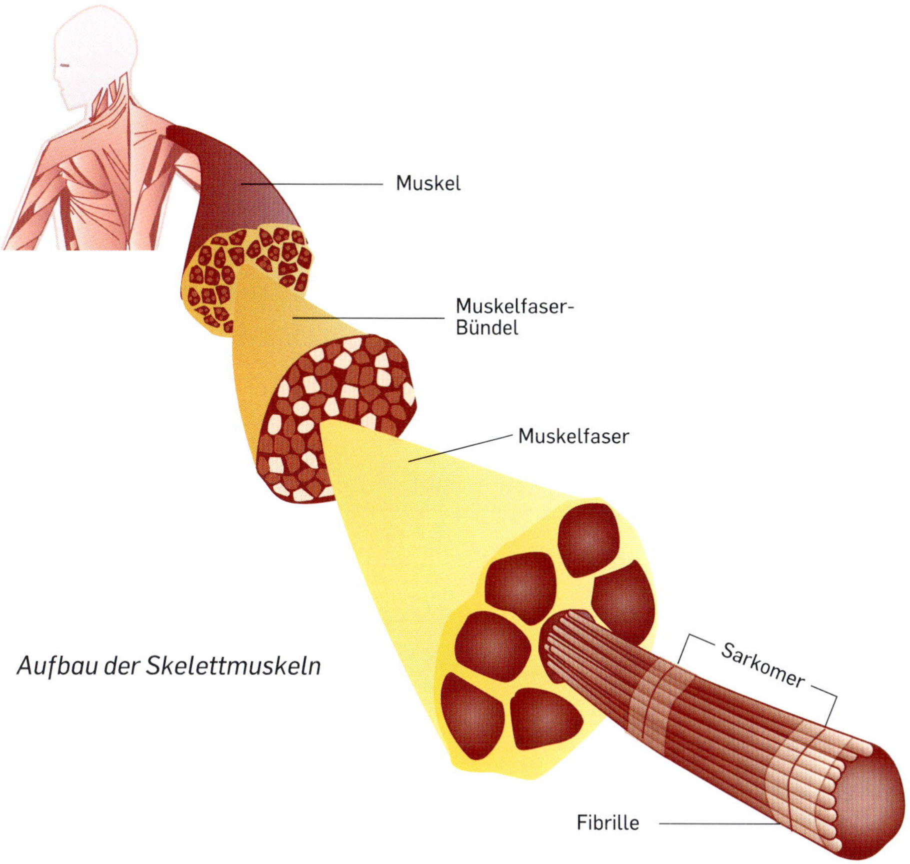

Aufbau der Skelettmuskeln

der Bewegungsmuskulatur sind die Oberarm- oder Oberschenkelmuskeln sowie das Gesäß.

Jeder Skelettmuskel besteht aus Muskelbündeln, die wiederum eine Vielzahl von einzelnen Muskelfasern enthalten. Insgesamt sind es Tausende von Muskelfasern, die einen Muskel ausmachen. Der gesamte Muskel, jedes Bündel und jede Faser wird dabei von einer Bindegewebshülle, der sogenannten Faszie, eingeschlossen. Sie erstreckt sich weit verzweigt durch den einzelnen Muskel – und sie steht zudem mit allen umliegenden Muskeln in Kontakt. Nach dem heutigen Stand der Wissenschaft gibt es anscheinend eine einzige Faszie im Körper, die alles miteinander verbindet. Dieses Bindegewebe ist mit jeder Menge Reizrezeptoren ausgestattet, die unter anderem Bewegungsimpulse und Schmerzempfinden aufnehmen und weitergeben. Somit trägt die Faszie maßgeblich zum Funktionieren eines einzelnen Muskels, aber auch

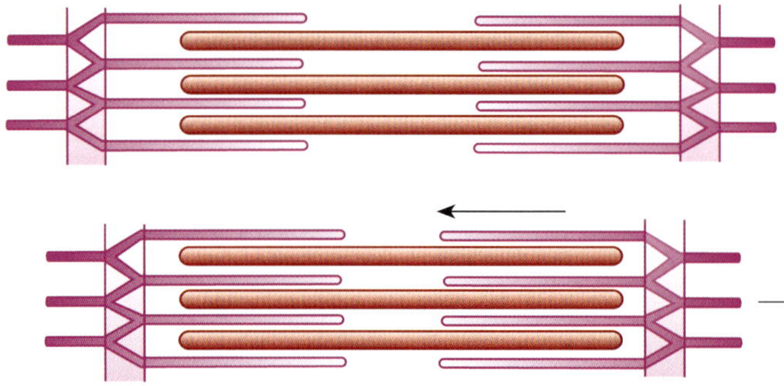

Ein Sarkomer in Aktion

zum optimalen Zusammenspiel verschiedener Muskeln in einer Bewegung bei.

Die einzelne Muskelfaser besteht aus einer Muskelzelle, weshalb beide Begriffe synonym verwendet werden. Darin finden sich sogenannte (Myo-)Fibrillen, die wiederum die Sarkomere beinhalten – die kleinsten Einheiten im Muskel mit den kontraktilen Elementen. Kontraktil bedeutet, dass diese sich zusammenziehen oder wieder entspannen können. Hier findet also die Arbeit statt, wenn der Muskel in Aktion ist. Energie bekommen die Myofibrillen von den sogenannten Mitochondrien. Diese Zellelemente wirken wie kleine Kraftwerke, in denen Kohlenhydrate und Fette unter – oder ohne – Verwendung von Sauerstoff verfeuert werden. Regelmäßiges Training wirkt im Übrigen bis in diese tiefen Bereiche der Muskelfaser: Ihr Körper lernt, Energie besser zu verarbeiten und mehr davon bereitzustellen, wenn's drauf ankommt.

Auch wenn Sie sich bei einer Übung enorm anstrengen und ein nie vorher erreichtes Gewicht stemmen: In Ihren Muskeln ist immer nur ein Teil der Fasern aktiv. Der Körper will einfach nicht sein ganzes Kraftpulver auf einmal verschießen. In einer Bewegung werden verschiedene Muskelfasern ein- und ausgeschaltet, ohne dass Sie es merken, denn die Intensität der Kontraktion bleibt stets gleich. So können sich Muskelfasern wieder erholen, wenn andere an die Arbeit gehen.

Ganz oder gar nicht
Woran Sie auch durch Training nichts ändern können, ist die Tatsache, dass es für jede Muskelfaser nur ein „An“ oder ein „Aus“ gibt. Erhält sie per Nervensignal den Befehl zu arbeiten, so macht sie das, so stark sie kann. Der spürbare Unterschied, wie stark ein Muskel kontrahiert, zum Beispiel beim Heben eines Glases im Gegensatz zum Heben einer Zehn-Kilo-Hantel, ist eine Folge davon, wie viele Muskelfasern zur Arbeit animiert und in welcher Frequenz Nervenimpulse übertragen werden.

So arbeitet die Muskulatur

Ein Muskel hat mehrere Möglichkeiten, seine Kraft zum Einsatz zu bringen:

1. Ziehen sich die kontraktilen Elemente eines Muskels zusammen, arbeitet er posi-

tiv dynamisch oder konzentrisch: Dabei verkürzt er sich. Achten Sie beim Klimmzug im Untergriff mal auf den Bizeps, der bei konzentrischer Arbeit seinen ansehnlichen Muskelbauch entwickelt.
2. Lassen Sie sich bei dem erwähnten Klimmzug wieder herab, wird der Bizeps gestreckt. Damit das nicht auf einen Schlag passiert, muss die Muskulatur auch jetzt kontrahieren, um Kraft zum Bremsen zu entwickeln. Hier arbeitet der Bizeps negativ dynamisch oder exzentrisch: Er verwendet seine Kraft gegen eine andere Kraft, in diesem Beispiel die Schwerkraft, die auf das hängende Körpergewicht wirkt, und sorgt für eine kontrollierte Streckung. Bei dieser exzentrischen Arbeit kann ein Muskel die meiste (messbare) Kraft aufwenden. Das kennen Sie sicher auch: Nach dem zehnten Klimmzug ist es ungleich schwerer, sich zu einem elften nach oben zu ziehen, als sich (mit fremder Hilfe nach oben gekommen) von oben herabzulassen.
3. Schließlich kann ein Muskel auch statisch arbeiten, ohne sich zu verkürzen oder zu strecken. Das passiert etwa, wenn Sie in der höchsten Position beim Klimmzug innehalten. Hier arbeiten Bizeps & Co. statisch beziehungsweise isometrisch: Der Muskel ist angespannt, ohne dabei seine Länge zu verändern. Diese Trainingsform ist zumeist die schonendste Art, weil mit der Bewegung auch Belastungen, etwa für die Gelenke, wegfallen. Das ist auch mit Blick auf das Training der Rückenmuskulatur interessant, zum Beispiel in Bereichen wie der Halswirbelsäule, in denen die kleinen Wirbel sehr empfindlich reagieren können.

Das Klimmzug-Beispiel zeigt, dass diese drei Arbeitsweisen der Muskulatur oft gemeinsam in einem einzigen Bewegungsablauf auftreten: Sie ziehen sich zur Klimmzugstange hoch (konzentrische Phase), halten kurz inne (statische Phase) und lassen sich wieder herab (exzentrische Phase).

Muskelarbeit ist Teamwork

Es gibt keine Bewegung, in der nur ein einziger Muskel aktiv ist. Bewegungen, ob im Alltag oder beim Sport, sind nur möglich durch ein komplexes Zusammenspiel von mehreren Muskeln. Ob jemand kräftig ist oder nicht, hängt also nicht nur davon ab, wie viel Power ein einzelner Muskel hat oder wie groß dieser ist, sondern wie intelligent er mit anderen Muskeln zusammenarbeiten und wie viel Kraft letztlich die Muskelkette als Ganzes aufbringen kann. Auch ob eine Bewegung optimal oder weniger gut ausgeführt wird, ist eine Frage des Zusammenspiels aller beteiligten Muskeln.

Unter diesen Voraussetzungen wird klar, dass „komplexe" Bewegungen auch im Training die Hauptrolle spielen sollten. Isolierte Übungen, bei denen nur ganz gezielt ein einzelner Muskel angesprochen werden soll, sind für die Kraftleistung des betreffenden Muskels sicher sinnvoll, bringen übertragen auf jede Art von Bewegung aber wenig bis gar nichts. Das gilt insbesondere für das komplexe Knochen- und Muskelsystem des Rückens.

Wie arbeiten Muskeln nun zusammen? In der Trainingslehre unterscheidet man Muskeln funktionell mit Blick auf die Rolle, die sie bei einer Bewegung einnehmen.

Muskeln, die eine Bewegung primär ausführen, werden Agonisten oder vereinfacht Spieler genannt. Beugen Sie beispielsweise den Arm, ist der Bizeps Agonist. Muskeln, die eine entgegengesetzte Bewegung ausführen und gedehnt werden, wenn der Agonist arbeitet, bezeichnet man als Antagonisten oder Gegenspieler. Beim Beugen des Arms ist das der Armstrecker, der Trizeps. Der Antagonist ist seiner Zeit voraus und hat die wichtige Aufgabe, die Gegenbewegung vorzubereiten und durchzuführen. Ohne ihn ist der Agonist hilflos, denn kein Muskel kann sich von allein zurückdehnen. Um wieder in die Ausgangsposition zu gelangen, braucht es also den Antagonisten.

Schließlich gibt es noch Muskeln, die den Agonisten bei der Arbeit unterstützen. Diese nennt man Synergisten (man könnte sie Mitspieler nennen, das macht aber keiner). In dem genannten Beispiel wird der Bizeps von weiteren Oberarmbeugemuskeln, je nach Bewegungsausführung auch von der Schultermuskulatur, unterstützt. Oft sind ganze Muskelgruppen, die ähnliche Aufgaben zu erfüllen haben, an einer Bewegung beteiligt.

Für fließende Bewegungen müssen alle beteiligten Muskeln ihre Rolle optimal ausfüllen. So lässt sich der Antagonist nicht etwa einfach mitziehen, sondern muss in dem Maß an Spannung nachgeben, in dem der Agonist Spannung aufbaut. Funktioniert dieses Zusammenspiel nicht, kommt es zu unrunden, unkontrollierten Bewegungen, die Beschwerden und Verletzungen wie Zerrungen provozieren. Dies ist ein weiteres Argument dafür, im Training möglichst komplexe Bewegungen zu schulen und darauf zu achten, Spieler und Gegenspieler gleichmäßig zu trainieren.

Das Konzept von Spieler und Gegenspieler ist besonders bedeutsam für die Körperhaltung und somit für Training und Pflege der Rückenmuskulatur. Denn auch ganze Muskelgruppen haben entgegengesetzte

Über den Tellerrand blicken

Aufgrund ihrer zentralen Lage steht die Wirbelsäule in engem Zusammenhang zu allen Extremitäten. Aus funktioneller Sicht gehören dabei auch der Nacken, die Schulterregion und der Becken-Hüft-Bereich zu den Körperzonen, die beim Training des Rückens immer mit berücksichtigt werden sollten. Zum Beispiel mischen Rückenmuskeln bei vielen Armbewegungen kräftig mit. Unbedingt sollten auch die Gegenspieler der Rückenmuskulatur im Bauch- und Brustbereich Beachtung finden, da es nicht nur aus optischen Gründen sinnvoll ist, Rückenmuskeln immer wieder im Verbund mit anderen Muskelgruppen zu trainieren.

Aufgaben. So ist die Bauchmuskulatur dafür verantwortlich, den Oberkörper nach vorn zu beugen, während die tiefe Rückenmuskulatur den Oberkörper nach hinten bringen und Sie aufrichten soll.

Dabei kann der Körper nur dann rundum ausbalanciert sein und sich in einer vollkommen aufrechten Haltung befinden, wenn von allen Seiten gleich gezogen wird – was oftmals nicht der Fall ist. Sind einander gegenüberliegende Muskeln oder Muskelgruppen nicht gleich stark ausgebildet, kommt es zu Dysbalancen: Es entstehen belastende (Ver-)Spannungen. Ist die Bauchmuskulatur beispielsweise stärker als der funktionell entgegengesetzte Part des Rückens, wird der Oberkörper dauerhaft mehr nach vorn gezogen, auch wenn es optisch vielleicht gar nicht auffällt. Die Rückenmuskulatur steht dadurch ständig unter einer Dehnspannung. Beide Muskelgruppen können nicht mehr optimal arbeiten: Die eine, in diesem Beispiel der Rückenstrecker, kann unter der anhaltenden Spannung nicht mehr die volle Leistungsfähigkeit abrufen. Das gilt auch für die andere Muskelgruppe, in diesem Beispiel die Bauchmuskeln, die durch die dauerhafte Verkürzung in ihrem Bewegungsspielraum stark eingeschränkt werden. So sind Beschwerden mit Sicherheit programmiert.

Die Muskeln des Rückens

Die Rückenmuskulatur übernimmt vielfältige Aufgaben: Sie hält Sie aufrecht im Stehen, im Sitzen und bei jeder Bewegung. Sie streckt und bewegt die Wirbelsäule, unterstützt aber auch die Atmung, indem sie die Rippen heben und senken hilft. Zudem ist sie auch maßgeblich daran beteiligt, andere Bereiche des Körpers wie die Arme zu bewegen. An all diesen Prozessen wirken mehr als 150 Muskeln mit.

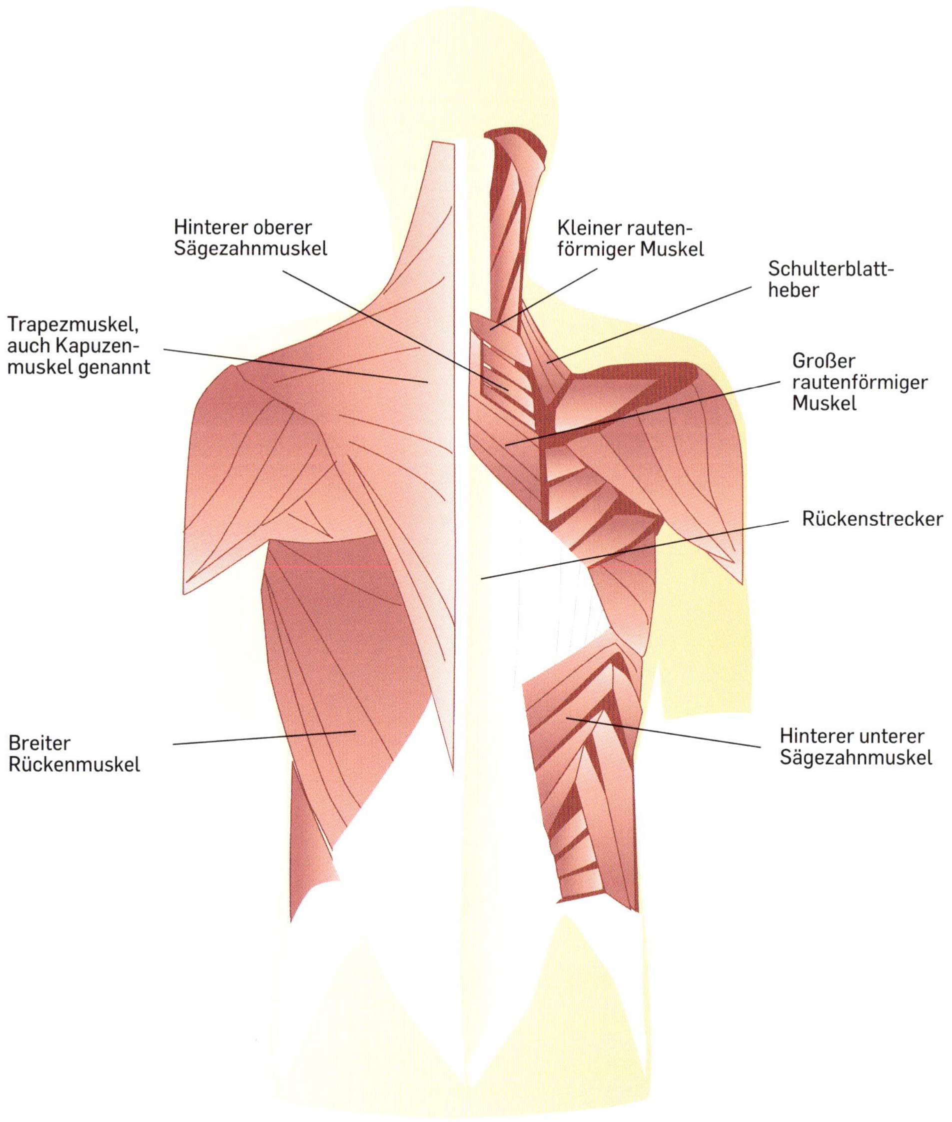

Die wichtigsten Muskeln des Rückens

DIE WICHTIGSTEN RÜCKENMUSKELN		
Muskel	**Hauptaufgaben**	**Attraktivitätsfaktor**
Breiter Rückenmuskel (Musculus latissimus dorsi)	• *verbindet den Rücken mit Schultern und Armen* • *zieht den erhobenen Arm nach unten* • *zieht den Arm hinter den Körper und dreht ihn nach innen* • *unterstützt die Atmung* • *stabilisiert Rumpf und Wirbelsäule* • *unterstützt die Seitneigung des Rumpfes*	*** • *flächenmäßig größter Muskel des Körpers, der zudem von außen gut zu sehen ist und für die markante V-Form verantwortlich zeichnet*
Trapezmuskel, auch Kapuzenmuskel genannt (Musculus trapezius)	• *verbindet den Rücken mit Schultern und Armen* • *bewegt das Schulterblatt* • *hebt das Schlüsselbein und die Schulter* • *hebt den Arm über Schulterhöhe* • *unterstützt die Drehung des Kopfes* • *unterstützt die tiefen Rückenmuskeln bei der Stabilisation von Hals- und Brustwirbelsäule*	*** • *von außen sehr gut zu sehen: In gutem Trainingszustand zeichnen sich die in verschiedene Richtungen verlaufenden Stränge sichtbar ab* • *unterstützt die V-Form* • *kräftigt den Halsbereich und prägt die Form von Nacken sowie oberem Rücken*
Großer rautenförmiger Muskel (Musculus rhomboideus major)	• *verbindet Wirbelsäule und Schulterblatt* • *stabilisiert das Schulterblatt und zieht es zur Wirbelsäule* • *führt die Arme nach hinten unten*	** • *wird vom Trapezmuskel überdeckt, kann aber an Masse zulegen, was den Rücken kräftiger erscheinen lässt*
Kleiner rautenförmiger Muskel (Musculus rhomboideus minor)	• *verbindet Wirbelsäule und Schulterblatt* • *stabilisiert das Schulterblatt und zieht es zur Wirbelsäule* • *führt die Arme nach hinten unten*	* • *ist relativ klein und wird vom Trapezmuskel überdeckt*
Schulterblattheber (Musculus levator scapulae)	• *verbindet Wirbelsäule und Schulterblatt* • *hebt das Schulterblatt*	* • *wird vom Trapezmuskel verdeckt, macht aber den Hals seitlich kräftiger*
Hinterer unterer Sägezahnmuskel (Musculus serratus posterior inferior)	• *unterstützt die Streckung und Rotation des Rumpfes* • *senkt die Rippen, unterstützt so die Ausatmung*	* • *ist recht klein, wird von anderen großen Muskeln verdeckt*
Hinterer oberer Sägezahnmuskel (Musculus serratus posterior superior)	• *hebt die Rippen, unterstützt so die Einatmung*	* • *ist ebenfalls recht klein und verdeckt*
Rückenstrecker (Musculus erector spinae)	• *richtet die Wirbelsäule auf, stabilisiert und bewegt sie*	** • *liegt als einziger abgebildeter Muskel der tiefen Rückenmuskulatur weitestgehend verborgen* • *aber: Er sorgt für eine aufrechte Haltung*

*** = gut sichtbar und formgebend – unbedingt trainieren!
** = prägt die Körperform mit – lohnenswert!
* = optisch mehr oder weniger ohne Bedeutung

Anatomisch gesehen lässt sich die Rückenmuskulatur in zwei Gruppen teilen: in die sogenannte autochthone oder tiefe Rückenmuskulatur einerseits sowie die darüber liegende oberflächliche Rückenmuskulatur andererseits.

Die oberflächliche Rückenmuskulatur

Wie der Name andeutet, liegen diese Muskeln an der Oberfläche und verdecken die darunter liegende tiefe Rückenmuskulatur. Die oberflächliche Rückenmuskulatur ist nicht ausschließlich an der Koordination der Wirbelsäule beteiligt, sondern verbindet funktionell den Rücken mit anderen Körperteilen. Sie formt maßgeblich Ihren Oberkörper und steht somit im Fokus aller, die sich ein breites Kreuz antrainieren wollen. Die Grafik auf S. 22 zeigt alle wichtigen oberflächlichen Rückenmuskeln, zudem den wichtigsten autochthonen Muskel, den Rückenstrecker.

Die tiefe Rückenmuskulatur

Oft werden die tiefer liegenden Muskeln des Rückens als ein Muskel, als Musculus erector spinae oder Rückenstrecker bezeichnet. Es handelt sich dabei um eine Vielzahl an kleinen und größeren Muskeln, die auf beiden Seiten der Wirbelsäule und zwischen den einzelnen Wirbeln sitzen. Sie wirken wie kräftige Gummibänder, die alles am rechten Fleck halten, aber auch die große Beweglichkeit der Wirbelsäule ermöglichen. Dabei liegen sie in mehreren Schichten übereinander: Die kurzen Muskeln befinden sich ganz unten an der Wirbelsäule, die längeren verlaufen darüber. Für alle gilt: Man sieht sie kaum. Von der autochthonen Rückenmuskulatur lassen sich nur die beiden Wülste links und rechts entlang des Rückgrats ertasten, ansonsten ist sie komplett von der oberflächlichen Rückenmuskulatur verdeckt.

Die tiefe Rückenmuskulatur hat die wichtige Aufgabe, die Wirbelsäule dauerhaft zu stabilisieren und Sie aufrecht zu halten. Denn die Wirbelsäule verläuft in der senkrechten Achse nicht mittig durch den Körper, sondern weiter hinten. Das heißt, eigentlich müsste Sie das Gewicht von Brust, Bauch und inneren Organen nach vorn ziehen. Dagegen arbeitet die Rückenstrecker-Muskulatur: Sie lässt Sie nicht umfallen.

Die autochthone Muskulatur ist permanent, auch bei alltäglichen Bewegungen, aktiv, da sie unverzichtbare Haltearbeit verrichtet. Außerdem arbeitet der Rückenstrecker auch reflektorisch. Das heißt, er reagiert auf Zustände, etwa darauf, dass der

So arbeitet der Rückenstrecker
Die einzelnen Muskeln des Rückenstreckers verlaufen in verschiedene Richtungen und ermöglichen so verschiedene Bewegungen der Wirbelsäule: Wird beispielsweise die Muskulatur der Halswirbelsäule einseitig aktiviert, dreht oder neigt sich der Kopf als Folge zu dieser Seite. Im Lendenwirbelbereich dagegen kann sich die Wirbelsäule nur neigen. Werden beide Seiten des Rückenstreckers aktiviert, passiert das, was sein Name ausdrückt: Die Wirbelsäule wird gestreckt.

Boden uneben ist und er in seiner Funktion als Wirbelsäulenhalter zusätzliche Ausgleichsarbeit verrichten muss. Diesen Umstand kann man sich im Training zunutze machen: Sie können den Rückenstrecker aus dem Takt bringen, zum Beispiel mit sogenanntem propriozeptivem Training, bei dem unebene und wackelige Untergründe, einbeiniges Stehen oder einseitige Stützpositionen den Körper zu Ausgleichsarbeit zwingen, um die Balance zu wahren. Auch Vibrations- oder Elektrostimulationstraining erreicht den Rückenstrecker.

Die tiefe Rückenmuskulatur hat jede Menge zu tun, die Kräfte abzufangen, denen die Wirbelsäule ausgesetzt ist: Beim normalen Gehen wirken beispielsweise Kräfte in Höhe des doppelten Körpergewichts auf sie ein, beim Joggen das Dreifache, bei einem Sprung aus 30 Zentimetern Höhe das Vier- bis Siebenfache und bei einer Kunstturnlandung das bis zu 24-Fache des eigenen Körpergewichts. Schutz bietet hier vorrangig die tiefe Rückenmuskulatur und nicht, wie fälschlicherweise immer wieder behauptet, die doppelte S-Form der Wirbelsäule. Diese kann nur etwa zehn Prozent zur Stoßabsorption beisteuern und ist vielmehr ein Vermächtnis des aufrechten Gangs, in dem sich der werdende Mensch in grauer Vorzeit mehr und mehr bewegte. Im Lauf der Evolution zogen die Muskeln, allen voran der Rückenstrecker, derart an der Knochenstruktur, dass das Becken nach vorn kippte. Dadurch wurde die Lendenwirbelsäule mitgezogen, sie krümmte sich nach vorn – die Geburtsstunde des Hohlkreuzes. Um eine lotgerecht aufrechte Haltung zu garantieren, krümmte sich die Brustwirbelsäule dagegen, die Halswirbelsäule wiederum in die Gegenrichtung: Fertig war die markant geschwungene Form der Wirbelsäule.

Affenartige Fortbewegung

Der aufrechte Gang ist nur ökonomisch machbar, wenn das Becken dauerhaft vorgekippt ist. Werfen Sie im Zoo mal einen Blick auf die Schimpansen. Diese können auch auf zwei Beinen gehen und stehen, allerdings mit stark vorgebeugtem Oberkörper, da sie ihr Becken nicht nach vorn kippen können. Das erfordert extreme Haltearbeit des Körpers: Der Rückenstrecker hält dagegen wie die Stahltrossen an einem Baukran. Dass das für die Fortbewegung nicht optimal ist, leuchtet ein. Deswegen laufen Schimpansen, wenn's drauf ankommt, auf allen vieren davon.

Die Gegenspieler des Rückens: Die Bauchmuskeln

Wie erwähnt ist es für eine gesunde aufrechte Körperhaltung sowie für ökonomische Bewegungen in Alltag und Sport notwendig, dass der Körper ausgewogen trainiert ist. Das gilt insbesondere für den Rumpf. Hier arbeiten Rücken- und Bauchmuskulatur teilweise Hand in Hand: zum Beispiel bei Drehbewegungen oder beim Seitwärtsneigen des Rumpfes. Auch sonst unterstützt die Bauchmuskulatur die Rückenmuskulatur dabei, den Körper aufrecht zu halten; denn sie ist als Gegenspieler zur Rückenmuskulatur, die die Wirbelsäule streckt, dafür verantwortlich, den Rumpf samt Wirbelsäule nach vorn zu beugen.

Kräftige Bauchmuskeln sind eine echte Hilfe gegen Rückenbeschwerden. Ob beim Kistenschleppen oder im Training mit schweren Gewichten arbeiten Sie sicher unbewusst mit einer Art Pressbewegung der Bauchmuskeln. Das ist gut, denn durch das Anspannen der Bauchmuskeln verringert sich der Druck auf die Bandscheiben spürbar, wenn Sie schwere Gewichte heben.

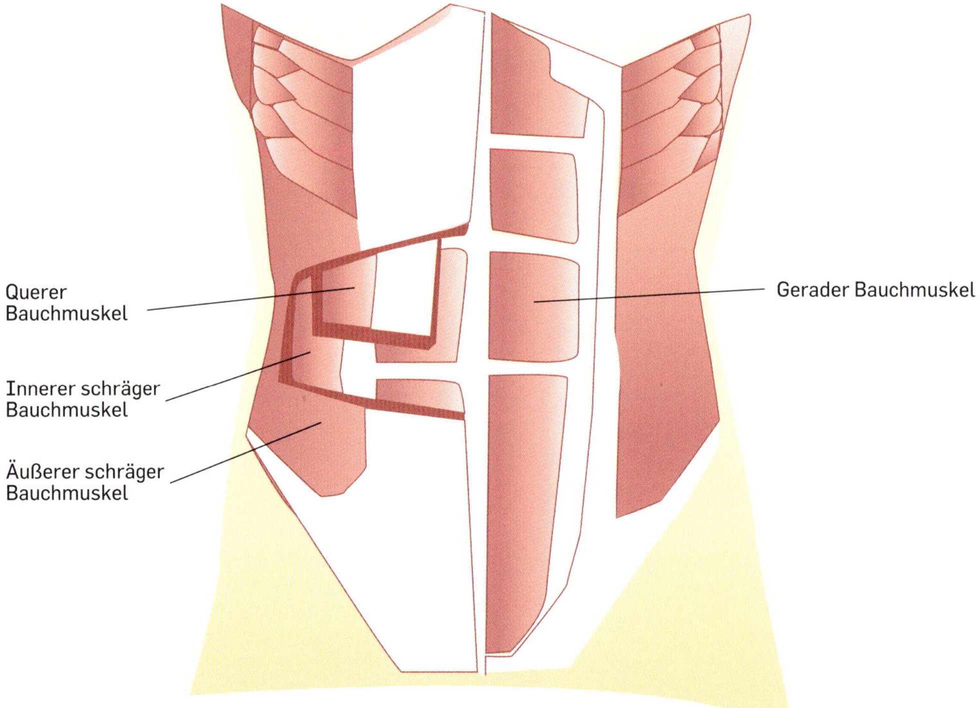

Die wichtigsten Bauchmuskeln

DIE WICHTIGSTEN BAUCHMUSKELN		
Muskel	**Hauptaufgaben**	**Attraktivitätsfaktor**
Gerader Bauchmuskel (Musculus rectus abdominis)	• *ist direkter Gegenspieler zur Streckmuskulatur der Wirbelsäule* • *beugt den Oberkörper nach vorn* • *hebt das Becken vorn an* • *wirkt dem Hohlkreuz entgegen und ist so maßgeblich daran beteiligt, dass der Lendenwirbelbereich gesund und frei von Beschwerden bleibt*	*** • *liegt in attraktiver mittiger Lage und wird durch quer verlaufende Sehnen in mehrere Muskelbäuche unterteilt, die bei geeignetem Trainingsstand als heiß begehrtes Sixpack zum Vorschein kommen*
Äußerer schräger Bauchmuskel (Musculus obliquus externus abdominis)	• *beugt den Oberkörper mit nach vorn oder hebt das Becken, wenn er beidseitig angespannt wird* • *beugt den Rumpf bei einseitiger Aktivierung zu der aktivierten Seite oder dreht ihn zur anderen* • *unterstützt die Ausatmung*	*** • *größter Bauchmuskel, zudem dicht an der Oberfläche und somit direkt zu sehen* • *trägt zu einer schlanken Taille bei und unterstreicht so die V-Form optisch*
Innerer schräger Bauchmuskel (Musculus obliquus internus abdominis)	• *beugt den Oberkörper mit nach vorn oder hebt das Becken, wenn er beidseitig angespannt wird* • *beugt und dreht den Rumpf bei einseitiger Aktivierung zu der aktivierten Seite* • *unterstützt die Ausatmung*	* • *kleiner Bauchmuskel, der vom äußeren schrägen Bauchmuskel verdeckt wird* • *unterstützt ebenfalls eine schlanke Taille*
Querer Bauchmuskel (Musculus transversus abdominis)	• *senkt die Rippen* • *unterstützt die Ausatmung*	** • *verläuft zwar im Hintergrund und wird vollständig verdeckt, ist aber durch seine quer verlaufende Spannung hauptverantwortlich für eine schlanke Taille*

*** = gut sichtbar und formgebend – unbedingt trainieren!
** = prägt die Körperform mit – lohnenswert!
* = optisch mehr oder weniger ohne Bedeutung

Schutzschild für den Bauchraum

Die Bauchmuskulatur spannt sich von den Rippen des Brustkorbs hinunter zum Becken. In diesem Bereich sind der Rumpf und die von ihm eingeschlossenen lebenswichtigen Organe nicht durch Knochen geschützt. Das muss so sein, sonst wären Sie unbeweglich wie in einer Ritterrüstung und könnten nicht sitzen oder sich nach vorn beugen. Als Ersatz verlaufen die Bauchmuskeln quasi als Schutzpanzer in mehreren Schichten übereinander, verstärkt durch feste Bindegewebsplatten und -stränge, die auch mal einen harten Tiefschlag in die Magengrube wegstecken.

Mit von der Partie: Die Schultern

Die Schultermuskulatur ist aus mehreren Gründen ein wichtiger Bestandteil des Rückentrainings – und somit auch dieses Rückenbuchs. Erstens geht die Rückenmuskulatur fließend in den Schulterbereich über. Es gibt mehrere Muskeln, die hier eine direkte Verbindung eingehen. Zweitens ist die Schultermuskulatur auch funktional gefordert, wenn die Rückenmuskeln zum Einsatz kommen: Alle Zugbewegungen oder Stützpositionen mit den Armen schließen die Schultermuskulatur ein. Drittens ist der Schultergürtel maßgeblich an einer aufrechten Haltung beteiligt. Ist er ungünstig nach innen gedreht und so quasi nach vorn gefallen, haben Sie einen Rundrücken und eine flache Brust. Ist er aber nach außen gedreht (Tendenz: Schulterblätter zusammenziehen), dann wird der Rücken gerade und der Brustkorb hebt sich. Viertens schließlich gibt es einen rein optischen Grund: Breite Schultern verstärken den Eindruck eines breiten Rückens.

Die Schulter ist das Gelenk im Körper mit dem größten Bewegungsspielraum. Wobei *das* Gelenk im Zusammenhang mit der Schulter eigentlich falsch ist: Tatsächlich besteht die Schulterpartie aus mehreren Gelenken und einem komplexen Muskel-, Band- und Knochensystem. Erwähnenswert sind hier das Schulterhauptgelenk, also der Übergang vom Oberarmknochen zum Schulterblatt, und der Schultergürtel, der aus dem Schulterblatt selbst sowie dem Schlüsselbein besteht.

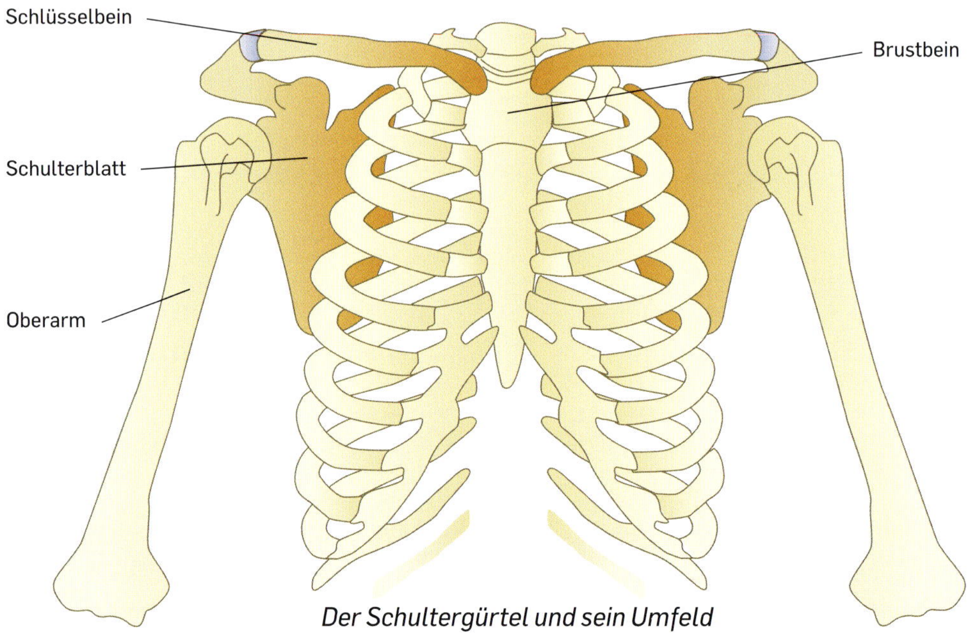

Der Schultergürtel und sein Umfeld

Der Schultergürtel

Der Schultergürtel verbindet die Arme mit dem Rumpf. Er liegt zwischen dem Schulterhauptgelenk und der Skelettmuskulatur und besteht aus dem Schulterblatt, das hinten auf den Rippen aufliegt, sowie dem Schlüsselbein, das vorn Schulterblatt und Brustbein verbindet. Diese knöcherne, aber bewegliche Kombination gibt dem Schulterbereich zusätzliche Flexibilität.

Einige Muskeln, die den Schultergürtel bewegen, wurden bereits im Kapitel zur Rückenmuskulatur vorgestellt: der

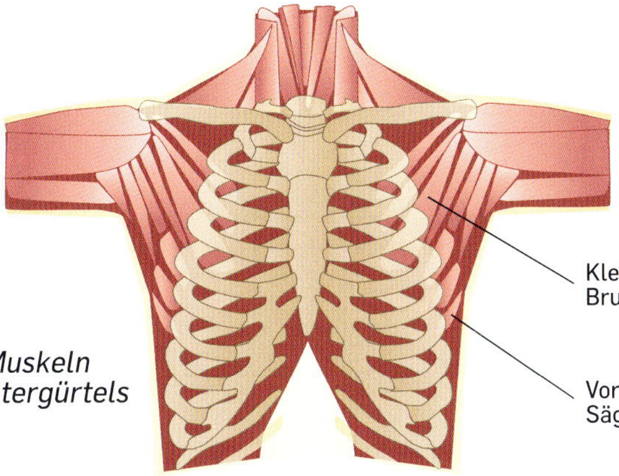

Weitere Muskeln des Schultergürtels

Kapuzenmuskel, die rautenförmigen Muskeln sowie der Schulterblattheber. Das zeigt, wie vielfältig die Aufgabenbereiche einzelner Muskeln und wie fließend die Übergänge von einer Muskelgruppe zur anderen sind.

Darüber hinaus gibt es noch einige weitere Muskeln, die an Schulterblatt und Schlüsselbein ansetzen und den Schultergürtel stabilisieren und bewegen helfen, ohne eine direkte Verbindung zur Wirbelsäule zu haben. Die wichtigsten davon sind:

WEITERE MUSKELN DES SCHULTERGÜRTELS		
Muskel	**Hauptaufgaben**	**Attraktivitätsfaktor**
Vorderer Sägezahnmuskel (Musculus serratus anterior)	• *zieht das Schulterblatt nach vorn und fixiert es an der Brustwand* • *ist besonders gefordert bei Stützübungen wie dem Liegestütz. Ist er zu schwach, können solche Belastungen die Schulter schädigen*	** • *markant durch seine sichtbaren unteren, sägezahnartigen Muskelbündel an den Seiten unterhalb des Brustmuskels*
Kleiner Brustmuskel (Musculus pectoralis minor)	• *fixiert das Schulterblatt am Brustkorb*	* • *liegt unter dem großen Brustmuskel verborgen*

** = prägt die Körperform mit – lohnenswert!
* = optisch mehr oder weniger ohne Bedeutung

Das Hauptgelenk der Schulter

Wer sich eine muskelbepackte Schulter vorstellt, denkt in erster Linie an das Schulterhauptgelenk, den breiten Abschluss der Schultern. Dass dort kräftige Muskeln wachsen, hat seinen guten Grund. Dieses Gelenk hat nämlich kaum eine knöcherne Führung. Der Vorteil: Es ist enorm beweglich und ermöglicht es, den Arm nach innen und außen zu drehen, abzuspreizen und heranzuführen, ihn nach vorn, hinten, zur Seite, oben und unten zu bewegen. Der Nachteil liegt auf der Hand: Durch die fehlende knöcherne Fixierung des Arms am Rumpf ist dieser Bereich besonders verletzungsanfällig. Das gilt vor allem dann, wenn mit zu großen Gewichten gearbeitet wird oder zu schnelle Bewegungen ausgeführt werden.

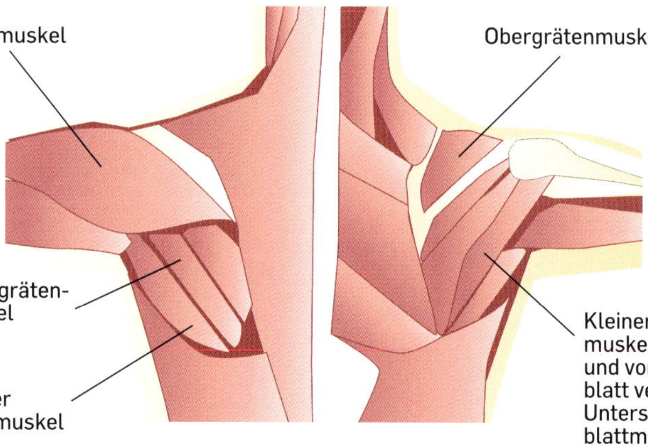

Die Muskeln des Schulterhauptgelenks

Das sollten Sie nicht auf die leichte Schulter nehmen
95 Prozent aller Schulterverletzungen sind Verletzungen, bei denen das Gelenk nach unten ausgerenkt worden ist. Der Grund: Dort fehlt knöcherne und muskuläre Unterstützung.

Die Muskeln des Schulterhauptgelenks entspringen am Schulterblatt und setzen am Kopf des Oberarmknochens an. Besonders bedeutsam ist die sogenannte Rotatorenmanschette, eine Gruppe aus vier Muskeln, die sich manschettenartig um das Gelenk legen (daher der Name) und den Kopf des Oberarmknochens in der sehr flachen Gelenkpfanne des Schulterblatts halten. Als zusätzliches Dach liegt darüber der Deltamuskel, der der Schulter ihre breite Kontur gibt. Er ist vorrangig dazu da, den Arm anzuheben. Aber auch sonst ist er an jeder Bewegung des Schultergelenks beteiligt, weshalb er nicht nur optisch der wichtigste Muskel der Schulterpartie ist.

DIE MUSKELN DES SCHULTERHAUPTGELENKS		
Muskel	**Hauptaufgaben**	**Attraktivitätsfaktor**
Deltamuskel (Musculus deltoideus)	• *Der vordere Anteil führt den Arm nach vorn und zieht ihn zum Körper, ermöglicht zudem die Innenrotation des Arms* • *Der mittlere Anteil spreizt den Arm von Körper ab* • *Der hintere Anteil führt den Arm nach hinten und ermöglicht eine Außenrotation des Arms, unterstützt zudem die Rückenmuskulatur bei einer Vielzahl von Bewegungen, darunter Ruderbewegungen* • *schützt das Schulterhauptgelenk*	*** • *mit seiner Größe und den sichtbaren einzelnen, in verschiedene Richtungen verlaufenden Strängen ein echter Hingucker* • *lässt den Oberkörper richtig breit wirken*
Kleiner Rundmuskel (Musculus teres minor)	• *sichert als Teil der Rotatorenmanschette das Schulterhauptgelenk* • *dreht den Arm nach außen*	* • *Der hintere Muskel der Rotatorenmanschette wird komplett vom Deltamuskel verdeckt, trägt aber ein wenig zur Breite der Schulter bei*
Obergrätenmuskel (Musculus supraspinatus)	• *sichert als Teil der Rotatorenmanschette das Schulterhauptgelenk* • *hebt den Arm und spreizt ihn vom Körper ab*	* • *befindet sich vorn auf der Schulterkapsel, wird dort komplett vom Deltamuskel bedeckt*
Untergrätenmuskel (Musculus infraspinatus)	• *sichert als Teil der Rotatorenmanschette das Schulterhauptgelenk* • *dreht den Arm nach außen*	* • *befindet sich hinten oben auf dem Schulterhauptgelenk, wird dort komplett vom Deltamuskel verdeckt, trägt aber etwas zum Schultervolumen bei*
Unterschulterblattmuskel (Musculus subscapularis)	• *sichert als Teil der Rotatorenmanschette das Schulterhauptgelenk* • *dreht den Arm einwärts und zieht ihn an den Körper*	* • *befindet sich vorn vor dem Schulterhauptgelenk, wo er komplett vom Deltamuskel verdeckt wird, aber trotzdem ein wenig zum Schulterumfang beitragen kann*
Großer Rundmuskel (Musculus teres major)	• *zieht den Arm zum Körper, nach hinten und dreht ihn nach innen*	* • *arbeitet Hand in Hand mit seinem großen Brudermuskel, dem breiten Rückenmuskel, in dessen Schatten er steht, prägt aber das Rückenrelief mit*

*** = gut sichtbar und formgebend – unbedingt trainieren!
* = optisch mehr oder weniger ohne Bedeutung

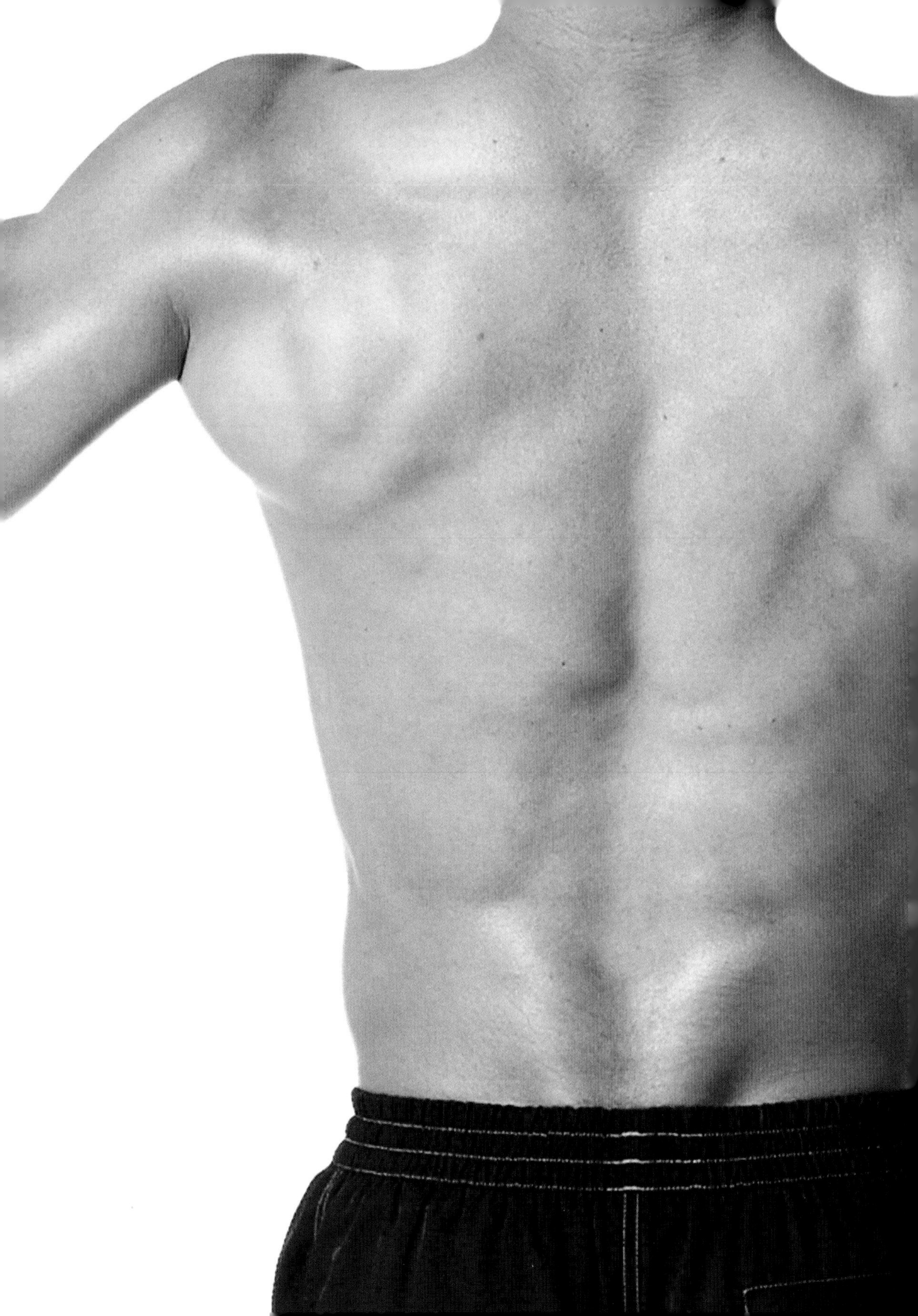

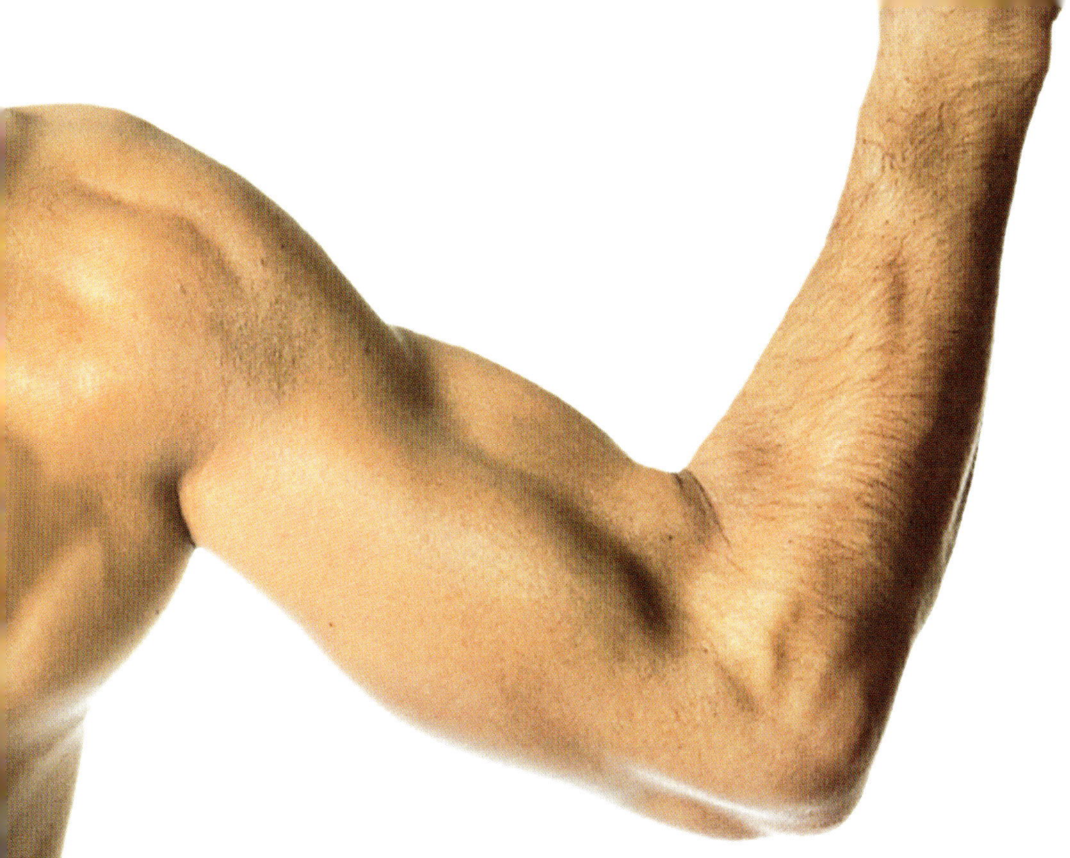

Kapitel 2

Basis-Know-how Trainingslehre: So funktioniert der Muskelaufbau

In diesem Kapitel bekommen Sie das Handwerkszeug für die bestmögliche Trainingsgestaltung mit auf den Weg. Erfahren Sie, wie der Aufbau von Muskelmasse funktioniert. Lernen Sie, die richtigen Hebel und Schalter umzulegen, um optimale Trainingserfolge zu feiern. Das Ganze natürlich wiederum mit speziellem Augenmerk auf den Rückenbereich – so kann die vollendete V-Form kommen!

Grundlegende Trainingsprinzipien

Der Körper ist ein Wunder der Anpassung. Flexibel stellt er sich auf alles ein, was Sie mit ihm machen: Er wird schlaff, wenn Sie Ihr Leben auf dem Sofa verbringen. Er wird ausdauernd, wenn Sie für einen Marathon trainieren. Und er wird kräftig und muskulös, wenn Sie ihn mit Krafttraining entsprechend fordern. Das gilt für jeden Körper – auch für Ihren. Ausreden gibt es also keine!

Wer optimale Erfolge feiern will, muss sein Training richtig strukturieren. Hier greifen ganz grundlegende Prinzipien, die sich daran orientieren, wie der Körper auf eine Belastung reagiert und wie er überhaupt Muskelmasse aufbauen kann.

Trainingsprinzip 1: Fordern Sie Ihren Körper heraus

Muskelaufbau und Kraftzuwachs sind Anpassungsprozesse des Körpers. Wird dieser über die ihm bekannten Grenzen hinaus gefordert, stellt er sich zukünftig darauf ein. Trainingswissenschaftlich beschreibt man dieses Phänomen mit dem Modell der Superkompensation (siehe die Grafik unten).

Der Körper wird belastet und ist in der Folge ermüdet (rot). Dann erholt er sich weiter über den ursprünglichen Leistungsstand hinaus (grün), um für Folgebelastungen gerüstet zu sein. Die erhöhte Leistungsbereitschaft sinkt aber wieder, wenn anschließend keine weitere Belastung erfolgt (blau).

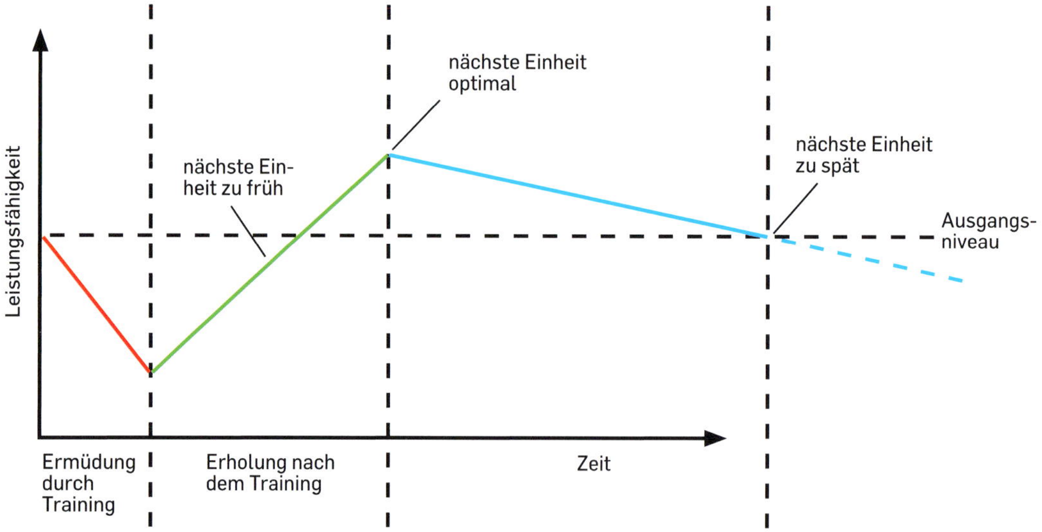

Das Prinzip der Superkompensation

Trainingsprinzip 2: Geben Sie den Muskeln Zeit zur Erholung

Regenerationszeiten sind ebenso wichtig wie das Training selbst. Der Körper braucht Zeit, um die Spuren einer intensiven Belastung zu beseitigen, alle nötigen Aufbaumaßnahmen durchzuführen und in höhere Leistungsbereiche zu gelangen. Diese Zeit hängt vor allem von Umfang und Intensität der Belastung ab, aber auch von der persönlichen Konstitution, der Tagesform, der Ernährung, der Schlafmenge, klimatischen Bedingungen und vielem mehr. Zumeist ist die Regeneration nach 48 bis 72 Stunden abgeschlossen (zu Regenerationszeiten siehe auch die Tabelle auf Seite 43). Dann ist nach dem Prinzip der Superkompensation der optimale Zeitpunkt für ein Folgetraining.

Wer wiederholt zu früh zu den Hanteln greift, wird nach und nach weniger leistungsfähig sein, weil der Körper aus dem Tief der Belastungen nicht herauskommt. Findet das Folgetraining hingegen zu spät statt, verpassen Sie den Moment, in dem der Körper mehr Power hat. Denn: Nach rund einer Woche ist er wieder auf dem alten Leistungsniveau. Dann beginnt das Spielchen von vorn. Noch schlimmer dran ist, wer wochen- oder monatelang nichts macht. Auch an diesen Zustand passt sich der Körper an – mit Muskelabbau, denn aus seiner Sicht sind die energiefressenden Muskelzellen dann unbrauchbar.

Trainingsprinzip 3: Sorgen Sie mit Essen und Trinken für Energienachschub

Das Thema Ernährung ist für den Muskelaufbau so essenziell, das es problemlos weitere Bücher füllt. Fest steht: Ohne adäquate Versorgung kein Trainingserfolg! Entscheidend sind drei Dinge:

1) Wie viel Sie essen

Als Trainierender halten Sie sich an diese Formel:

(Körpergewicht x 2,2) x (Krafttrainingsstunden pro Woche + 9,5) = Gesamtumsatz in Kalorien

Wenn Sie 70 Kilo wiegen und fünf Stunden wöchentlich trainieren, rechnen Sie:

(70 x 2,2) x (5 + 9,5) = 154 x 14,5 = 2233 Kalorien.

Diese Energiemenge gilt es jeden Tag zu sich nehmen! Sie wollen einige Kilos zulegen? Dann setzen Sie Ihr Zielgewicht in die Formel. Wenn Sie auf 75 Kilo gelangen wollen, kommen Sie so auf einen täglichen Energiebedarf von 2393 Kalorien.

2) Was Sie essen

Zum Muskelaufbau braucht der Körper Eiweiß. Das gibt's beispielsweise in Fleisch und Fisch, Milchprodukten, Eiern, Soja und Nüssen. Etwa ein Gramm pro Kilo Körpergewicht nehmen Sie bei normaler Mischkost zu sich, zum Muskelaufbau sollte es das Doppelte sein. Trinken Sie etwa

Richtig regenerieren

Cool-down
Nach jedem Training durchgeführt, leitet es die Regeneration ein und setzt erste Stoffwechselprozesse in Gang (siehe auch Seite 49).

Massage, Sauna, Bad
Eine sanfte Massage, ein warmes oder kaltes Bad (ausprobieren, was besser wirkt) oder ein Saunabesuch beschleunigen die Blutzirkulation und damit die Regenerationsprozesse.

Kompressionskleidung
Ihr Effekt ist nicht einheitlich belegt, doch der Druck von außen auf das Muskelgewebe fördert die Durchblutung, was grundsätzlich auch die Regeneration beschleunigen sollte.

Essen und Trinken
Beides fördert die Regeneration – wenn Sie zu den richtigen Dingen greifen. Trinken Sie viel, am besten Wasser. Essen Sie ausreichend und versorgen Sie sich dabei mit den wichtigsten Vitaminen, Mineralien und Spurenelementen.

Bewegen
Anstatt im Sessel abzuhängen, regenerieren Sie besser, wenn Sie sich locker bewegen.

Wer sich nicht bewegt, baut ab
Nach nur zwei Wochen absoluter Bettruhe haben die rund 150 Muskeln, die die Wirbelsäule stabilisieren, bis zu 30 Prozent ihrer Kraft und die Bandscheiben bis zu 10 Prozent ihrer Höhe eingebüßt.

drei Liter Wasser am Tag, um die Nieren bei der Eiweißverarbeitung zu unterstützen.

Wer Pfunde zulegen will, greift zu reichlich Kohlenhydraten (in Teigwaren, Getreideprodukten, Kartoffeln, Reis, Obst oder Fruchtsäften) und deckt damit etwa 60 Prozent des Energiebedarfs. Wer nicht zunehmen will, beschränkt sich auf 40 Prozent. In beiden Fällen nehmen Sie den Rest zum Gesamtumsatz über Fett zu sich (etwa 20 Prozent bei hohem Kohlenhydrat-Anteil, 30 bis 40 Prozent bei reduzierter Kohlenhydrat-Zufuhr; gute Quellen: Oliven- oder Rapsöl, Nüsse). Essen Sie grundsätzlich „richtige“ Lebensmittel, keine Nahrungsergänzungen. Ausnahme: Reines Eiweißpulver ist erlaubt.

3) Wann Sie essen

Planen Sie Ihre Muskelaufbau-Ernährung nach diesem Schema:

- fünf bis sechs Mahlzeiten am Tag alle zwei bis drei Stunden
- eine Kleinigkeit (Beispiel: Banane) vor jedem Training
- direkt nach dem Training (vorm Duschen) reichlich Eiweiß (Beispiel: Eiweiß-Shake) und Kohlenhydrate (Beispiel: Obst oder Energieriegel)
- eine Stunde nach dem Training eine große Mahlzeit mit viel Eiweiß und Kohlenhydraten
- vorm Schlafengehen eine Kleinigkeit, zum Beispiel Nüsse oder etwas Hartkäse

Trainingsprinzip 4: Trainieren Sie regelmäßig

Aus den ersten beiden Prinzipien folgt: Regelmäßiges Training wenigstens zwei Mal pro Woche ist nötig, um den Körper weiterzuentwickeln. Optimal im Sinne des Muskelaufbaus und des (Rücken-)Trainings sind drei oder mehr Einheiten in der Woche. Wer den Körper bei leichter (!) Intensität nur aktivieren und die Form halten will, kann das auch täglich tun. Ihr Rücken freut sich auch darüber.

Trainingsprinzip 5: Trainieren Sie intensiv genug

Damit Sie einen Trainingseffekt spüren, muss die Belastungsintensität stimmen. In der Trainingslehre spricht man vom Trainingsreiz: Fordern Sie Ihren Körper weniger, als er leisten kann, ist das Training ohne Wirkung. Liegt der Trainingsreiz nur leicht über der Leistungsfähigkeit, halten Sie Ihr Leistungsniveau. Für spürbare Veränderungen sollten Sie Ihren Körper deutlich mehr fordern. Zumeist äußert sich das schon im Training: Das ist spürbar anstrengend, Sie schwitzen und keuchen mehr als üblich und spüren, wie Ihre Muskeln müde werden. Anschließend kann sich Muskelkater einstellen – ein gutes Zeichen, dass Ihr Körper ausreichend gefordert wurde. Ein Satz zur Vorsicht: Insbesondere Einsteiger sollten es nicht mit der Belastung übertreiben (etwa durch zu hohe Gewichte), sonst provozieren Sie Verletzungen!

Trainingsprinzip 6: Passen Sie die Belastungen immer wieder an

Was heute für Sie anstrengend ist, wird Ihnen bald schon keine Mühe mehr machen. Deshalb ist es wichtig, das Training immer wieder an die erhöhte Leistungsbereitschaft Ihres Körpers anzugleichen. Das bedeutet: Wer regelmäßig trainiert, muss auch die Belastung regelmäßig immer weiter steigern. Diese Möglichkeiten haben Sie, die Trainingsbelastung zu steuern:

- Erhöhung der Trainingshäufigkeit: Sie absolvieren beispielsweise mehr Einheiten pro Woche
- Erhöhung des Trainingsumfangs: Sie führen beispielsweise mehr Übungen insgesamt oder für einen Muskel aus
- Erhöhung der Belastungsintensität: Sie packen zum Beispiel mehr Gewicht auf die Hantel
- Erhöhung der Belastungsdauer: Sie machen beispielsweise mehr Wiederholungen pro Satz oder führen Wiederholungen langsamer aus
- Erhöhung der Belastungsdichte: Sie verkürzen zum Beispiel die Pausen zwischen Sätzen und / oder Übungen

Übertreiben Sie es aber bitte nicht und halten Sie sich an diesen Richtwert für die maximale Belastungserhöhung innerhalb einer Woche: zehn Prozent, nicht mehr! Insbesondere Ihr Rücken wird es Ihnen danken.

Halten Sie sich zudem in etwa an diese Abfolge: Erhöhen Sie zunächst die Trainingshäufigkeit, also die Zahl der Einheiten. Erst dann bauen Sie die Dauer des Trainings aus (durch längere Einheiten, mehr Übungen und so weiter). Im letzten Schritt schließlich trainieren Sie intensiver, zum Beispiel mit mehr Gewicht (jede Menge Intensivierungstechniken gibt's auf den Seiten 44 bis 47).

Trainingsprinzip 7: Arbeiten Sie in Schüben

Leistungssportler trainieren in Zyklen mit verschiedenen Trainingsschwerpunkten, schaffen so immer wieder neue Belastungsreize. Das können Sie auch. Wenn Sie zum Beispiel einen Trainingsmonat planen, sind Sie mit dem 3:1-Zyklus gut bedient: Auf drei Wochen mit steigender Belastung folgt eine Entlastungswoche mit geringerer Intensität. Das unterstützt die Regeneration über alle Einheiten hinweg, schont den Rücken und macht Sie leistungsfähiger. Dieser 3:1-Zyklus ist auch auf Wochen- oder Jahrespläne übertragbar.

Trainingsprinzip 8: Packen Sie möglichst viel Abwechslung in Ihr Training

Die immer gleichen Bewegungsabläufe, Bewegungstempi, Pausenlängen und so weiter fordern Ihren Körper auf Dauer nicht optimal, egal, wie viel Gewicht Sie draufpacken. Verändern Sie lieber den Trainingsreiz. Abwechslung im Training

Bestimmen Sie Ihre persönliche Belastungsintensität

Mit der von einem schwedischen Wissenschaftler entwickelten und nach ihm benannten Borg-Skala lässt sich die Trainingsintensität steuern, und zwar abhängig davon, wie Sie eine Belastung subjektiv empfinden. Borg 5 bis Borg 7 sind gut für Muskelaufbau und Maximalkraft, darunter trainieren Sie eher gesundheitsorientiert.

Borg 1
= gefühlt eine sehr geringe Belastung
Borg 2
= geringe Belastung
Borg 3
= leichte bis mittlere Belastung
Borg 4
= mittlere Belastung
Borg 5
= mittlere bis hohe Belastung
Borg 6
= hohe Belastung
Borg 7
= sehr hohe Belastung, Sie schaffen gerade noch die letzte angegebene Wiederholung

Ihr Einsatz zahlt sich aus

Krafttraining ...

- verbessert die Körperhaltung, lässt so Beschwerden im Alltag verschwinden
- strafft den Körper, da sich das Verhältnis zwischen Muskel- und Fettgewebe verbessert
- unterstützt bei passender Ernährung das Abnehmen
- macht beweglicher, dadurch sinkt das Risiko, sich zu verletzen
- stärkt Gelenkstrukturen, kräftigt mittelfristig Bänder und Sehnen und fördert den Aufbau von Gelenkknorpel – auch dadurch sinkt das Verletzungsrisiko
- macht Knochengewebe langfristig dichter und widerstandsfähiger, ist so eine wirksame Osteoporose-Prophylaxe
- wirkt regulierend auf den Blutdruck
- steigert die Insulinempfindlichkeit, was positiven Einfluss auf den Blutzuckerspiegel hat
- verringert die Wahrscheinlichkeit, an Diabetes zu erkranken
- bringt Stresshormone unter Kontrolle und macht Sie insgesamt ausgeglichener
- verbessert das Körpergefühl ganz allgemein und wirkt so auch positiv auf das Selbstbewusstsein

motiviert, bringt die Muskulatur aus dem Takt und spricht möglichst viele Muskelfasern an. Das ist besonders gut für die Rückenmuskulatur, die als daueraktive, haltende und bewegungsführende Muskulatur auch im Alltag immer wieder auf neue Herausforderungen stößt. So gut ein vielseitig gestaltetes Training ist: Halten Sie die Grundstruktur eines Trainingsprogramms bei und lassen Sie es nicht zu einer Lust-und-Laune-Veranstaltung verkommen.

So gestalten Sie Ihr Training variabel:

- Wechseln Sie spätestens alle sechs bis acht Wochen die Hälfte der Übungen aus.
- Verschieben Sie die Schwerpunkte im Workout: Führen Sie zum Beispiel mehr Übungen für die Schultern aus als vorher.
- Verändern Sie die Abfolge der Übungen innerhalb eines Workouts.
- Führen Sie Übungen, bei denen es möglich ist, isometrisch statt dynamisch oder umgekehrt aus.
- Wechseln Sie das Trainingsgerät: Nehmen Sie zum Beispiel Freihanteln statt der Maschine, den Kabelzug anstelle der Hanteln und so weiter.
- Greifen Sie zu zusätzlichen Hilfsmitteln: Stellen Sie sich zum Beispiel auf ein Balance-Kissen oder einen -Kreisel.
- Betonen Sie die exzentrische Phase der Bewegung (siehe dazu Punkt 2 auf Seite 19).
- Variieren Sie den Bewegungsablauf in jeder Wiederholung minimal, indem Sie mit dem Tempo, der Bewegungsamplitude oder zusätzlicher Drehbewegung im Oberkörper spielen, soweit es die Sicherheitsregeln zulassen (siehe Seite 50 bis 51).
- Verändern Sie die Körperstellung, natürlich nur im Rahmen der genannten Sicherheitsregeln.
- Verändern Sie die Grifftechnik: Fassen Sie eine Hantel zum Beispiel im Hammergriff statt im Obergriff (siehe dazu auch Seite 66 bis 67).

Trainingsprinzip 9: Setzen Sie sich Ziele

Das klingt banal, sollte aber trotzdem nicht unterschlagen werden: Ihr Training bringt nur dann optimale Erfolge, wenn Sie ein konkretes Trainingsziel haben und alles danach ausrichten. Dazu gehört auch, regelmäßig den Trainingsfortschritt zu überprüfen. Werfen Sie einen Blick auf die Tabelle auf Seite 43, um sich einen Überblick über die Gestaltung eines zielgerichteten Trainings zu verschaffen.

Trainingsprinzip 10: Hören Sie auf Ihren Körper

Ein weiterer wichtiger Punkt, den vor allem Trainingseinsteiger bedenken sollten: Ihre körperliche Verfassung. Haben Sie chronische Erkrankungen, Folgeschäden von früheren Verletzungen, vielleicht sogar akute Beschwerden? Dann sollten Sie zum Arzt gehen, bevor Sie sich ins Training stürzen. Schmerzen sind ein Warnsignal des Körpers! Das gilt insbesondere für Beschwerden oder Verletzungen im Rückenbereich. Wer Rückenbeschwerden hat, darf nur wirbelsäulenschonendes Krafttraining durchführen. Niemals sollten Sie gegen einen Schmerz arbeiten (beim Stretching ist eine leichte Dehnspannung okay) und grundsätzlich nur Positionen einnehmen und Übungen ausführen, die Sie schmerzfrei bewältigen können.

Bleiben Sie zudem realistisch. Denn auch Faktoren wie die persönliche Leistungsfähigkeit oder Ihr Alter geben den Rahmen des Möglichen vor. Gehen Sie umsichtig ins Training und erwarten Sie keine Wunder von sich. Jenseits des 40. Lebensjahres sollten Sie sich zunehmend um Ihre Beweglichkeit kümmern, die im Alter abnimmt (siehe dazu auch das Kapitel zum Dehnen ab Seite 52).

Jugendliche Kraft in jedem Alter

Ihre Rückenmuskulatur ist schwach und glänzt durch Abwesenheit? Sie fühlen sich untrainiert? Es ist nie zu spät, um mit dem Training zu beginnen! Denn alle Zellen des Körpers werden im Laufe der Zeit ersetzt. Auch die Muskelzellen: Die älteste in Ihrem Körper ist maximal 15 Jahre alt. Mit dieser jugendlichen Kraft ist also auch Ihre Muskulatur fürs Krafttraining gewappnet.

Die Gestaltung des Krafttrainings

Mit den Trainingsprinzipien haben Sie die Bedingungen kennengelernt, unter denen sich Ihr Körper formen lässt. Im nächsten Schritt erfahren Sie, wie Sie das Krafttraining richtig strukturieren, um an Ihr persönliches Trainingsziel zu gelangen.

MÖGLICHKEITEN DER TRAININGSGESTALTUNG IM KRAFTTRAINING			
Form	**Beschreibung**	**Vorteile**	**Nachteile**
Nach Abfolge der Übungen			
Stationstraining	• *Eine Übung (Station) wird in ein oder mehreren Sätzen abgeschlossen, bevor zur nächsten Station übergegangen wird* • *Üblich sind 8–10 Übungen*	• *hoher Trainingseffekt für den jeweiligen Muskel*	• *zeitintensiv aufgrund der nötigen Pausen zwischen den Sätzen*
Zirkeltraining	• *Alle Übungen werden nacheinander durchgeführt* • *Eventuell folgen weitere Durchgänge* • *Üblich sind 6–12 Übungen*	• *zeitsparend* • *hält den Puls dauerhaft oben, schafft so einen zusätzlichen (Kraft-)Ausdauereffekt*	• *Alle Stationen müssen verfügbar sein oder vorab präpariert werden* • *relativ geringer Trainingseffekt für den einzelnen Muskel*
Pyramidentraining	• *Die Gewichtsbelastung wird pyramidenartig gesteigert oder gedrosselt* • *geringere Übungszahl bei 4–8 Sätzen pro Übung*	• *hocheffektiv* • *lässt individuelle Gestaltungsmöglichkeiten zu*	• *zeitintensiv* • *komplex und nur für erfahrene Kraftsportler geeignet*
Nach trainierten Muskelgruppen			
Ganzkörpertraining	• *In einer Einheit werden alle Hauptmuskelgruppen des Körpers trainiert* • *Üblich sind 8–12 Übungen*	• *mehrmaliges Ganzkörpertraining pro Woche möglich*	• *im Vergleich zum Split-Training weniger intensiv für den einzelnen Muskel* • *zeitintensive Einheiten*
Split-Training	• *Die Muskelgruppen werden auf verschiedene Trainingstage verteilt* • *sinnvoll bei 4 und mehr Einheiten pro Woche* • *Üblich sind 8–12 Übungen*	• *hochintensiv für den einzelnen Muskel* • *intensives Training auch für kleinere Muskelgruppen*	• *zeitintensives Gesamttraining*
Nach Anzahl der Sätze			
Ein-Satz-Training	• *ein Satz pro Übung, dafür stehen meist mehr Übungen auf dem Programm (in der Regel 12–15)*	• *zeitsparend* • *ermöglicht viele Bewegungsabläufe innerhalb einer Einheit*	• *relativ geringer Trainingseffekt für den einzelnen Muskel*
Mehr-Satz-Training	• *Von jeder Übung werden mehrere Sätze absolviert* • *Üblich sind 8–10 Übungen*	• *relativ hoher Trainingseffekt für den einzelnen Muskel*	• *zeitintensiv*

Das sind die übergeordneten Strukturen, in denen Sie Ihr Krafttraining aufbauen können. Natürlich gibt es auch noch andere Workout-Formen für spezielle oder besonders fortgeschrittene Fälle, aber für das Training des Rückens sind die hier vorgestellten ebenso ideal wie mehr als ausreichend. Am populärsten ist das Stationstraining, das ebenso wie das Zirkeltraining für Einsteiger gut geeignet ist und sich sowohl im Ein- als auch im Mehr-Satz-Training und ebenso im Ganzkörper- wie im Split-Training durchführen lässt.

Probieren Sie aus, womit Sie sich am wohlsten fühlen – besondere Präferenzen im Hinblick auf das Rückentraining gibt es nicht. Im Workout-Kapitel auf Seite 156 finden Sie Beispiel-Wochenpläne für die optimale Übungs- und Workout-Verteilung.

Zwei Varianten des Split-Trainings

1) Split-Training mit Vorermüdung der Muskulatur

Hier trainieren Sie Muskelgruppen an einem Tag, die als Synergisten zusammenarbeiten. Beispiele: Brust, vordere Schulter und Trizeps sind gemeinsam gefordert bei Drückbewegungen wie Liegestütz oder Bankdrücken. Im Gegensatz dazu arbeiten Muskeln des Rückens, des hinteren Teils der Schultern sowie die Bizepsmuskeln Hand in Hand bei Zugbewegungen wie Klimmzügen oder Rudern. In dieser Variante wird das Training also in Einheiten mit Drück- und Einheiten mit Zugbewegungen gesplittet, weshalb sie auch Push-pull-Methode („to push“: englisch für drücken, „to pull“: englisch für ziehen) genannt wird. Der Vorteil: Die Muskeln müssen alle während der gesamten Einheit arbeiten. Kleinere Muskeln, die wie sonst auch erst nach den großen Muskeln drankommen, werden so vorermüdet und dadurch noch intensiver trainiert.

2) Split-Training ohne Vorermüdung der Muskulatur

Sie können in eine Split-Einheit auch Übungen für Spieler und Gegenspieler packen, Muskeln also, die immer dann entspannt sind, wenn das Pendant arbeitet. Als Beispiele können Sie Trizeps und Bizeps, den Bauch und den unteren Rücken oder die Brust und den oberen Rücken jeweils zusammen trainieren.

Der Vorteil: Der jeweilige Gegenspieler ist ausgeruht, wenn er an die Reihe kommt und kann dann maximal belastet werden. Das hat zur Folge, dass diese Variante des Trainings besonders intensiv ist und die Muskeln mindestens 48 Stunden zur Regeneration benötigen. Diese Ruhephase ist auch dann sinnvoll, wenn in der nächsten Einheit andere Muskelgruppen im Fokus stehen. Wenn Sie sich für diese Form des Split-Trainings entscheiden, sollten Sie also nicht mehr als drei Einheiten pro Woche durchführen.

Die richtige Einstellung im Fitness-Studio

Diese grundsätzlichen Schritte sollten Sie beim Gerätetraining zur eigenen Sicherheit und für ein bestmögliches Trainingsergebnis niemals außer Acht lassen:

- Überprüfen Sie alle Verriegelungen vorab auf ihre Sicherheit (vor allem die Arretierungen für Gewichte an Hantelstangen).
- Richten Sie alle Sitz- und Auflageflächen so aus, dass die geplante Bewegung in vollem Umfang möglich ist.
- Besonders wichtig: Die Gelenk- und Geräteachsen müssen übereinstimmen! Wenn Ihnen bei einem Gerät etwas unklar ist, fragen Sie lieber einmal mehr beim Trainer vor Ort nach.

Belastungsgestaltung in einer Trainingseinheit

Wie führen Sie die Übungen nun im Detail aus? Welches Gewicht wählen Sie und wie viele Wiederholungen sind nötig? Antworten auf derartige Fragen hängen von Ihrem persönlichen Trainingsziel ab – siehe dazu die Tabelle auf der rechten Seite.

Um das optimale Trainingsgewicht zu ermitteln, ist es hilfreich zu wissen, wie Ihre Maximalkraft für eine Übung aussieht; denn diese dient der Trainingssteuerung: Je nach Intensität (angegeben in Prozent der Maximalkraft) hat das Training eine andere Wirkung. Unter Maximalkraft versteht man das Gewicht, das Sie einmalig in einer Wiederholung willentlich bewegen können. Sie lässt sich relativ genau und rückenfreundlich mit einem Wiederholungsmaximum-Test ermitteln.

ERMITTLUNG DER MAXIMALKRAFT MIT DEM WIEDERHOLUNGSMAXIMUM

Wiederholungen	= Maximalkraft-Anteil
1	100 %
2	95 %
3–4	90 %
5–6	85 %
7–8	80 %
9–10	75 %
11–13	70 %
14–16	65 %
17–20	60 %

Dazu wärmen Sie sich zunächst gut auf und führen dann gleich zu Beginn eine beliebige Übung normal aus. Wie viele Wiederholungen schaffen Sie?

Sie können der Tabelle links unten entnehmen, welchem Prozentwert der Maximalkraft das von Ihnen bewegte Gewicht entspricht. Je geringer die Zahl der benötigten Wiederholungen (je höher also das Gewicht), desto genauer trifft das Ergebnis auf die tatsächliche Maximalkraft zu.

Aber Vorsicht: Gestalten Sie diesen Test möglichst rückenschonend. Dazu sollten Sie eben nicht zu schwer heben (aus diesem Grund wird hier auch nicht der übliche Maximalkrafttest mit einer Wiederholung bei sehr schwerem Gewicht empfohlen). Versuchen Sie ein Gewicht zu wählen, mit dem Sie irgendwo zwischen sieben und 13 Wiederholungen landen. Alles über 20 Wiederholungen wird zu ungenau. Der beste Kompromiss aus Aussagekraft und Rückenfreundlichkeit: sieben bis acht Wiederholungen, gleichbedeutend mit 80 Prozent der Maximalkraft.

Nun müssen Sie nur noch vom Messergebnis ausgehend auf Ihre Maximalkraft hochrechnen. Ein Beispiel: Sie schaffen 40 Kilo in acht Wiederholungen. Dann entsprechen diese 40 Kilo etwa 80 Prozent Ihrer Maximalkraft. Diese liegt also nach der Prozent-

BELASTUNGSGESTALTUNG NACH TRAININGSZIELEN

Trainingsziel	Steigerung der Maximalkraft			Muskelaufbau (Hypertrophietraining)			Gesundheitsorientiertes Training		
Kraftleistung (in Prozent) 100% = Maximalkraft	*100 %*	*95 %*	*85–90 %*	*80–85 %*	*75–80 %*	*65–75 %*	*60–65 %*	*50–60 %*	*30–50%*
Wiederholungen	*1*	*2*	*3–5*	*5–7*	*8–10*	*11–15*	*16–20*	*21–25 (in speziellen Fällen mehr)*	
Tempo	*Schnell (mit 10 Sekunden Pause zwischen den Wiederholungen)*			*Zügig bis langsam (2–7 Sekunden)*			*Zügig bis langsam (2–7 Sekunden)*		
Sätze	*5–8*			*2–3*			*2–5*		
Pausen zwischen Übungen/Sätzen (Minuten)	*5–8*		*3–5*	*1–2*			*1–3*		
Regenerationszeit (Minimum)	*4 Tage*		*3 Tage*	*2–3 Tage*	*1,5–2 Tage*		*1 Tag*		
Wirkungen	*· Verbesserung der Maximalkraft · Verbesserung der intramuskulären Koordination: Es werden mehr Muskelfasern aktiviert*			*· Vergrößerung des Muskelfaser-Querschnitts, dadurch wächst der Muskel · positiver Effekt auf die Maximalkraft*			*· verbesserter Muskelstoffwechsel: unter anderem Optimierung der muskeleigenen Energiespeicher sowie des Laktathaushalts, bessere Kapillarisierung, effektivere Herztätigkeit · Ausbau der Erholungsfähigkeit*		

rechnung bei 50 Kilo – an diesem Tag und für diese Übung.

Abgesehen vom Trainingsgewicht bestimmen weitere Merkmale den Grad der Belastung in einer Einheit: die Anzahl von Wiederholungen und Sätzen, das Bewegungstempo und die Pausenlängen. Hier zeigt ein Blick auf die oben abgebildete Tabelle, wie Sie bezogen auf das persönliche Ziel trainieren sollten. Dort wird das weit verbreitete klassische Mehr-Satz-Training an Stationen abgebildet; die Belastungsmerkmale gelten aber auch für andere Formen wie das Zirkeltraining.

Andere Trainingsziele

Neben den angeführten Zielen gibt es natürlich noch weitere, die Sie antreiben können: Wollen Sie vielleicht abnehmen? Das geht am besten im Belastungsbereich bis 80 Prozent der Maximalkraft. Oder wollen Sie grundsätzlich leistungsfähiger werden? Ideal dafür sind etwa 55 bis 75 Prozent der Maximalkraft. Sie sehen also, von Ziel zu Ziel sind die Übergänge fließend. Außerdem reagiert jeder Körper anders auf eine Belastung. Aus diesem Grund sind die Angaben als Orientierungswerte zu verstehen.

Trainingsintensivierung in einem Workout

Um die Intensität eines Trainings im Laufe der Zeit an Ihre wachsende Leistungsfähigkeit anpassen zu können, müssen Sie nicht nur stupide das Gewicht erhöhen. Eine viel bessere Methode ist, die Abfolge der Übungen in einer Einheit in besonderer Form anzuordnen, um auf diese Weise gewünschte Trainingseffekte zu verstärken.

Verbundsätze als Agonistentraining

Hier absolvieren Sie zwei oder mehr Übungen für eine Muskelgruppe direkt nacheinander ohne Pause, was die Muskulatur maximal bis zur Erschöpfung belastet. Beispiel: Latzüge zur Brust, direkt danach Ruderzüge.

Verbundsätze als Antagonistentraining

Sie führen zwei oder mehr Übungen direkt nacheinander ohne Pause aus, die abwechselnd Spieler und Gegenspieler ansprechen. Beispiel: Ruderzüge, direkt danach Bankdrücken. Vorteile dieser Variante: Sie ist zeitsparend und verbessert das Zusammenspiel zwischen den gegenläufig arbeitenden Muskeln.

Verbundsätze als Synergistentraining

In dieser Form absolvieren Sie zwei oder mehr Übungen direkt nacheinander ohne Pause für Muskelgruppen, die zusammenarbeiten. Beispiel: Klimmzüge im Untergriff, direkt danach Bizeps-Curls. Ähnlich wie bei den Verbundsätzen als Agonistentraining wird die Muskulatur hier extrem gefordert, zudem ist diese Trainingsform zeitsparend.

Alle diese Formen der Verbundsätze sind auch bekannt als Supersätze bei zwei aufeinanderfolgenden Übungen, als Trisätze bei drei und als Mammut- oder Riesensätze bei mehr als drei aufeinanderfolgenden Übungen ohne Pause.

Training nach dem Prioritätsprinzip

Hier fordern Sie entgegen der allgemein üblichen Regel „groß vor klein" (siehe auch Seite 49) zunächst die schwächeren, kleineren Muskeln. Beispiel: erst die hintere Schultermuskulatur, dann den oberen Rücken. Dadurch werden die kleineren Muskeln optimal gefordert. Die großen Muskelgruppen lassen sich aufgrund der starken Vorermüdung der kleinen allerdings nicht mehr voll trainieren.

Training nach dem Vorermüdungsprinzip

Hintergrund dieser Methode: Oftmals sind es die Synergisten, die zuerst schlapp machen – bei Klimmzügen zum Beispiel die Arme und Schultern. Wenn Sie beispielsweise nach

Top-Tools fürs Rückentraining

Gymnastikball
Vorteile: vielseitig einsetzbar; ersetzt eine Hantelbank und (in der richtigen Größe) auch den Stuhl; hält die Muskulatur ständig in Bewegung.

Propriozeptive Hilfsmittel wie Balance-Kissen oder -Kreisel
Vorteile: sprechen eine Vielzahl von Muskeln an, ganz besonders intensiv die tiefe Rückenmuskulatur; verbessern das Koordinationsvermögen, die Beweglichkeit und den Gleichgewichtssinn.

Widerstandsbänder und Tubes
Vorteile: leicht zu transportieren und überall einsetzbar; steigender Widerstand bei steigender Spannung; erfordert muskuläre Ausgleichsarbeit, spricht so auch die tiefe Rückenmuskulatur an.

fünf Wiederholungen abbrechen müssen, brennen diese Hilfsmuskeln, der eigentlich fokussierte Rücken aber wurde gar nicht richtig ausgelastet.

Hier hilft das Vorermüdungstraining. Wie der Name schon andeutet, wird der stärkste Muskel einer geplanten Übung durch eine zusätzliche Übung bereits im Vorfeld ermüdet. Das sorgt dafür, dass er im eigentlichen Training nicht unterfordert wird. Beispiel für die Schultern: Ermüden Sie den stärksten Schultermuskel, den Deltamuskel, zunächst mit Seitheben. Dann gehen Sie zum Schulterdrücken über.

Sequenzentraining

Diese Trainingsform dient vorrangig dem gesundheitsorientierten Training und bereichert das Krafttraining um eine Ausdauerkomponente. So ist sie gut zum Abnehmen geeignet oder für diejenigen, denen auch die Verbesserung der (Kraft-)Ausdauer wichtig ist. Der ganze Körper wird bei diesem Training ausgewogen belastet, für gezielten Muskelaufbau gibt es aber bessere Lösungen.

Bei einem Sequenzentraining wechseln Kraft- und Ausdauerabschnitte ab. So könnte eine Einheit zum Beispiel aussehen:

- ein normales Aufwärmprogramm von etwa zehn Minuten
- erste Krafteinheit: drei bis sechs Übungen für die Beine und das Gesäß (jeweils ein Satz mit 15 bis 25 Wiederholungen)
- erste Ausdauereinheit: 15 Minuten Laufband, Ergotrainer, Crosstrainer oder Rudergerät
- zweite Krafteinheit: drei bis sechs Übungen für die Brust und den Rücken (jeweils ein Satz mit 15 bis 25 Wiederholungen)
- zweite Ausdauereinheit: 15 Minuten Laufband, Ergotrainer, Crosstrainer oder Rudergerät
- dritte Krafteinheit: drei bis sechs Übungen für den Bauch, die Schultern und die Arme (jeweils ein Satz mit 15 bis 25 Wiederholungen)
- ein normales Cool-down-Programm von etwa zehn Minuten

Was die Gestaltung der Krafteinheiten angeht, so haben Sie jede Menge Möglichkeiten: Sie können zum Beispiel den Schwerpunkt auf einen bestimmten Bereich des Körpers wie den Rücken legen.

Allerdings ist es für all diejenigen, die abnehmen wollen, zielführender, ein Ganzkörperprogramm wie das hier beschriebene durchzuführen oder sich noch mehr auf die großen Muskelgruppen zu konzentrieren, vor allem die Beine, das Gesäß, die Brust und den oberen Rücken. Dazu können Sie in den wiederkehrenden Krafteinheiten im Sequenzentraining auch immer wieder dieselben Übungen durchführen.

Trainingsintensivierung innerhalb einer Übung

Sie wollen Ihr Training noch individueller gestalten? Ihre Muskeln sollen wachsen wie nie zuvor? Insbesondere für Fortgeschrittene lohnt es sich, auch einzelne Übungen mit Intensitätstechniken anzureichern. Sie sollten dazu aber beschwerdefrei sein und die Bewegungsabläufe der entsprechenden Übung verinnerlicht haben.

Teilbewegungen

Hinter dieser Intensitätstechnik steckt die Idee, die Momente hoher Muskelspannung auszukosten und weniger effektive Phasen einer Bewegung wegzulassen. Beispiel Lat-Züge: Haben Sie den Griff zum Körper gezogen, strecken Sie die Arme danach nicht durch, sondern beugen sie nur rechtwinklig, um schon aus dieser Position den nächsten Zug einzuleiten. Erst am Ende des Satzes werden die Arme dann wieder gestreckt. Diese Art der Teilbewegungen ist nur dann sinnvoll, wenn Sie gezielt einen Muskel kräftigen wollen.

Eine andere Möglichkeit, Teilbewegungen durchzuführen: Am Ende eines normalen Satzes, wenn Ihnen eine volle Bewegung nicht mehr möglich ist, reduzieren Sie die Bewegungsamplitude auf den Bereich, den Sie dann noch ausführen können. So verlängern Sie den Trainingsreiz.

Reduktionssätze

Haben Sie einen kompletten Satz absolviert und schaffen keine weitere Wiederholung mit dem gewählten Gewicht, dann reduzieren Sie es, führen wieder so viele Wiederholungen wie möglich aus, reduzieren das Gewicht abermals und so weiter, bis nichts mehr geht.

Faszien-Stretch-Training

Führen Sie nach dem normalen Satz noch fünf bis sieben weitere mit leichtem Gewicht aus. Zwischen diesen Sätzen machen Sie jeweils nur eine kurze Pause von etwa 20 Sekunden. Ihre Muskulatur wird so maximal mit Blut versorgt und durch diesen Pumpeffekt besonders voluminös sein. In eine Trainingseinheit gehören höchstens ein bis zwei Übungen (nur eine pro Muskelgruppe) dieser Form.

Höchstkontraktion

Spannen Sie die Muskulatur im Moment der höchsten Belastung (dem Moment vor der Bewegungsumkehr) statisch für einige Sekunden so stark es geht an.

Endkontraktionen

Führen Sie im Moment der höchsten Belastung mehrere minimale Endbewegungen aus, bei denen Sie die Muskulatur jeweils maximal anspannen. Beim Lat-Ziehen beispielsweise ziehen Sie den Zug in den Endkontraktionen jeweils noch ein kleines Stückchen näher zu sich heran.

Zeitlupentraining

Anstelle der üblichen Wiederholungen führen Sie nur wenige oder sogar nur eine Wiederholung aus, diese aber betont langsam (bis zu 30 Sekunden). Diese Trainingsform ist gelenkschonend und fordert die Muskulatur anders als gewohnt, so dass es sich lohnt, sie ab und an ins Training einzubauen.

Speed-up-Training

Auch diese Trainingsform fordert die Muskulatur auf ungewohnte Weise. Im Gegensatz zum Zeitlupentraining führen Sie die Wiederholungen einer Übung schnell aus. Dabei orientieren Sie sich nicht an der normalen Wiederholungszahl, sondern geben pro Satz für maximal 60 Sekunden (oder so lange Sie können) Vollgas – das Ganze aber nur bei Übungen mit dem eigenen Körpergewicht, zum Beispiel Crunches, Kniebeugen oder Klimmzügen, und nur bei ein bis zwei Übungen pro Einheit. Vorher sollten Sie sich unbedingt gut aufwärmen.

Der HIT für intensiven Muskelaufbau

Das sogenannte High-Intensity-Training (HIT) ist eine komplette Trainingsform mit integrierten Intensivierungstechniken. Der Name ist Programm, die Intensität ist maximal – bei gleichzeitig minimalem Zeitaufwand. HIT ist eine Kombination aus Stations-, Ganzkörper- und Ein-Satz-Training: Sie absolvieren etwa acht Übungen, die den ganzen Körper abdecken sollten (wobei Schwerpunkte wie für den Rücken erlaubt sind), nacheinander mit jeweils nur einem Satz. Pro Satz machen Sie sechs bis acht langsame, etwa sechs Sekunden dauernde Wiederholungen ohne Schwung mit einem hohen Gewicht, das keine weitere Wiederholung erlaubt. Direkt danach greifen Sie zu Intensivierungstechniken wie Teilbewegungen oder Reduktionssätzen, die Sie so lange ausführen, bis der Muskel absolut keine Kraft mehr hat.

Regeln für das Krafttraining

Bislang war stets die Rede davon, das Training möglichst effektiv zu gestalten. Optimal ist ein Training – insbesondere für den Rücken – aber nur dann, wenn zugleich sichergestellt ist, dass es dem Körper nicht schadet. Wenn Sie ein paar einfache Tipps befolgen, sind Sie auf der sicheren Seite.

Workout-Regel 1: Wärmen Sie sich unbedingt auf

Gehen Sie in keine Krafttrainingseinheit, schon gar nicht für den Rücken, ohne Aufwärmprogramm. Muskulatur, Bänder und Gelenke müssen sich auf Belastungen einstellen, aktiviert, durchblutet und so mit Nährstoffen versorgt werden. Außerdem sollten auch alle weiteren Systeme im Körper – wie das Herz-Kreislauf-System oder der Stoffwechsel – leistungsbereit sein. All das schaffen Sie mit einem Warm-up: Der Körper ist auf den Punkt einsatzfähig.

Das allgemeine Warm-up sollte zehn Minuten dauern, je nach Tagesform oder Umgebungstemperatur darf es auch etwas mehr sein. Geeignet sind lockere ausdauernde Bewegungen auf dem Laufband (Sie können auch draußen oder auf der Stelle laufen), Ergometer, Crosstrainer oder Rudergerät. Alternativ absolvieren Sie ein paar Durchgänge mit dem Springseil oder hüpfen in verschiedenen Variationen. Leichtes (!) Stretching ist erlaubt. Aktivieren Sie auch die Gelenke der oberen Extremitäten mit Armkreisen, Schattenboxen, leichten Rumpf-Dreh- und Neigebewegungen. Machen Sie aber auch nicht zu viel: Das Warm-up dient der Aktivierung und soll keinesfalls selbst erschöpfend wirken.

Bei anspruchsvollen oder hochintensiven Übungen absolvieren Sie vorab ein spezielles Warm-up: dazu einen Satz mit leichtem Gewicht locker ausführen. So kann sich Ihr Körper automatisch auf den Bewegungsablauf einstellen.

Workout-Regel 2: Halten Sie die Spielregeln ein

Insbesondere beim Training der Rückenmuskulatur ist es wichtig, sich an die Anweisungen zur jeweiligen Übungsausführung zu halten. Für jede Bewegung gilt: Der gesunde Bewegungsspielraum der trainierten Muskulatur gibt die Grenzen vor, über die Sie sich nicht hinausbewegen sollten. Alle aktivierten Gelenke sollten dabei in eine Richtung arbeiten. Verinnerlichen Sie auch die speziellen Sicherheitshinweise für den Rücken ab Seite 50.

Workout-Regel 3: Führen Sie die Übungen technisch sauber aus

Geben Sie sich Zeit, Bewegungsabläufe komplett zu erlernen. Erst dann sollten Sie das Gewicht erhöhen oder damit beginnen, die Übung anderweitig zu intensivieren oder zu variieren.

Workout-Regel 4: Vergessen Sie das Atmen nicht

Atmen Sie aus, wenn Sie ein Gewicht bewegen oder einen Widerstand überwinden (die konzentrische Belastungsphase). Atmen Sie ein, wenn Sie dem Gewicht nachgeben bzw. in die Ausgangsposition zurückkehren (die exzentrische Belastungsphase). So wird Ihre Muskulatur optimal mit Sauerstoff versorgt und Sie vermeiden die ungünstige Pressatmung.

Workout-Regel 5: Sorgen Sie für eine korrekte Abfolge der Übungen

Absolvieren Sie in einem Workout komplexe vor einfachen Übungen, neue vor bekannten und schwere vor leichten Übungen. Für ein effektives Training sollten Sie zudem große Muskelgruppen vor kleinen Muskelgruppen trainieren. Beispiel: erst Brust, dann Arme. Und der Grund dafür: Sind die Arme früh ermüdet, machen sie schlapp, wenn sie beim Brusttraining unterstützend tätig sind – so steigt auch das Verletzungsrisiko.

Wer sich daran hält, wird in der Praxis gleich eine weitere Regel zur Trainingssicherheit automatisch einhalten: Sogenannte mehrgelenkige Übungen (Übungen, bei denen mehrere Gelenke bewegt werden) sind vor eingelenkigen Übungen (Übungen, bei denen nur ein Gelenk bewegt wird) durchzuführen. Beispiel: Bankdrücken (mehrgelenkig) vor Bizeps-Curls (eingelenkig).

Workout-Regel 6: Bleiben Sie in Balance

Für alle einseitig ausgeführten Übungen gilt: Machen Sie immer eine ausgewogene Satz- und Wiederholungszahl für beide Seiten. Nur wenn eine Seite signifikant schwächer als ihr Gegenüber ist, dürfen Sie diese zum Ausgleich vermehrt stärken.

Workout-Regel 7: Schließen Sie immer mit einem Cool-down ab

Das hilft, Stoffwechselprodukte, die sich beim Training gebildet haben, schneller abzutransportieren. Auch mental läutet das Cool-down die Regeneration ein: Sie kommen wieder „runter“. Absolvieren Sie wie beim Warm-up ein lockeres Kardio-Training für zehn Minuten. Zusätzliches leichtes Stretching der beanspruchten Muskeln senkt den Muskeltonus.

So regeneriert sich der Körper

- Nach 5 bis 8 Minuten: Die Speicher für Kreatin-Phosphat, das für die Muskelkontraktion benötigt wird, werden wieder aufgefüllt.
- Nach 20 Minuten: Sowohl der Puls als auch der Blutdruck normalisieren sich wieder.
- Nach 90 Minuten: Der Stoffwechsel verändert sich grundlegend. Die Phase der Energiegewinnung ist beendet, jetzt baut der Körper wieder Substanz auf.
- Nach etwa 6 Stunden: Der Flüssigkeitshaushalt wird wieder ausgeglichen, auch das Blut wird wieder dünnflüssiger.
- Nach 1 Tag: Die Glykogenspeicher in der Leber werden wieder aufgefüllt.
- Nach 2 bis 7 Tagen: Die Glykogenspeicher in der beanspruchten Muskulatur werden wieder aufgefüllt.

Spezielle Sicherheitshinweise für das Rücken- und Schultertraining

Die kräftigen, zugleich sensiblen Bereiche Rücken und Schultern sollten Sie mit besonderer Vorsicht trainieren. Die folgenden Tipps geben genaue Hilfestellung, worauf zu achten ist. Darüber hinaus sind sie auch im Alltag eine nützliche Hilfe, um beschwerdefrei durchs Leben zu kommen.

Sicherheitstipp 1: Machen Sie keine abrupten Bewegungen

Schon gar nicht ohne Warm-up oder beim Training mit schweren Gewichten. Die Gefahr von Verspannungen und weiterführenden Verletzungen ist groß.

Sicherheitstipp 2: Bleiben Sie aufrecht

Eine aufrechte Haltung mindert den Druck auf die Bandscheiben und ermöglicht saubere Bewegungsabläufe. Stellen Sie sich vor, jemand würde Sie mit einem Faden am Scheitelpunkt des Kopfes sanft nach oben ziehen.

Sicherheitstipp 3: Sorgen Sie für eine dauerhafte Sicherung des Rumpfes

Bei sehr vielen Übungen bedeutet das einfach: Ziehen Sie den Bauchnabel nach innen – so schaffen Sie automatisch eine ausreichende Spannung in der Bauch- und Rumpfmuskulatur.

Sicherheitstipp 4: Achten Sie auf Ihre Füße

Ziehen Sie in normaler Fußstellung zwei imaginäre Linien in Verlängerung der Füße. In dem Bereich dazwischen dürfen Sie Gewichte bewegen und anheben. Ansonsten verändern Sie zunächst die Standposition, bis sich das Gewicht in diesem Bewegungssektor befindet. So schützen Sie Ihre Lendenwirbelsäule vor ungesunden Rotationsbewegungen.

Sicherheitstipp 5: Entlasten Sie die Bandscheiben und auch die Beine

Halten Sie bei Übungen im Stehen die Knie stets leicht gebeugt und spreizen Sie die Füße ein klein wenig nach außen. Das nimmt Druck von den Bandscheiben und entlastet die Beine.

Sicherheitstipp 6: Achten Sie auf die Beckenstellung

In natürlich aufrechter Haltung ist das Becken etwas vorgekippt, ohne ein Hohlkreuz zu verursachen. Wenn Sie eine Tendenz zum Hohlkreuz haben oder Ihr Oberkörper grundsätzlich zurückgeneigt ist (das können Sie in entspannter Haltung gut vor dem Spiegel kontrollieren), richten Sie das Becken auf, indem Sie es ein wenig nach hinten kippen lassen, als wollten Sie sich setzen.

Sicherheitstipp 7: Beugen Sie beim Vorbeugen vor

Wer sich aus der Hüfte heraus um mehr als 30 Grad vorneigen muss, stützt sich ab. Ist das nicht möglich, gehen Sie zunächst mit geradem Rücken in die Knie und schieben das Gesäß nach hinten, bevor Sie dann den geraden Oberkörper vorbeugen.

Sicherheitstipp 8: Bleiben Sie in Stütz-Positionen dauerhaft gerade

Wenn Sie Ganzkörper-Stabilisationsübungen wie den Seitstütz ausführen, achten Sie darauf, dass das Becken nicht kippt oder Sie in der Brustregion absacken. Wer die vorgeschriebene Übungszeit nicht sauber durchhält, teilt sie in einzelne Abschnitte.

Sicherheitstipp 9: Schonen Sie bei Sprungübungen Ihre Bandscheiben

Achten Sie darauf, dass der Boden federt. Gut sind Turnhallenböden, Rasenflächen oder eine Tartanbahn. Ist der Untergrund hart, nutzen Sie dämpfende (Lauf-)Schuhe. Von einbeinigen Sprüngen, die auch Ihre Bandscheiben einseitig belasten, sollten Sie maximal sechs bis acht nacheinander ausführen.

Sicherheitstipp 10: Schützen Sie die Halswirbelsäule

Beugen, neigen oder drehen Sie den Kopf stets langsam. Verschränken Sie zudem bei Übungen wie Crunches nicht die Hände im Nacken. Die Gefahr ist groß, dass Sie mit den Händen zerrend nachhelfen und so einen ungesunden Zug auf die Wirbelsäule auslösen.

Sicherheitstipp 11: Behalten Sie Ihre Hände stets im Blick

Bei jeder Art von Armbewegung sollten Sie Ihre Hände aus den Augenwinkeln sehen können, insbesondere wenn Gewichte im Spiel sind. Alles darüber hinaus kann die stabilisierende Muskulatur nicht mehr richtig sichern.

Sicherheitstipp 12: Lassen Sie den Daumen sagen, wo es langgeht

Bei fast allen Übungen mit Gewichten oder Zugbelastungen sollte der Daumen vorgeben, in welche Richtung ein Gewicht beziehungsweise das Zugband bewegt wird. Das ist besonders wichtig bei solchen Übungen, in denen der Arm unter Belastung gedreht wird.

Trainingstipp: Seilspringen

Das schult die Koordination und aktiviert die Muskeln um die Wirbelsäule. Auf einem Bein bzw. mit wechselndem Schritt spricht es die tiefe Rückenmuskulatur noch mehr an (Sicherheitstipp 9 beachten!).

Beweglich und beschwerdefrei dank Stretching

Stretching oder Dehnen ist eine wichtige Ergänzung zum Krafttraining und sorgt vorrangig für ein Plus an Beweglichkeit. Das ist deshalb von Bedeutung, weil bei den meisten Menschen, die entweder den ganzen Tag am Schreibtisch sitzen oder andere einseitige Haltungen in ihrem Leben einnehmen beziehungsweise einseitige Bewegungen ausführen, Muskeln selten auf ihre volle Länge gestreckt werden.

Auch an diesen Zustand passt sich die Muskulatur an: Sie verkürzt, was fatale Auswirkungen auf den ganzen Körper und besonders auf den Rücken hat. Alle Gelenke, auch gerade die, welche die Wirbelsäule ausmachen, verlieren an Beweglichkeit. Fehlhaltungen sind die Folge, die ihrerseits über kurz oder lang Beschwerden hervorrufen können. Auch Verletzungen können von verkürzten Muskeln verursacht werden. Denn diese sind in diesem Zustand lange nicht mehr so leistungsfähig, wie sie sein könnten oder müssten, um beispielsweise Gelenke zu stabilisieren. Der Prozess der Muskelverkürzung beginnt bereits im Kindesalter und wird immer ausgeprägter, je älter Sie werden.

Ganz konkret gibt es Muskelgruppen, die grundsätzlich zur Verkürzung neigen, zum Beispiel die Brust oder die Beuger der Arme und Beine, also die Bizepsmuskeln bzw. die hintere Oberschenkelmuskulatur. Auch im Rückenbereich gibt es Muskeln mit dem Hang zur Verkürzung – und das bedeutet fast immer Verspannungen:

AUSWAHL ZUR VERKÜRZUNG NEIGENDER RÜCKENMUSKELN

Muskel	Top-3-Dehnübungen
Trapezmuskel (absteigender oberer Anteil)	• *Dehnung der Nacken- und Schultermuskulatur auf Seite 143* • *Dehnung der oberen Rückenmuskulatur mit nach vorn gestreckten Armen auf Seite 145* • *Dehnung der Arm- und Schultermuskulatur mit gestrecktem Arm auf Seite 147*
Rückenstrecker (im Bereich der Hals- und Lendenwirbelsäule)	• *Oberkörper-Einrollen im Sitzen auf Seite 144* • *Dehnung der Rücken- und Nackenmuskulatur im Sitzen auf Seite 143* • *Kniependeln auf Seite 151*
Schulterblattheber	• *Zurückziehen der Schulterblätter auf Seite 78* • *Seitliches Nackendehnen auf Seite 144* • *Schulterkreisen auf Seite 152*

Durch Stretching dehnen Sie keine Bänder oder Sehnen, sondern setzen einen Muskel unter erhöhte Zugspannung. Wer das regelmäßig macht, profitiert mittel- und langfristig: Das Muskelgewebe toleriert höhere Zugspannungen, was für ein spürbares Plus an Beweglichkeit sorgt und Fehlhaltungen, die unter der alten geringeren Spannungstoleranz entstanden sind oder von ihr begünstigt wurden, wieder auflöst.

So sehr das Dehnen sportliche Leistungsfähigkeit fördert und ein beschwerdefreies Leben ermöglicht, ist es bei vielen muskulären Dysbalancen sinnvoller, den Gegenspieler des verkürzten Muskels gezielt zu kräftigen (im Beispiel des Bizeps: den Trizeps). Verschiedene Studien zeigen, dass es sogar darauf ankommt, dass der Muskel dabei an Masse zulegt. Ein so gekräftigter Muskel „zieht" seinen Gegenspieler wieder aus der Verkürzung. Denken Sie also nicht nur an die Dehnung, sondern auch an die Kräftigung der betreffenden Muskulatur.

Es ist erstaunlich, dass die Wissenschaft immer noch keine eindeutigen Aussagen darüber machen kann, welche Vorzüge das Dehnen nun tatsächlich hat. Im Gegenteil ist Stretching ein kontrovers diskutiertes Thema. Immerhin gelten einige langfristige Effekte des Stretchings als gesichert, die im Zusammenhang mit dem Thema Rückentraining von besonderem Interesse sind:

Regelmäßiges Dehnen verbessert die Beweglichkeit

Und zwar in zweierlei Hinsicht: Zum einen verschafft regelmäßiges Stretching einen größeren Bewegungsradius, zum anderen verbessert sich Ihre Bewegungsqualität. Die Muskulatur kann dank der besseren Zugtoleranz sauberer und effektiver arbeiten, auch im Zusammenspiel mit anderen Muskeln. Damit sind Sie leistungsfähiger und das Risiko muskulärer Beschwerden und Verletzungen sinkt.

Intensives, regelmäßiges Dehnen steigert die Kraft

Eine Untersuchung mit Tennisspielern kam zu dem Ergebnis, dass diese nach sechs Wochen regelmäßigen Stretchings relevanter Muskelgruppen messbar härter aufschlagen konnten. Ähnliche Ergebnisse liefern auch Studien aus anderen sportlichen Disziplinen. Dehnen macht Sie also auch stärker, wenngleich nicht im selben Maß wie „richtiges" Krafttraining.

Dehnen verbessert das Wohlbefinden

Ein wichtiger Aspekt von Leistungsfähigkeit: Wer sich wohl fühlt, ist eher entspannt, selbstbewusst und optimistisch. Die Chancen auf gute Leistungen steigen mit einer derart positiven mentalen Einstellung. Ob und wie sehr das Wohlbefinden gesteigert wird, ist aber hochgradig subjektiv. Die Auswirkungen sind daher wissenschaftlich nicht abgesichert.

Neun Tipps für effektives Stretching

Wer sich korrekt stretchen und dabei optimale Erfolge erzielen will, kann ein wenig Hilfestellung gebrauchen. Hier ist sie.

Stretching-Tipp 1: Bewegen Sie sich achtsam

Vermeiden Sie ruckartige, heftige Dehnreize und tasten Sie sich an den Dehnschmerz immer schön langsam heran.

Stretching-Tipp 2: Definieren Sie Ihr Ziel

Von Ihrem Stretching-Ziel hängt die Umsetzung ab: Für kurzfristige, einmalige Dehneffekte in Warm-up oder Cool-down dehnen Sie nur sanft. Wollen Sie mittel- und langfristig mehr Kraft und Beweglichkeit aufbauen, dehnen Sie hingegen intensiv. Es darf und soll spürbar ziehen. Gehen Sie ruhig an Ihre Schmerzgrenze heran, aber lassen Sie gesunden Menschenverstand walten und überschreiten Sie sie nicht.

Stretching-Tipp 3: Dehnen Sie regelmäßig

Die besten Effekte erzielen Sie, wenn Sie regelmäßig stretchen: am besten jeden zweiten Tag, wenigstens aber zwei- bis dreimal pro Woche.

Stretching-Tipp 4: Nutzen Sie die Atmung

Dehnen Sie immer in die (verlängerte) Ausatmung hinein. Dann ist der Muskel entspannter, das Stretchen fällt leichter.

Stretching-Tipp 5: Spüren Sie genau hin

Konzentrieren Sie sich auf den Muskel, den Sie dehnen. Versuchen Sie, Unterschiede in der Muskelspannung zu erfühlen. Auch damit wird Ihnen das Dehnen garantiert leichter fallen.

Stretching-Tipp 6: Geben Sie Impulse

Noch effektiver trainieren Sie, wenn Sie in der Endspannung der Dehnung wiederholt kurze Dehnimpulse geben, ähnlich den Höchstkontraktionen beim Krafttraining.

Stretching-Tipp 7: Kehren Sie Bewegungen um

Optimieren Sie die Dehnbewegung im Detail. Dazu ist es wichtig zu wissen, dass die Muskulatur beim Dehnen entgegen ihrer anatomischen Funktion bewegt wird. Beispiel Brustmuskulatur: Sie zieht die Arme vor den Körper und dreht sie nach innen. Für die Dehnung machen Sie also genau das Gegenteil. Führen Sie den Arm nach hinten oben und drehen Sie ihn dabei nach außen.

Stretching-Tipp 8: Denken Sie in Gelenken

Es gibt Muskeln, die ein Gelenk bewegen, und solche, die über zwei Gelenke laufen. Für letztere gilt die Faustregel: Ein Gelenk wird in der Endstellung fixiert, um den Muskel über das andere frei zu dehnen. Beispiel Oberschenkel-Rückseite: Sie müssen zunächst das Kniegelenk strecken, damit die Muskeln über das „freie" Hüftgelenk durch Vorbeugen des Oberkörpers gedehnt werden.

Stretching-Tipp 9: Beachten Sie die Stellung des Beckens

Für Muskeln, die am Becken ansetzen oder darüber hinweg verlaufen, gilt: Wenn Sie die hüftbeugende Muskulatur dehnen wollen, muss das Becken aufgerichtet sein. Dazu ist es notwendig, den unteren Rücken rund zu machen. Wollen Sie hingegen hüftstreckende Muskeln wie die hintere Oberschenkelmuskulatur dehnen, muss das Becken vorgekippt sein. Das erreichen Sie, indem Sie in Ihrer Haltung eher eine leichte Tendenz zum Hohlkreuz einnehmen.

DIE GÄNGIGSTEN DEHNMETHODEN

Methode	Ausführung
Passiv-statisches Dauerdehnen	• *in die Dehnspannung gehen und 20 Sekunden halten* • *ruhig weiter atmen, dabei die Spannung erhöhen und nochmals 20 Sekunden halten* • *ein Durchgang*
Dehnen durch Anspannung und Entspannung	• *in leichte Dehnspannung gehen, dann den Muskel maximal anspannen und diese Spannung für 6 Sekunden halten* • *den Muskel entspannen, ausatmen, dann in eine intensivere Dehnspannung gehen und diese für 10–15 Sekunden halten* • *1–2 Durchgänge*
Wiederholtes dynamisches Dehnen	• *in die Dehnspannung gehen und wiederholt sanft in die mögliche Endposition schieben (nicht wippen!)* • *zwischen jedem Schieben die Spannung leicht lösen, ausatmen, dann ein Stück mehr dehnen* • *1–2 Durchgänge, pro Durchgang (etwa 20 Sekunden) 20–30-mal in die Endposition schieben*
Dehnen durch Anspannung des Gegenspielers	• *wird im normalen Krafttraining umgesetzt; dazu in einer Übung im Moment der höchsten Spannung Endkontraktionen durchführen (siehe Seite 46), das dehnt den Gegenspieler des trainierten Muskels*

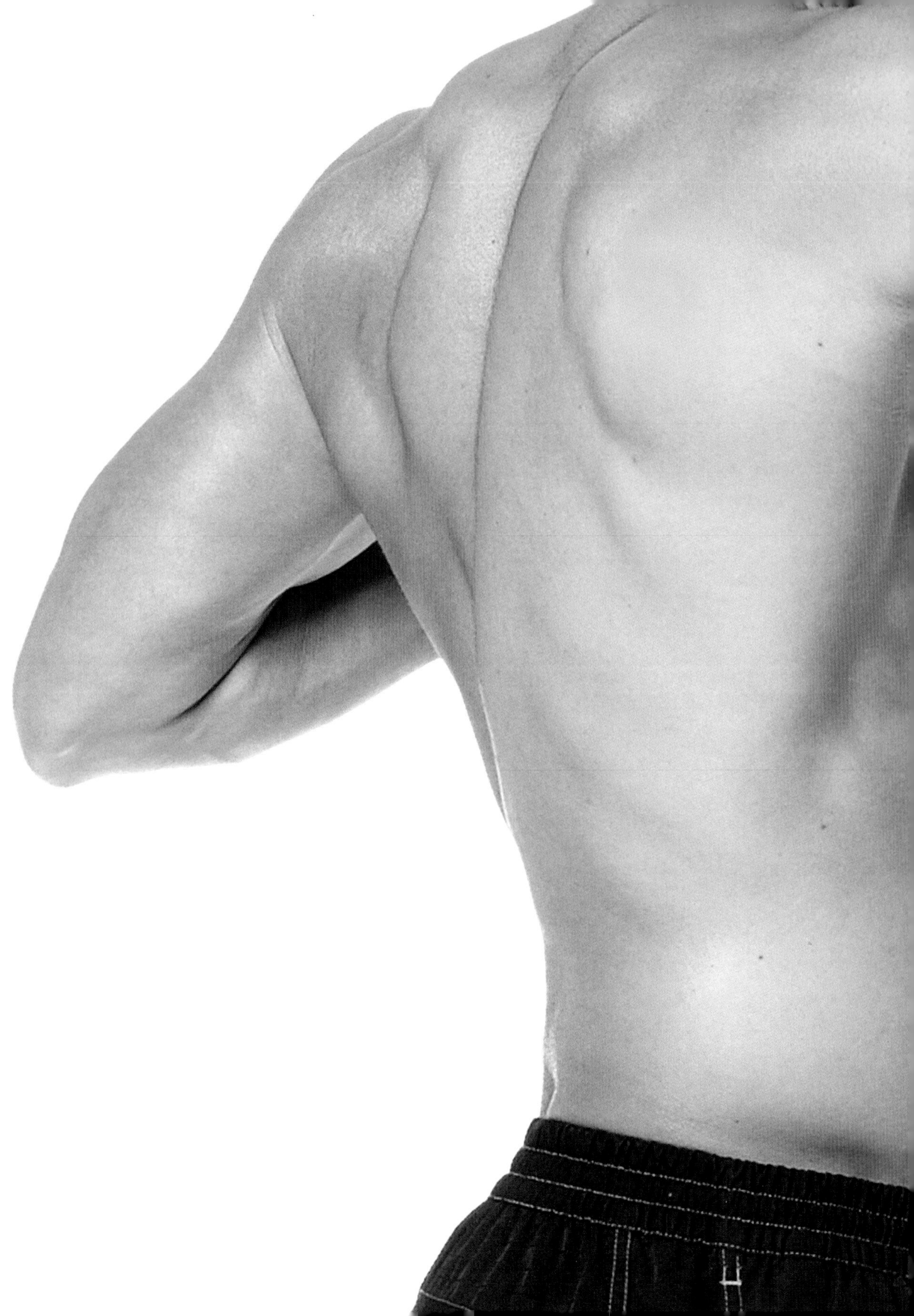

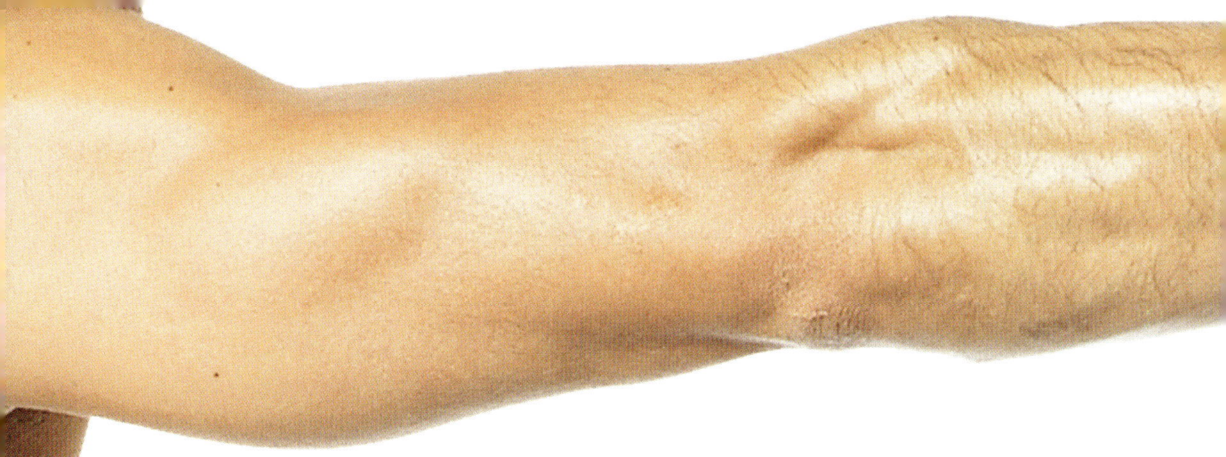

Kapitel 3

Basis-Know-how Wartung & Pflege: Der Rücken im Alltag

In Sachen Training für den Rücken sind Sie nun Experte. Als solchem ist Ihnen klar, dass Wirbelsäule & Co. nicht nur in Trainingsstunden, sondern rund um die Uhr richtig behandelt werden sollten. Leider kümmern sich nur die wenigsten um ihre Kreuzpartie. Und so kommt es, dass vier von fünf Menschen in Deutschland schon Rückenprobleme hatten. Sie noch nicht? Dann können Sie sich zwar glücklich schätzen, aber nicht in Sicherheit wiegen. Irgendwann erwischt es jeden, der seinen Rücken vernachlässigt, in jeder Altersklasse und unabhängig davon, ob er übergewichtig ist oder nicht. Die gute Nachricht: Schon mit kleinen Veränderungen können Sie Ihrem Kreuz den Rücken stärken. Zum Beispiel mit dem 20-Minuten-Turbo-Workout für einen rundum gesunden Rücken auf Seite 171. Und mit einem der vielen Alltagstipps aus diesem Kapitel.

Alles im Lot: Bewahren Sie Haltung

Sitzen, stehen oder liegen: Mit einer dieser Positionen muss sich Ihr Rücken Tag und Nacht auseinandersetzen. Dabei wirken permanent unterschiedliche Kräfte auf ihn ein: etwa 25 Prozent des eigenen Körpergewichts im Liegen (in Rücklage), 60 Prozent beim Sitzen mit Lehne, 105 Prozent beim Sitzen ohne Lehne und 115 Prozent im Stehen. Nur gut, dass Sie ab sofort auf eine korrekte Haltung achten.

So sitzen Sie richtig

Ein erwachsener Mensch sitzt durchschnittlich etwa elf Stunden am Tag, verbringt rund ein Drittel seiner Lebenszeit im Sitzen. Die meisten Menschen belasten ihren Rücken dabei völlig falsch. Das vermeintlich gemütliche Hinfläzen mit rundem Rücken übt starken Druck auf die Lendenwirbelsäule aus. Am anderen Ende der Wirbelsäule muss die Schulter- und Nackenmuskulatur ständig Ausgleichsarbeit gegen den Schiefstand weiter unten leisten. Die beiden Bereiche arbeiten so gegeneinander, nicht miteinander.

Machen Sie es besser. Das folgende Zahnradmodell zeigt, wie einfach das ist: Kippen Sie das Becken vor, dann hebt sich auch der Brustkorb. Dazu passend strecken Sie den Halswirbelbereich und schieben den Kopf ein wenig zurück.

So stehen Sie richtig

Praktischerweise gilt das Zahnradmodell auch für das Stehen. Wichtig ist zudem:

Weitere Tipps für den perfekten Sitz

- Beide Füße haben vollen Bodenkontakt, die Beine sind hüftbreit geöffnet. Oberschenkel, Knie und Füße zeigen in eine Richtung (übergeschlagene Beine mag Ihr Rücken gar nicht!).
- Die Kniekehlen haben noch ein paar Zentimeter Platz bis zur Stuhlkante.
- Die Sitzfläche ist so hoch, dass die Knie etwas tiefer als die Hüfte stehen.
- Die Schultern sind entspannt gesunken, der Schultergürtel ruht auf dem Brustkorb.
- Nutzen Sie eine Rückenlehne, sofern vorhanden.
- Ob am Arbeitsplatz oder beim Autofahren: Legen Sie regelmäßige Pausen vom Sitzen ein. Dazu am besten alle ein bis zwei Stunden für fünf Minuten die Beine vertreten.

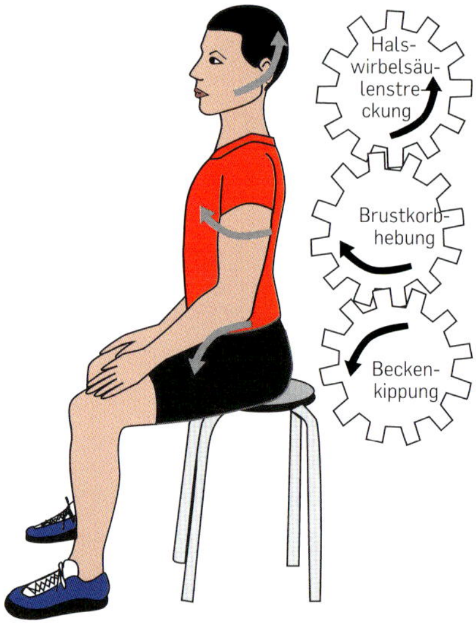

Das Zahnradmodell für eine optimale Sitzhaltung

- Sie stehen lotgerecht. Der Kopf ist über der Wirbelsäule, diese über dem Becken, das wiederum über den Beinen.
- Die Knie sind leicht gebeugt.
- Vermeiden Sie Schonhaltungen wie das seitliche Rausschieben der Hüfte.

So heben und tragen Sie richtig

Volle Rückendeckung geben Sie Ihrem Kreuz, wenn Sie (schwere) Gegenstände richtig anheben, tragen und absetzen. Denn der Druck auf die Bandscheiben ist enorm: Beim korrekten Anheben von 20 Kilo aus der Hocke beträgt er etwa das Vierfache, beim ungünstigen Anheben von nur zehn Kilo mit Rundrücken schon das Sechsfache Ihres Körpergewichts. Korrektes Anheben geht so (siehe auch die Übung Kreuzheben auf Seite 94):

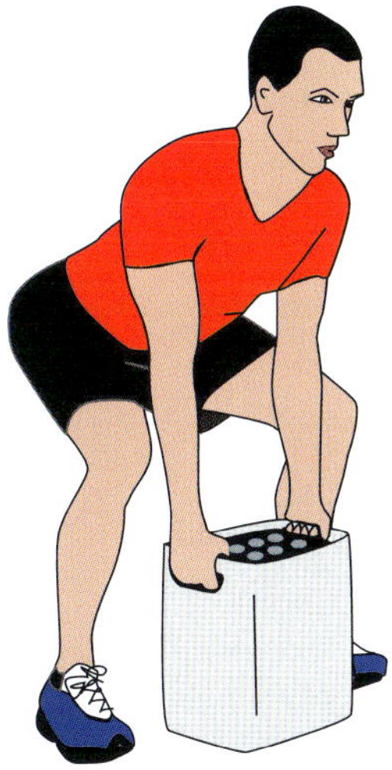

Korrektes Anheben

- Stellen Sie sich mit gespreizten Beinen dicht vor den Gegenstand und beugen Sie den Oberkörper mit geradem Rücken leicht vor.
- Gehen Sie in die Hocke, die Knie dürfen höchstens rechtwinklig gebeugt sein.
- Die Fußsohlen bleiben stabil auf dem Boden.
- Spannen Sie den Rumpf an.
- Packen Sie die Last vor sich mit fast gestreckten Armen.
- Drücken Sie sich aus den Beinen mit geradem Rücken langsam wieder hoch.
- Abgestellt wird genauso.

Den Gegenstand tragen Sie dicht am Körper, und zwar mittig mit beiden Händen. Einseitiges, einhändiges Tragen ist Gift für den Rücken. Auf keinen Fall sollten Sie mit der Last den Oberkörper verdrehen – für einen Richtungswechsel benutzen Sie die Beine.

Viermal Rückenpflege für den Alltag

- Recken und strecken Sie sich vor dem Aufstehen. Das aktiviert Muskeln, schmiert Gelenke und bringt den ganzen Bewegungsapparat auf Touren.
- Anstelle des Aufzugs nehmen Sie die Treppe. Die Gehbewegung fördert die Durchblutung der Bandscheiben, zudem trainiert Treppensteigen die Rumpfmuskulatur. Nehmen Sie am besten mehrere Stufen auf einmal.
- Beim Anziehen von Hose oder Strümpfen lehnen Sie sich mit dem Rücken gegen eine Wand. Das entlastet ihn ungemein.
- Ob Zähneputzen, Feudeln oder Staubsaugen: Bleiben Sie aufrecht. Beugen Sie sich nie mit gekrümmtem Rücken vor, sondern gehen Sie in die Knie.

Eine echte Stütze: Rückenfreundliche Sportarten

Neben dem Krafttraining gibt es viele andere Möglichkeiten, mit Bewegung den Rücken zu trainieren und ihn geschmeidig zu halten. Eine Übersicht über gut geeignete Sportarten:

AUSGEWÄHLTE RÜCKENFREUNDLICHE SPORTARTEN	
Sportart	**Nutzen und Risiken**
Inlineskaten / Eislaufen	*+ trainiert den Rückenstrecker, insbesondere im Lendenbereich + unterstützt eine aufrechte Haltung durch Training des Gleichgewichts + gelenkschonend - Gefahr bei Stürzen*
Joggen	*+ trainiert den Rumpf inklusive der tiefen Rückenmuskulatur + verbessert Kondition und Ausdauer - bei hohem Körpergewicht möglicherweise gelenkbelastend - bei falschem Laufstil oder falschen Schuhen rückenbelastend*
Klettern	*+ gute Streckbewegungen für den Rücken + schult das Zusammenspiel der Muskeln insbesondere am Rumpf - in der Natur des Klettersports liegende Verletzungsgefahr*
Radfahren	*+ rücken- und gelenkschonend + kräftigt den Rückenstrecker + fördert Ausdauer und Kondition - bei falscher Sitzhaltung Rückenbeschwerden möglich, so bei starkem Vorbeugen (Rennrad) - Verletzungsgefahr bei Stößen (Mountainbike) oder Stürzen*
Schwimmen	*+ gutes Ganzkörpertraining mit hohem Rumpfanteil + gelenkschonend + fördert die Kondition - Falsche Technik kann zu Verletzungen führen - Nicht jeder Schwimmstil ist uneingeschränkt geeignet: Ideal ist Rückenschwimmen, Kraulschwimmen bei richtiger Technik okay. Brustschwimmen kann zu Nackenverspannungen führen*
Skilanglauf	*+ trainiert den Rumpf, durch die Gleitbewegungen auch die tiefe Rückenmuskulatur + schult Abläufe bei Streckbewegungen + gelenkschonend + fördert Ausdauer und Kondition - Gefahr von Verspannungen durch Kälte, mangelnde Technik oder Kraft*
Taiji / Qigong	*+ fördert die Fähigkeit zu entspannen + lehrt grundlegende Prinzipien einer aufrechten, entspannten Körperhaltung + lockert den Bewegungsapparat + schult mit fließenden Bewegungen die Beweglichkeit + gelenkschonend*
Walking / Nordic Walking	*+ auch bei Rückenbeschwerden anwendbar + Rumpftraining dank intensiver Armarbeit + verbessert Ausdauer und Kondition - Gefahr der Verspannung durch falsche Armtechnik*
Yoga	*+ schult intensiv Beweglichkeit, Gleichgewicht und Körperhaltung + wirkt entspannend - Bei akuten Rückenbeschwerden sind manche Bewegungen schädlich*

Total entrückt: Haltungsfehler und was Sie dagegen tun können

Nur etwa jeder Zehnte hat eine gerade, optimal aufgerichtete Wirbelsäule. Haltungsfehler sind keine Ausnahmeerscheinung. Sie sind in den meisten Fällen „antrainierte" chronische Fehlhaltungen und muskuläre Dysbalancen, gegen die Sie mit gezieltem Training vorgehen können.

(Total-)Rundrücken

Beim Rundrücken ist die Brustwirbelsäule übermäßig nach hinten gekrümmt. Die Brust wirkt flach, die Schulterpartie hängt schlaff vor. Beim Totalrundrücken ist zusätzlich das Becken stark nach hinten gekippt. Die Wirbelsäule ist in einem langen Bogen nach hinten gekrümmt.

Das können Sie tun:

- Ihre Haltungsidee lautet: „Brust raus!" Erinnern Sie sich daran so oft wie möglich.
- Dehnen Sie Ihre Brustmuskulatur.
- Stärken Sie Ihre Rücken-, Nacken- und Bauchmuskeln.
- Bei starkem (Total-)Rundrücken kräftigen Sie Rückenstrecker und vorderen Oberschenkel, dehnen zudem die Muskeln am hinteren Oberschenkel und Gesäß.

Hohlkreuz & Hohlrundrücken

Bei einem Hohlkreuz ist die natürliche Krümmung der Lendenwirbelsäule übermäßig ausgeprägt. Das Becken ist stark vorgekippt. Bei einem Hohlrundrücken sind Kopf und Bauch meist vorgewölbt, während die Brust flach wirkt.

Das können Sie tun:

- Verinnerlichen Sie die Haltungsidee „Bauch rein!": Ziehen Sie den Bauch so oft es geht ein. Stärken Sie obendrein Ihre Bauchmuskulatur.
- Stärken Sie Ihr Gesäß und die Muskeln des hinteren Oberschenkels.
- Dehnen Sie die Lenden- und Hüftbeugemuskeln, die vordere Oberschenkelmuskulatur sowie die unteren Anteile des Rückenstreckers.
- Im Falle eines sehr starken Hohl-(Rund-)Rückens kräftigen Sie zudem die Rücken- und Nackenmuskulatur und dehnen die Brustmuskeln regelmäßig.

Flachrücken

Hier ist die natürliche Krümmung der Wirbelsäule abhanden gekommen, sie ist gerade gestreckt und ruht auf einem übermäßig aufgerichteten Becken.

Das können Sie tun:

- Stärken Sie den Rückenstrecker, die gesamte Rücken- und die Bauchmuskulatur.
- Dehnen Sie Ihr Gesäß und die Muskeln des hinteren Oberschenkels.

Die einfachste Präventivübung der Welt

Stellen Sie sich immer wieder für 30 bis 60 Sekunden nur auf ein Bein. Die nötige Ausgleichsarbeit ist ein vorzügliches Rundumtraining für die (Rücken-)Muskulatur. 140 weitere Übungen gibt's ab der Seite 69.

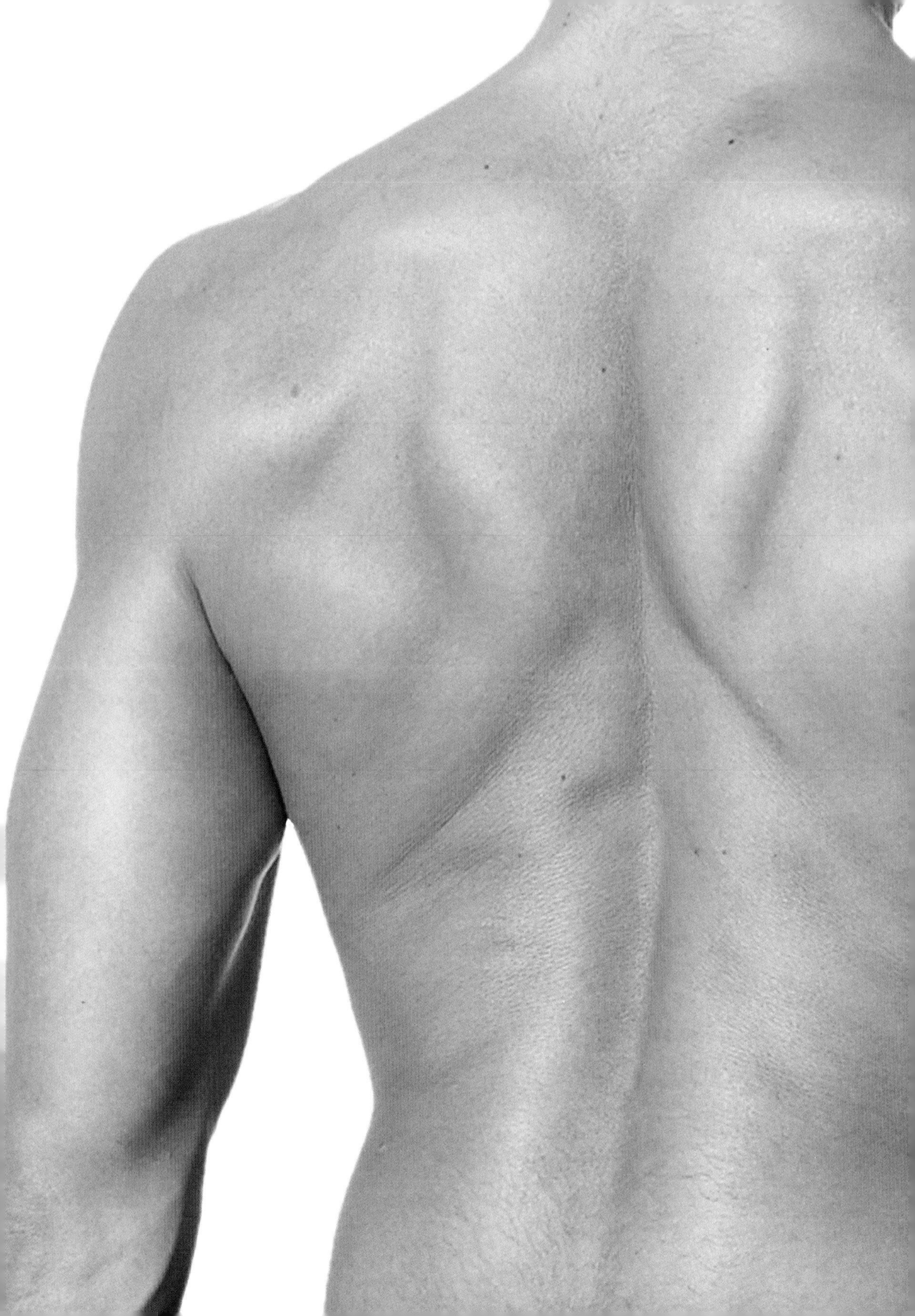

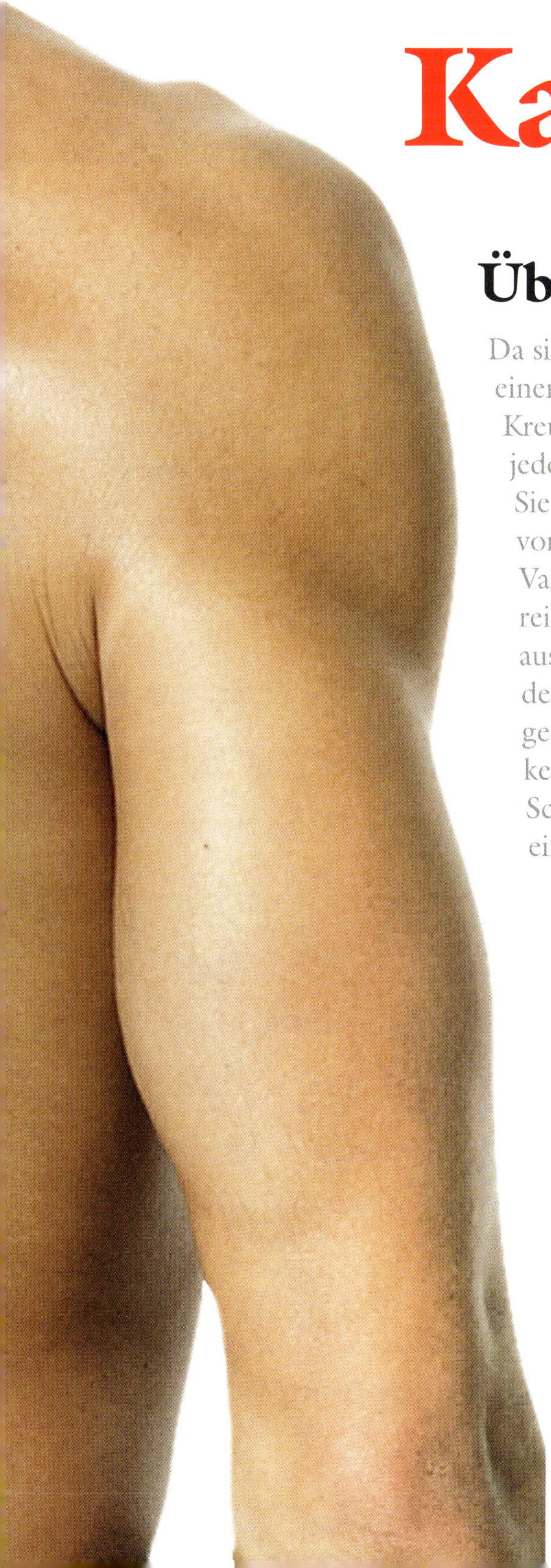

Kapitel 4

Übungen

Da sind sie, die 140 besten Übungen für einen gesunden Rücken und ein starkes Kreuz! Das Ganze ist angereichert mit jeder Menge Bonusmaterial: So finden Sie in vielen Fällen zusätzliche Alternativvorschläge, Einstiegs- oder Power-Varianten. Zusammen mit den zahlreichen Tipps zur Trainingsgestaltung aus dem Kapitel zur Trainingslehre sowie der folgenden Seiten ergeben sich insgesamt Tausende von Übungsmöglichkeiten, mit denen Sie Ihrer Rücken-, Schulter- und Rumpfmuskulatur richtig einheizen können.

Gezielte Übungsgestaltung für das Rückentraining

Mit dieser (rückenspezifischen) Einweisung in die Übungsbeschreibungen gehen Sie optimal vorbereitet ins Training. Zusammen mit den in der Folge vorgestellten wichtigsten Grifftechniken holen Sie das Beste aus jeder Übung heraus.

Hinweise zum Übungskapitel

- Wundern Sie sich nicht, wenn Sie im Rückenkapitel auf Übungen stoßen, die auch Schultermuskeln trainieren und umgekehrt. Viele Übungen aktivieren mehr als nur eine Muskelgruppe. In diesem Buch sind Übungen nach übergeordneten Bewegungsabläufen sortiert, mit denen sich die zugeordnete Muskelgruppe vorrangig trainieren lässt. Diese Bewegungsabläufe sind zu Beginn jedes Unterkapitels aufgeführt.
- In jeder Übungsbeschreibung wird immer der Ablauf von der Ausgangs- zur Endposition dargestellt. Gibt es keine weiteren Hinweise, kehren Sie auf gleichem Weg zurück und schließen so eine Wiederholung ab.
- Die Übungen sind nach Schwierigkeitsgraden unterteilt. Diese Bewertung soll Ihnen eine grobe Orientierung an die Hand geben, welche Übungen für Einsteiger und welche eher für Fortgeschrittene geeignet sind. Da die persönliche Herausforderung durch eine Übung individuell unterschiedlich ist, kann es vorkommen, dass Ihnen eine schwerer bewertete Übung leichter fällt als eine leicht bewertete. Aus diesem Grund ist diese Einstufung einer Übung kein Gradmesser für eine subjektiv empfundene Anstrengung, sondern soll vielmehr verdeutlichen, wie komplex ein Bewegungsablauf ist – wobei natürlich auch hier individuelle Fähigkeiten Einfluss darauf nehmen, wie schwer oder leicht Sie persönlich eine Übung empfinden. Sie erkennen den jeweiligen Schwierigkeitsgrad an der Anzahl der Hanteln unter dem Übungsnamen:

   = leicht – für Einsteiger geeignet;
  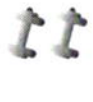 = schwerer – eher für Fortgeschrittene geeignet;
  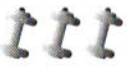 = anspruchsvoll – nur für Fortgeschrittene geeignet.

- Spannen Sie, sofern nicht anders angegeben, möglichst immer den Rumpf an. Und zwar bevor Sie in eine Belas-

Zurechtgerückt: Mehr Sicherheit im Training
Bei Übungen im Sitzen oder Liegen ist stets ein Teil der Wirbelsäule stabilisiert. Auf diese Weise sind Bewegungen besser zu kontrollieren und rückenschonender durchführbar.

tung gehen, also bereits in der Ausgangsposition. Das schützt den Rücken und erleichtert in der Vielzahl der Fälle die Bewegungsausführung.

- Halten Sie während eines Satzes immer die Spannung aufrecht: die Arme in der Luft, den Rumpf gebeugt oder Ähnliches. Wichtig für die Effektivität einer Übung ist, dass die Muskulatur innerhalb eines Satzes nicht ausruhen kann.
- Viele Rumpfübungen starten oder enden in einer gleichen oder ähnlichen Position. Und so nehmen Sie die gängigsten Positionen korrekt ein:

  Vierfüßlerstand: Hinknien und mit den Händen abstützen. Die Oberschenkel und die Oberarme stehen senkrecht unter den Hüft- respektive Schultergelenken. Der Kopf ist in Verlängerung zum geraden Rumpf.

  Unterarmstütz: Knien Sie sich auf den Boden und stützen Sie den Oberkörper auf den Unterarmen ab. Die Ellenbogen sind rechtwinklig gebeugt, die Oberarme zeigen senkrecht zum Boden. Die Beine strecken Sie in Verlängerung zum Rumpf, so dass der gesamte Körper von Kopf bis Fuß in einer geraden Linie ist.

  Liegestütz: Hier gilt im Prinzip das Gleiche wie für den Unterarmstütz, nur dass sich die gestreckten Arme senkrecht unterhalb der Schultern befinden.

  Seitstütz: Seitlich auf den Boden legen. Auf den unteren Ellenbogen beziehungsweise die untere Hand aufstützen, so dass der (Ober-) Arm senkrecht unter der Schulter ist. Das Becken anheben und den Körper bei gestreckten Beinen in eine gerade Linie bringen.
- Für Faktoren wie Wiederholungszahl, Tempo, Regenerationszeiten etc. orientieren Sie sich bitte an der Tabelle auf Seite 43.
- Bei isometrischen Übungen finden Sie den Hinweis: „Die Position halten“: Verharren Sie dann in der Endposition so lange Sie können, aber wenigstens für 30 Sekunden. Wer die nicht schafft, splittet die Zeit zum Beispiel in 3 x 10 Sekunden. Irgendwann sollten Sie die 30 Sekunden dann aber doch erreichen.
- Beachten Sie unbedingt alle Trainings- und Sicherheitshinweise ab Seite 48.
- Abschließend ein paar komprimierte Sicherheitshinweise, damit Sie Ihrem Rücken wirklich Gutes tun und ihm nicht schaden: Achten Sie stets auf eine saubere Körperhaltung und vermeiden Sie ein Hohlkreuz oder einen Rundrücken. Auch der Bewegungsablauf jeder Übung sollte (mit wenig Gewicht) sauber sitzen, bevor Sie sich mehr auf die Hantelstangen packen.

Packende Möglichkeiten: Griffvarianten

Ob Kurzhantel, Langhantel oder Lat-Zug-Stange: Sie haben es im wahrsten Sinn selbst in der Hand, wie Sie zupacken – und so die Muskeln unterschiedlich ansprechen. Bis auf Ausnahmefälle können Sie die in einer Übung angegebene Grifftechnik variieren, wenn Sie mit der Bewegung vertraut sind. Ungünstige Armverdrehungen sollten Sie allerdings vermeiden.

ASYMMETRISCHE GRIFFE AN DER KURZHANTEL

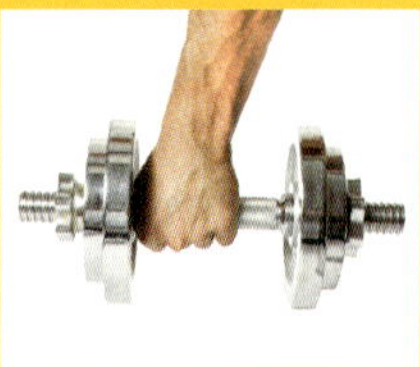

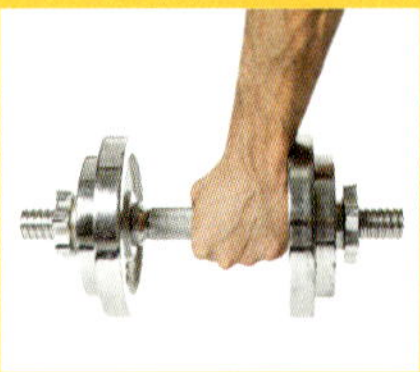

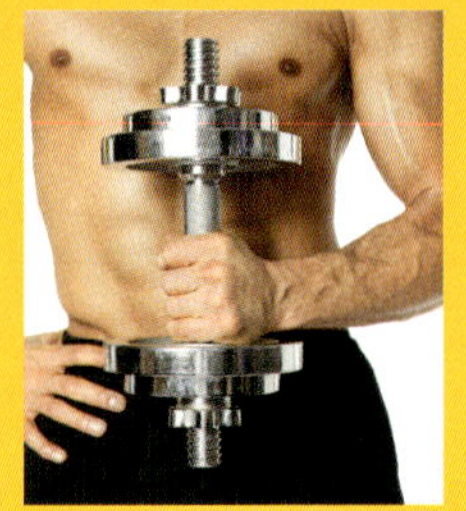

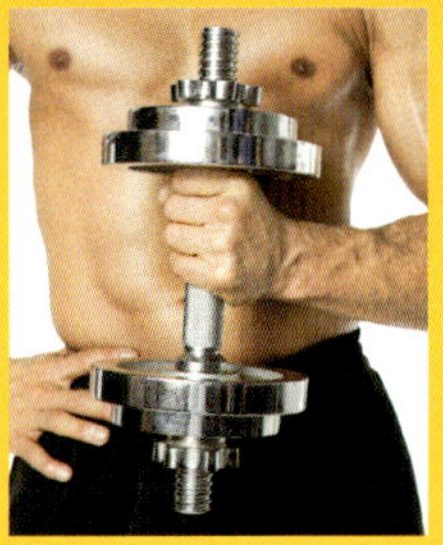

OBERGRIFF

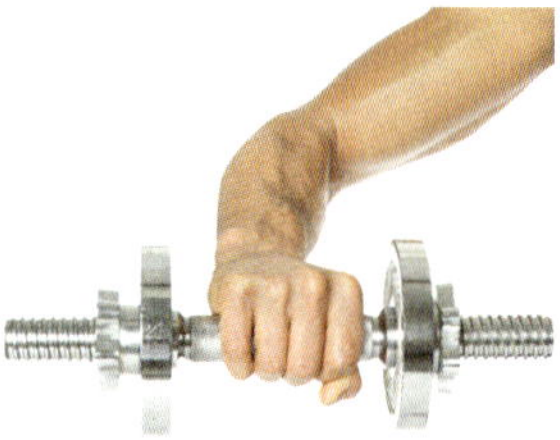

Bei dieser Griffart zeigen die Daumen zueinander. Da Sie von oben an eine Stange greifen (aus dem Stand oder einer Sitzposition betrachtet), wird sie Obergriff genannt. Im Turnsport spricht man auch vom Ristgriff.

Der Obergriff ist Standard bei einer Vielzahl der Übungen für das Rücken- und Schultertraining, unter anderem bei Ruder- und Lat-Zug-Übungen. Bei Armhebebewegungen wie dem Seitheben wird das Gewicht in der Endposition oft im Obergriff gehalten. Er spricht Rücken- und Schultermuskulatur optimal an.

UNTERGRIFF

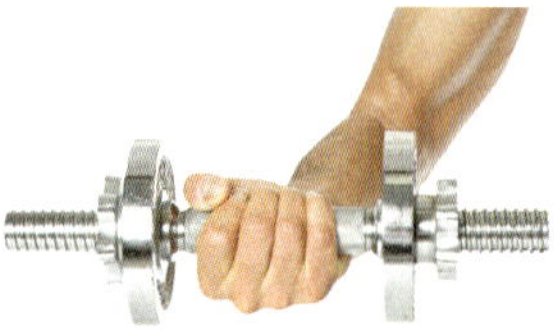

Die Daumen zeigen bei dieser Variante nach außen: Sie packen eine Stange also von unten an. Der Untergriff wird auch Kammgriff genannt und ist Standard bei Armbeugebewegungen wie den Bizeps-Curls. Er kann gut als Variante bei Zugbewegungen eingesetzt werden, wodurch der Bizepsanteil an der Bewegung steigt. Aus diesem Grund fallen zum Beispiel Klimmzüge im Untergriff leichter als im Obergriff, und auch beim Rudern schaffen Sie meist mehr Gewicht.

HAMMERGRIFF

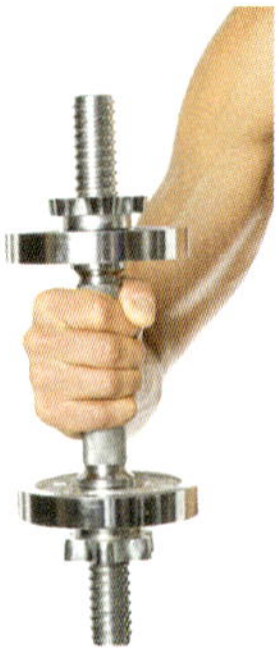

Beim Hammergriff zeigen die Handflächen zueinander oder sie stehen senkrecht. Dementsprechend kommt der Hammergriff nicht bei Langhanteln zum Einsatz. In einer Endposition im Hammergriff (beim Beugen oder Heben der Arme) steht eine Kurzhantel senkrecht.

SCHIEBEN SIE IHRE HÄNDE AUS DEM ZENTRUM

Eine interessante Möglichkeit, mehr Pep in eine Kurzhantel-Übung zu bringen: Greifen Sie die Hantel weiter innen, außen, oben oder unten (siehe Bildleiste links). Die asymmetrische Gewichtsverteilung spricht Muskeln anders an. Zudem kommen zusätzliche Hilfsmuskeln ins Spiel, beispielsweise im Unterarm.
Probieren Sie es – zunächst bei weniger Gewicht – aus. Sie werden den Unterschied sofort spüren.

KREUZGRIFF

Bei dieser Griffmethode, auch Wechselgriff genannt, fasst eine Hand im Obergriff und eine im Untergriff an eine Stange. Mit dem Kreuzgriff wird eine Übung oftmals koordinativ anspruchsvoller, da verschiedenartige – oder verschiedenartig empfundene – Zugspannungen auf den Armen herrschen. Bei einigen Übungen wie dem Kreuzheben, in denen ein Gewicht gehalten und nicht gezogen wird, können Fortgeschrittene mit diesem Griff bessere Leistungen erzielen.

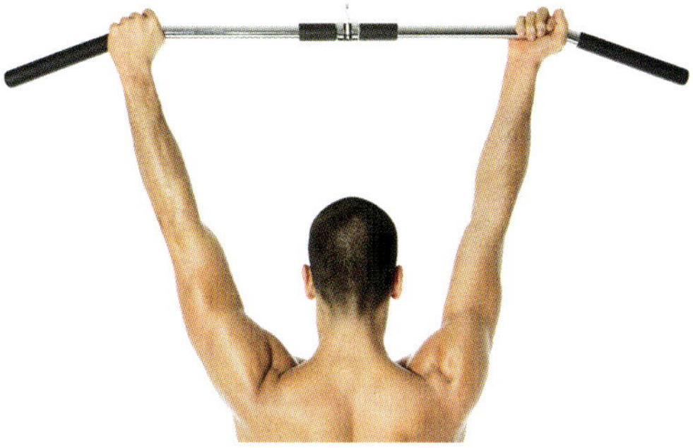

VERSCHIEDENE GRIFFWEITEN

Bei Langhantel- und Lat-Zug-Stangen können Sie die Griffweite variieren. Grundsätzlich gilt: Je breiter Sie greifen, desto schwerer wird die Übung.

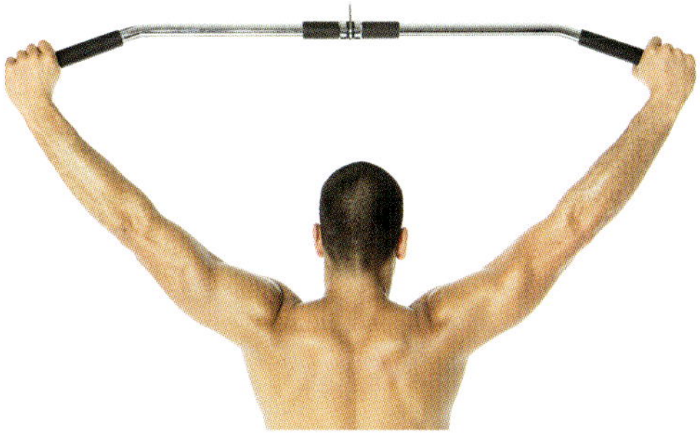

Extrabreiter Griff (hier: Obergriff)

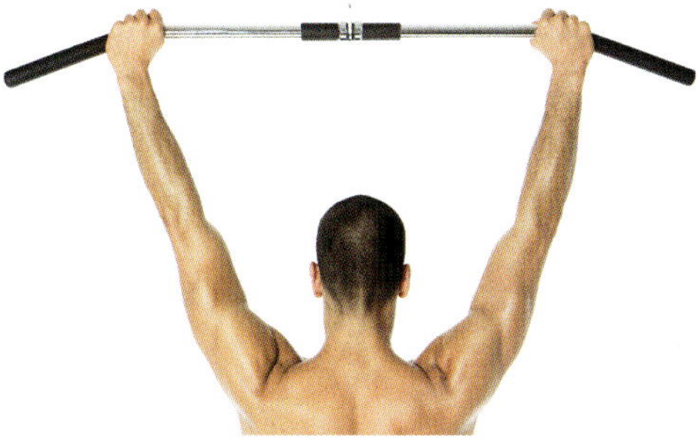

Breiter Griff (hier: Obergriff)

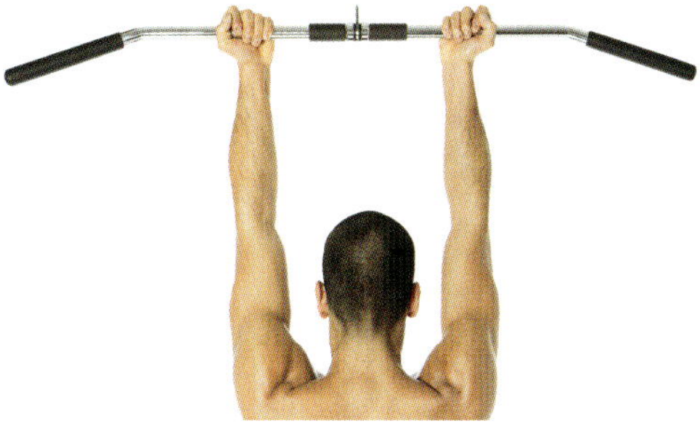

Schulterbreiter Griff (hier: Untergriff)

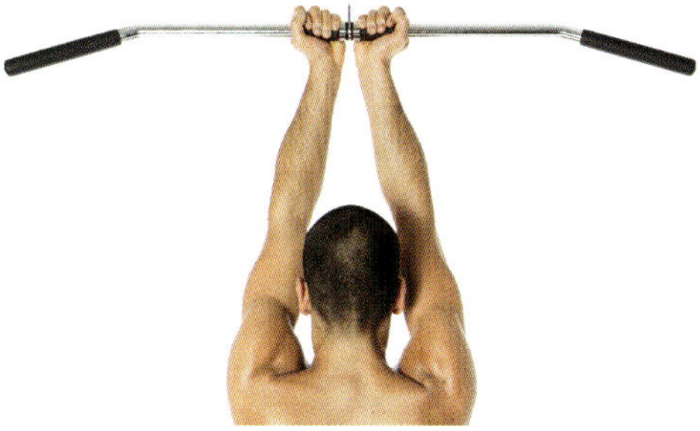

Enger Griff (hier: Untergriff)

Oberer Rücken

Kraftübungen für den oberen Rücken

In diesem Kapitel finden Sie die besten Übungen für die obere Rückenmuskulatur. Das sind all die Muskeln, die Ihnen ein breites Kreuz verschaffen und Sie mit der heiß ersehnten V-Form versehen!

Die Bewegungsabläufe

Um den oberen Rücken zu trainieren, sind vor allem folgende Bewegungsabläufe sinnvoll:

- alle Arten von Zügen, darunter: Klimm-, Ruder-, Über-, Front- und Lat-Züge sowie umgekehrtes Rudern
- Zug- und Hebearbeit aus Schultern und Armen bei vorgebeugter Körperhaltung
- das Drücken des aufrechten Körpers nach oben (zum Beispiel bei Dips)
- das Drücken der Arme nach hinten gegen einen Widerstand (Beispiel: Lat-Drücken)

Die Muskeln im Fokus

Von der Ausführung einer Bewegung hängt ab, welche Muskeln wie trainiert werden. Damit Sie eine bessere Vorstellung vom Trainingseffekt bekommen, finden Sie hier eine Aufstellung, welche Rücken- und Schultermuskeln durch welche Bewegungsabläufe aktiviert werden:

ANGESPROCHENE RÜCKEN- UND SCHULTERMUSKELN BEIM TRAINING DES OBEREN RÜCKENS

Muskel	Trainiert durch
Breiter Rückenmuskel (Latissimus)	• *alle Arten von Zügen vor dem Körper und zum Körper, vor allem von oben nach unten, zum Beispiel bei Lat-, Klimm- und Überzügen* • *Drückbewegungen wie Lat-Drücken*
Trapezmuskel (Kapuzenmuskel), oberer Anteil	• *vorgebeugtes und normales Seit- und Schulterheben* • *Frontziehen*
Trapezmuskel (Kapuzenmuskel), mittlerer Anteil	• *Ruderzüge*
Trapezmuskel (Kapuzenmuskel), unterer Anteil	• *Ruderzüge und Züge von oben nach unten* • *Drückbewegungen wie Dips*
Rautenförmige Muskeln	• *Ruder- und Lat-Züge*
Rückenstrecker	• *Übungen mit vorgebeugtem Oberkörper*
Schulterblattheber	• *Frontzüge und Schulterheben*
Deltamuskel, hinterer Anteil	• *alle Arten von Zügen von vorn zum Körper* • *Arm- und Schulterarbeit, vorgebeugt*
Weitere Schultermuskeln inkl. Rotatorenmanschette	• *Rotation von Arm- und Schultergelenk* • *Arm- und Schulterarbeit bei vorgebeugter Haltung*

Langhantel-Rudern

A

- Mit einer Langhantel vor dem Körper aufrecht hinstellen. Die Füße sind etwas mehr als schulterbreit auseinander.
- Die Hantelstange im Obergriff ebenfalls etwas mehr als schulterbreit greifen.
- In die Knie gehen, den Oberkörper vorbeugen und das Gesäß leicht nach hinten schieben.
- Die Arme mit dem Gewicht hängen lassen, den Rumpf anspannen.

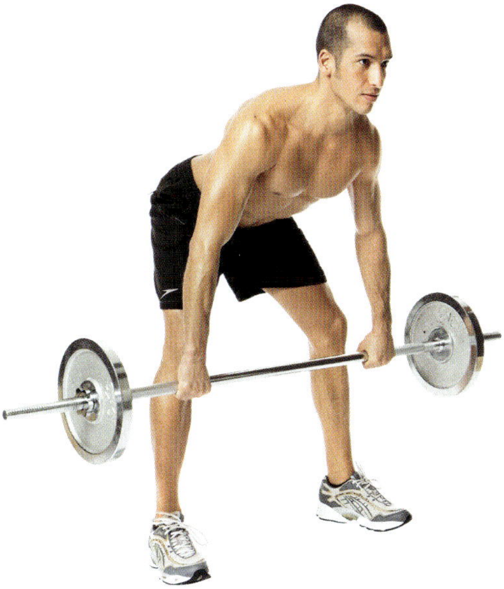

B

- Das Gewicht bis kurz vor den Rumpf ziehen. Die Ellenbogen sollten nicht nach außen klappen.
- Die Arme stets minimal gebeugt lassen.

Halten Sie den Rücken unbedingt gerade und vermeiden Sie, mit dem Oberkörper vor- und zurückzuschwingen.

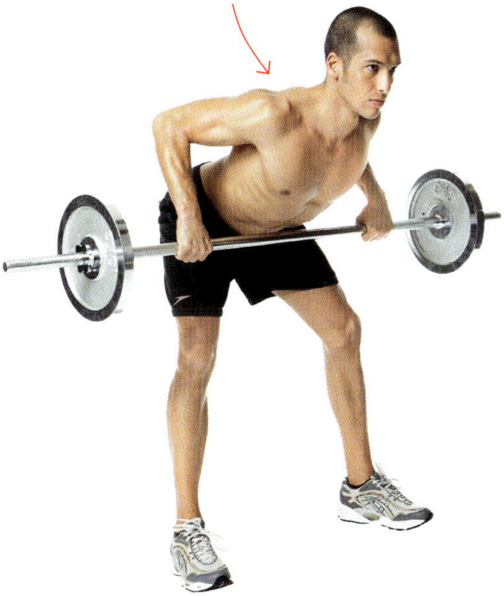

EINSTIEGSVARIANTE
Der Bewegungsablauf fällt leichter und ist schonender für den Rücken, wenn Sie mit zwei Kurzhanteln bäuchlings auf der Schrägbank liegen (siehe Seite 72).

RUDERN FÜR MEHR KRAFT

Jede Art von Ruderbewegung ist nicht nur gut für den Rücken, sondern auch grundsätzlich für Ihre Kraftleistung. Selbst beim Bankdrücken, einer klassischen Übung für die Brustmuskulatur, ist es von Bedeutung, dass die Schultern stabil bleiben und genug Power haben, das Gewicht mit zu bewegen. Hier hilft Rudern entscheidend, denn es kräftigt die Muskeln, die die Schulterblätter beim Drücken von Gewicht fixieren.

Oberer Rücken

Einbeiniges Kurzhantel-Rudern im Hammergriff

A

- Mit einer Kurzhantel in jeder Hand aufrecht hinstellen. Die Handflächen zeigen zueinander.
- Einen kleinen Ausfallschritt machen, den geraden Oberkörper bis fast in die Waagerechte vorbeugen und gleichzeitig das hintere Bein anheben, so dass es etwa in der Verlängerung zum Oberkörper ist.
- Die Arme mit den Kurzhanteln hängen lassen, den Rumpf anspannen.

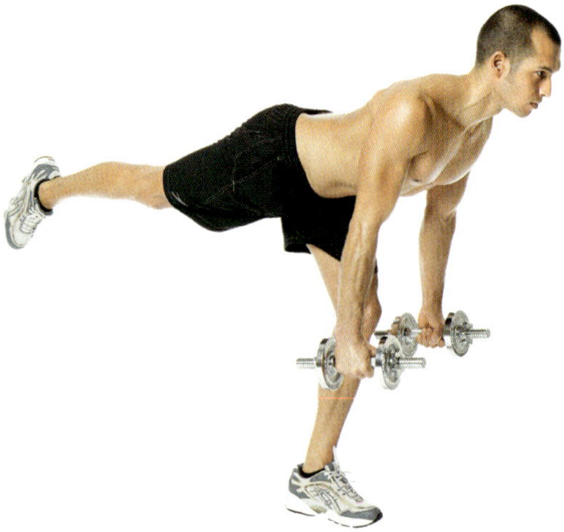

B

- Die Hanteln so zur Brust ziehen, dass die Handflächen zueinander zeigen (Hammergriff). Die Ellenbogen bleiben nah am Körper.
- Die Arme während der gesamten Übung nicht mehr komplett durchstrecken.
- Im nächsten Durchgang das Standbein wechseln.

Ziehen Sie die Schulterblätter zusammen, wenn Sie das Gewicht zu sich heranziehen.

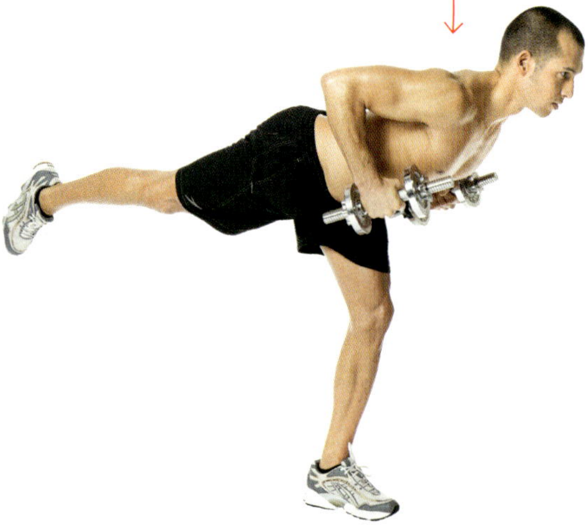

SICHERHEITSHINWEIS

Wer Rückenprobleme hat, arbeitet bei Übungen in vorgebeugter Position nur mit leichtem Gewicht oder legt den Oberkörper ab (zum Beispiel wie in der Übung „Rudern in Bauchlage“, siehe Seite 72). Achten Sie bei der Ausführung im Stehen darauf, die Knie gebeugt zu lassen. Das entlastet den unteren Rücken. Zudem ist es wichtig, den Rücken stets gerade zu halten. Fallen Sie nicht durch zu viel Gegenzug ins Hohlkreuz und geben Sie dem Gewicht nicht mit einem Rundrücken nach. Ihre Bandscheiben werden es Ihnen danken.

Einarmiges Kurzhantel-Rudern im Hammergriff mit Drehung

A

- Schulterbreit mit einer Kurzhantel in der rechten Hand hinstellen.
- Leicht in die Knie gehen, den geraden Oberkörper vorbeugen.
- Mit der freien Hand auf dem Knie abstützen.

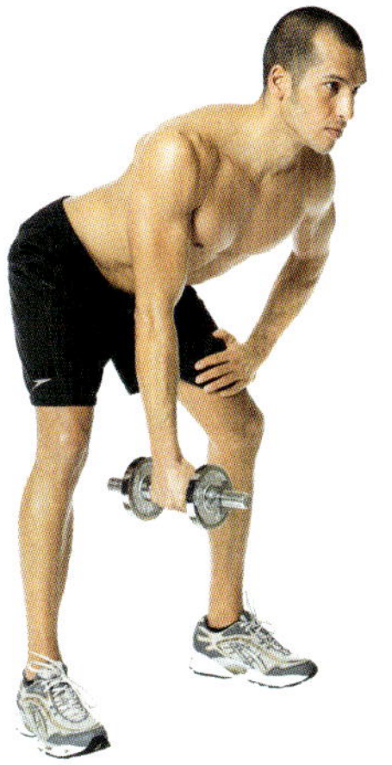

POWER-VARIANTE
Intensiver wird's, wenn Sie sich mit jedem Fuß auf ein Balance-Kissen stellen.

B

- Das Gewicht zum Köper ziehen, dabei den Oberkörper auf derselben Seite nach hinten drehen. Der Blick folgt der Drehung.
- Im nächsten Satz die Seiten wechseln.

Drehen Sie die Schulter so weit wie möglich nach oben.

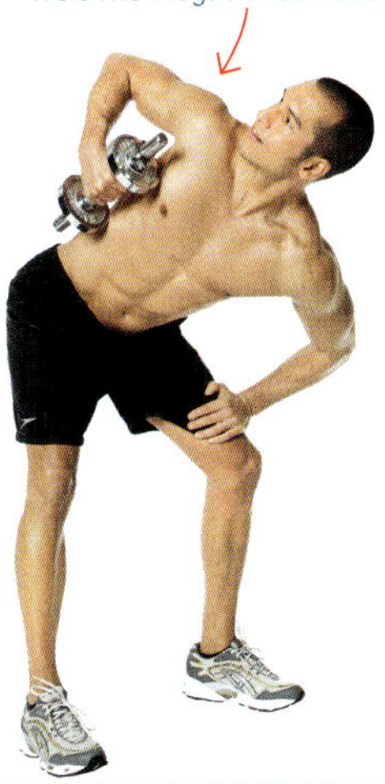

Abgestütztes einarmiges Kurzhantel-Rudern

A

- Mit der rechten Hand eine Kurzhantel im Obergriff halten.
- Den geraden Oberkörper vorbeugen, mit der linken Hand abstützen.
- Das rechte Bein gestreckt anheben und in Verlängerung zum Rumpf bringen.

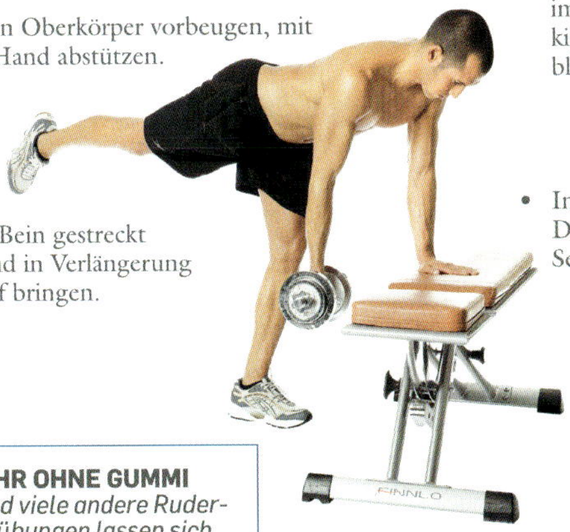

NIE MEHR OHNE GUMMI
Diese und viele andere Ruder- und Zugübungen lassen sich auch wunderbar mit einem Physioband durchführen. Dazu einfach mit einem oder beiden Füßen draufstellen und auf eine möglichst gerade Zugrichtung achten.

B

- Die Hantel zur Brust ziehen, ohne im Oberkörper zu kippen. Das Bein bleibt in der Luft.
- Im nächsten Durchgang die Seiten wechseln.

Der Ellenbogen sollte bei der Zugbewegung möglichst nah am Körper bleiben.

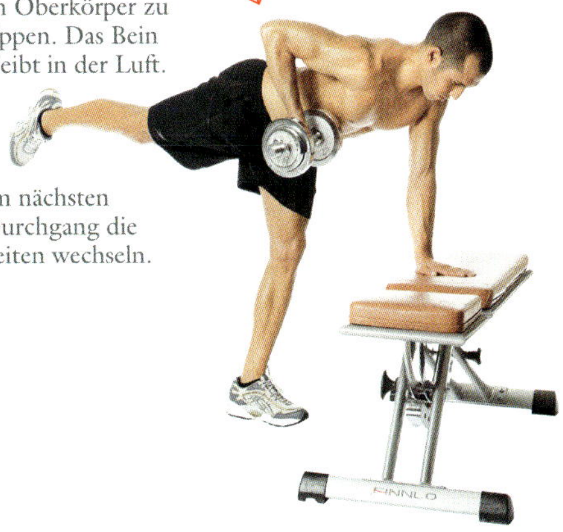

EINSTIEGSVARIANTE
Ohne ein Bein zu heben, stellen Sie sich seitlich neben die Bank und stützen sich dort für mehr Halt mit Hand und Knie auf dem Polster ab.

Oberer Rücken

Rudern in Bauchlage

A

- Mit dem Bauch auf eine Schrägbank legen. Die Brust schließt mit der Kante der Rücklehne ab. Den Rücken und den Kopf gerade halten.
- In jeder Hand eine Kurzhantel halten und hängen lassen. Die Handflächen zeigen zu Ihnen.

B

- Die Hanteln so weit zur Brust ziehen, bis die Oberarme auf Schulterhöhe waagerecht stehen.

POWER-VARIANTE
Legen Sie sich auf einen Gymnastikball oder führen Sie die Übung im Stehen aus.

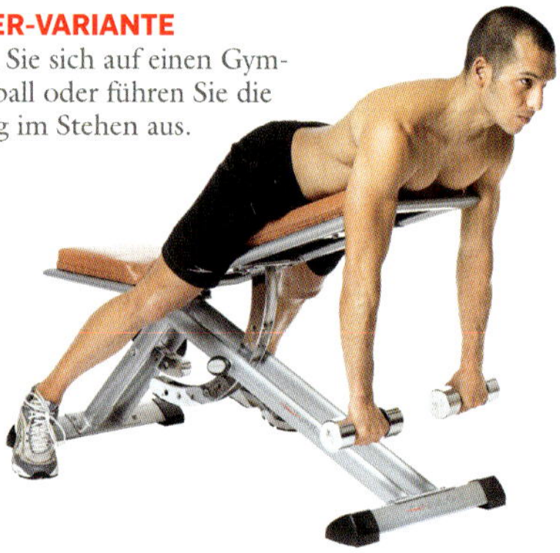

Ziehen Sie die Ellenbogen während der Aufwärtsbewegung so weit es geht nach hinten und drücken Sie die Schulterblätter zusammen.

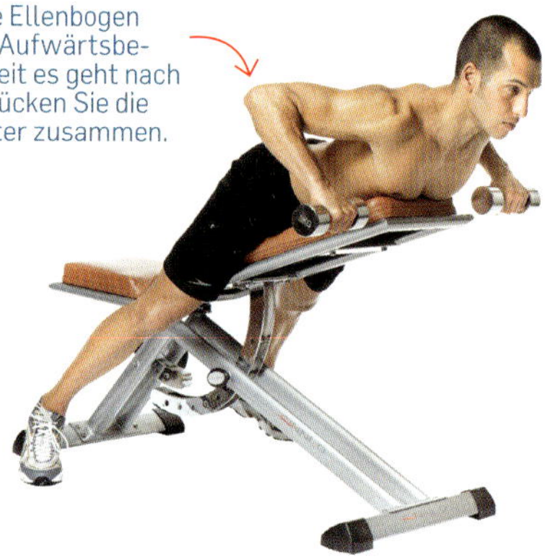

Rudern am Kabelzug mit der Lat-Stange

A

- Vor einen Kabelzugturm auf den Boden setzen. Die Fersen mit zwei Gewichtsscheiben fixieren.
- Mit gestreckten Armen den Seilzug an einer Lat-Zug-Stange im Obergriff unter Spannung halten.

B

- Die Stange zur Brust ziehen. Die Ellenbogen dicht am Körper entlangführen, die Schulterblätter zusammenpressen.

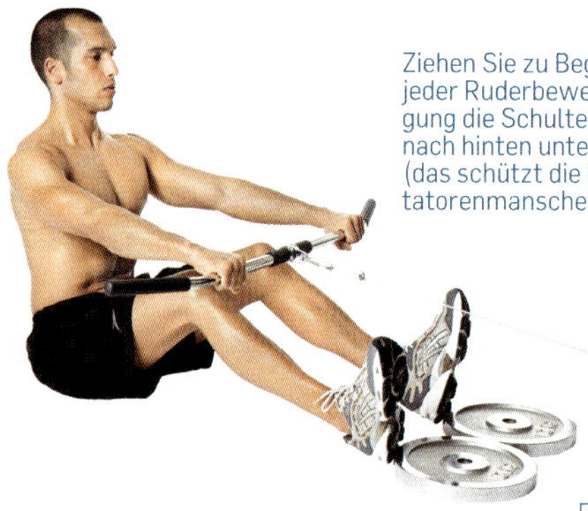

Ziehen Sie zu Beginn jeder Ruderbewegung die Schultern nach hinten unten (das schützt die Rotatorenmanschette).

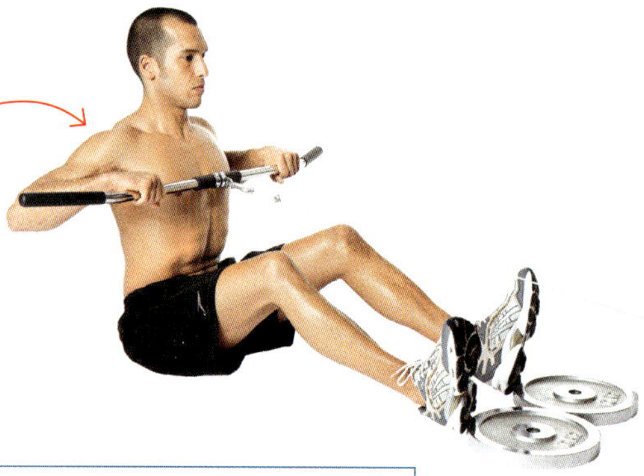

POWER-VARIANTE
Setzen Sie sich alternativ auf einen Gymnastikball.

GRIFFIGE ARGUMENTE
Üben Sie auch mal mit V-Griff oder Seilgriff. Das spricht andere Muskelanteile an. *Zu Grifftechniken siehe Seite 66.*

Kabelzüge zum Kopf

A

- Vor einen Kabelzugturm setzen. Rücken und Kopf aufrecht halten.
- Die Fersen mit Gewichtsscheiben fixieren.
- Einen Seilgriff unter Spannung halten. Die Handflächen zeigen zueinander.

B

- Den Seilgriff zum Gesicht und die Hände bis an die Ohren ziehen.
- Die Oberarme sind waagerecht, die Schulterblätter zusammengezogen.

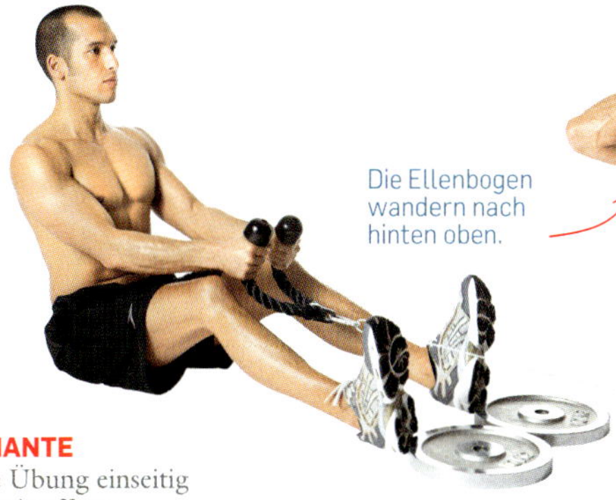

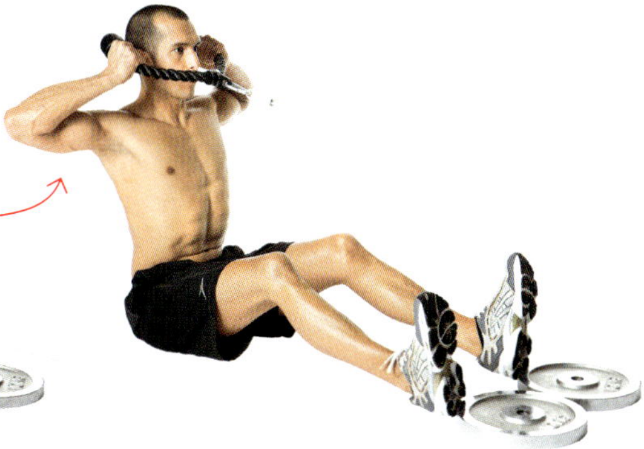

POWER-VARIANTE
Führen Sie die Übung einseitig mit einem Bügelgriff aus.

Einarmiges Rudern am Kabelzug

A

- Vor einen Kabelzugturm setzen, die Fersen mit zwei Hantelscheiben fixieren.
- Mit der rechten Hand im Hammergriff den Seilzug unter Spannung halten.

B

- Den Bügelgriff zur rechten Brust ziehen. Dafür den Ellenbogen maximal nach hinten drücken und das Schulterblatt einziehen.
- Im nächsten Durchgang die Seiten wechseln.

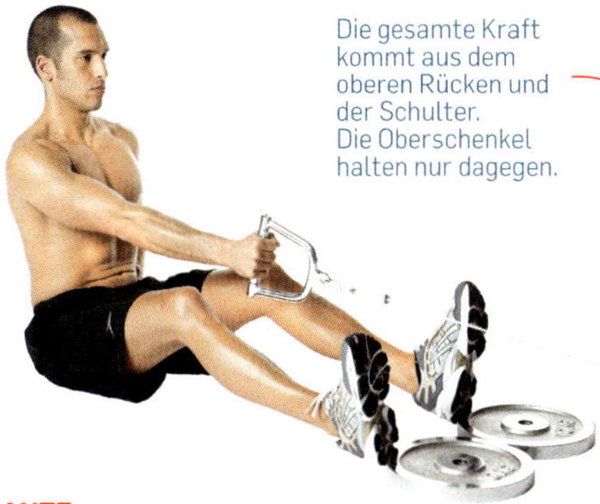

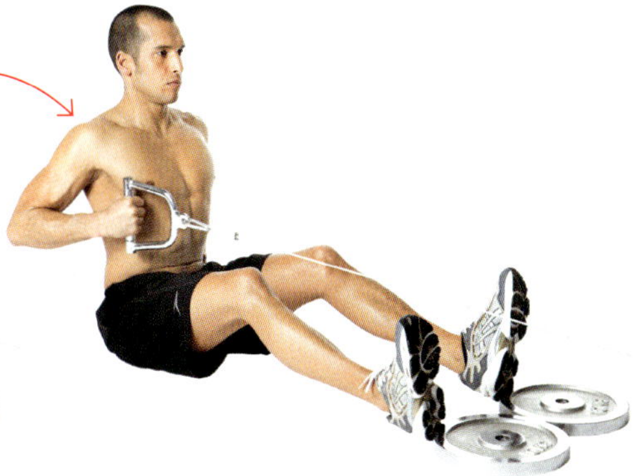

POWER-VARIANTE
Drehen Sie zusätzlich den Rumpf mit zu der Seite, auf der Sie ziehen.

Oberer Rücken

Klimmzüge im breiten Obergriff

A

- Etwas mehr als schulterbreit an eine Klimmzugstange fassen. Die Handflächen zeigen nach vorn.
- Die Füße vom Boden heben und verschränken.

B

- Den Körper nach oben ziehen, bis Ihr Kinn die Stange deutlich passiert hat. Die Schulterblätter dabei zusammenziehen.

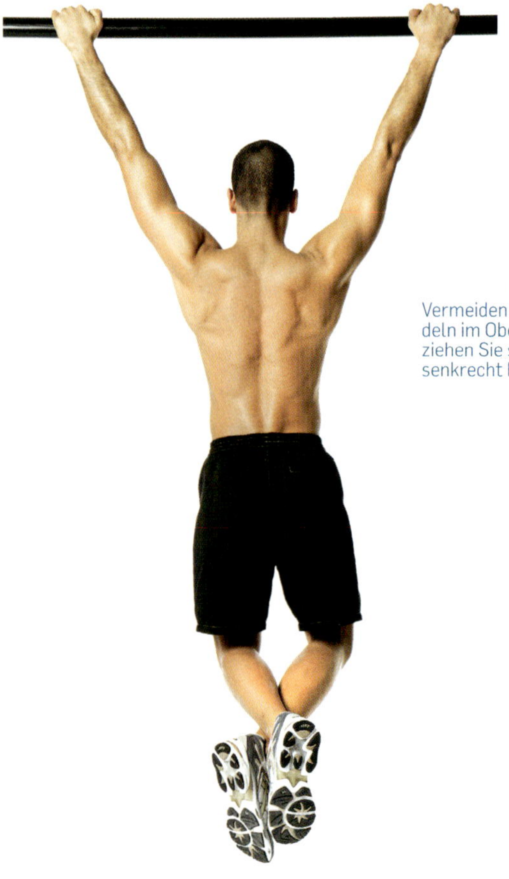

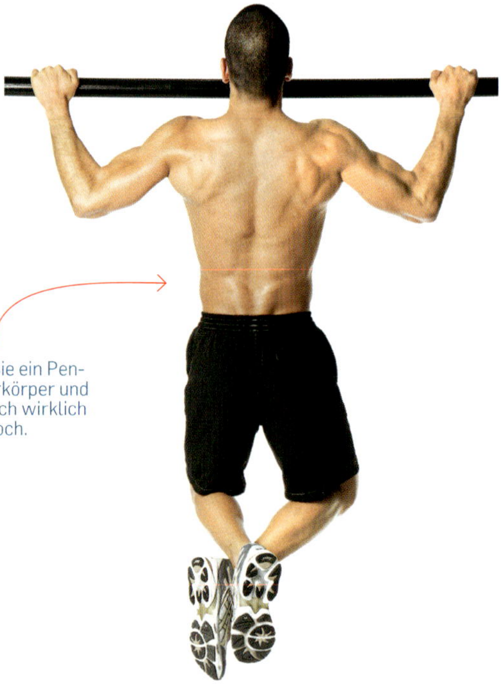

Vermeiden Sie ein Pendeln im Oberkörper und ziehen Sie sich wirklich senkrecht hoch.

NUTZEN SIE DIE KLIMMZUG-BEWEGUNG OPTIMAL AUS
Die Schulterblätter sind an der Bewegung immer beteiligt. Wie stark sie trainiert werden, hängt davon ab, wie weit Ihr Bewegungsweg ist. Versuchen Sie, sich stets so hoch wie möglich zu ziehen und den gesamten Bewegungsradius auszunutzen. Nehmen Sie sich dafür vor, Ihre Brust an die Stange zu ziehen.

EINSTIEGSVARIANTEN
Greifen Sie enger. Noch leichter wird's im Untergriff, bei dem die Handflächen zu Ihnen zeigen und der Bizeps tatkräftig mithilft. Schließlich finden Sie im Studio Klimmzugstationen, an denen Sie sich auf einen Schlitten knien und so nicht das gesamte Körpergewicht hochziehen müssen.

POWER-VARIANTE
Greifen Sie noch breiter. Aber denken Sie dran: Die Übung wird so nicht nur intensiver, sondern auch die Belastung für die Schultergelenke steigt. Wer also Schulterprobleme hat oder wen die Schultern bei breit gegriffenen Klimmzügen schmerzen, sollte lieber etwas enger greifen.

Klimmzüge mit Handtuch

A

- Ein Handtuch über eine Klimmzugstange legen.
- Mit jeder Hand ein Ende des Handtuchs greifen und dranhängen. Die Handflächen zeigen zueinander.
- Die Unterschenkel überkreuzen.

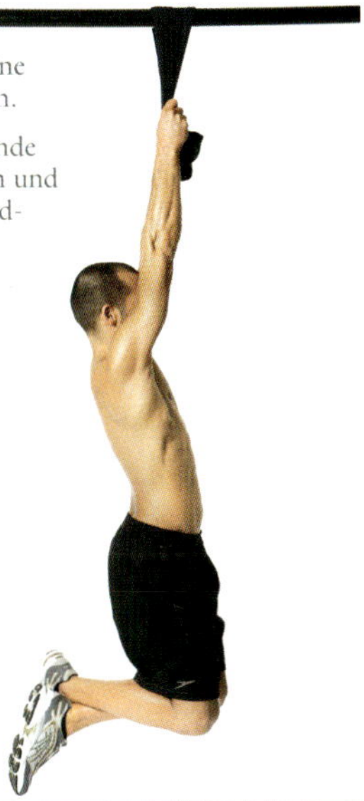

EINSTIEGSVARIANTE
Stellen Sie die Füße auf dem Boden ab. In der Aufwärtsbewegung können die Beine so zur Not ein wenig mithelfen.

B

- Hochziehen, bis Ihr Kopf etwa auf Höhe der Stange ist und die Hände vor der Brust sind. Die Ellenbogen dicht am Körper halten.

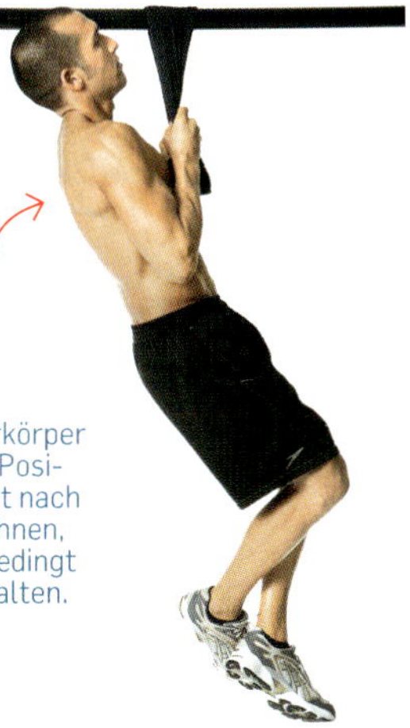

Den Oberkörper in dieser Position leicht nach hinten lehnen, aber unbedingt gerade halten.

Crossover-Klimmzüge

A

- Im mehr als schulterbreiten Untergriff an eine Klimmzugstange fassen.
- Die Füße vom Boden heben, die Unterschenkel überkreuzen.

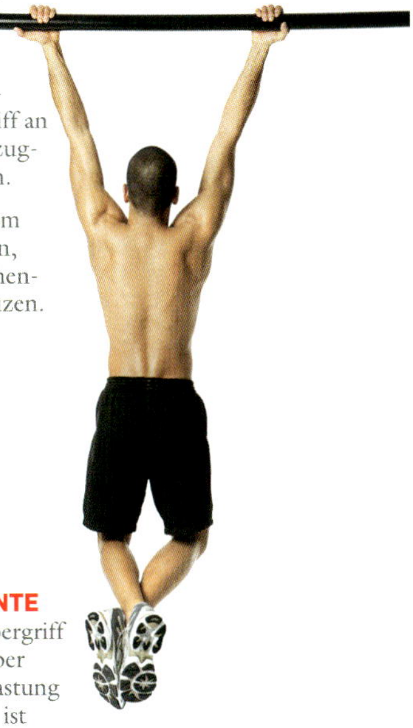

POWER-VARIANTE
Fassen Sie im Obergriff an die Stange. Aber Vorsicht, die Belastung für die Schultern ist recht hoch.

B

- Den Körper zunächst gerade hochziehen, dann nach rechts oben, bis das Kinn über der Stange und der Kopf nahe der rechten Hand ist.
- Die Schulterblätter zusammenziehen.
- In der nächsten Wiederholung zur linken Hand raufziehen.

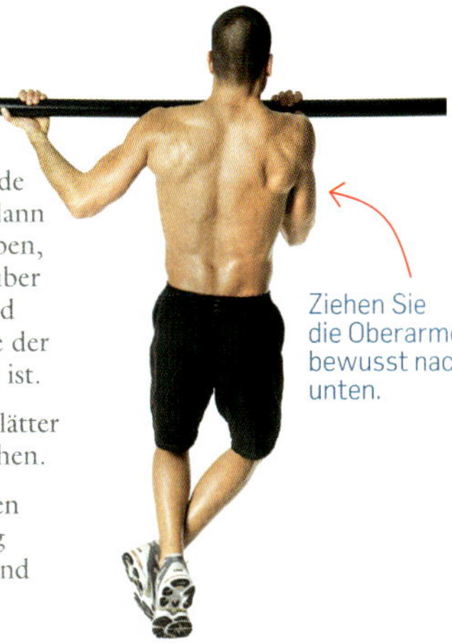

Ziehen Sie die Oberarme bewusst nach unten.

INTENSITÄTSSTUFEN BEIM KLIMMZUGTRAINING
Je breiter der Griff, desto schwieriger. Zudem wird's intensiver, wenn die Handflächen nach vorn wandern: Im Untergriff ist's leichter als im Hammergriff und im Hammergriff wiederum leichter als im Obergriff.

Oberer Rücken

Umgekehrtes Rudern

A

- Eine Klimmzugstange einen Meter über dem Boden befestigen.
- Im Obergriff unter die Stange hängen. Die Schultern befinden sich unterhalb der Stange.
- Die Beine ausstrecken und den ganzen Körper in einer geraden Linie halten.

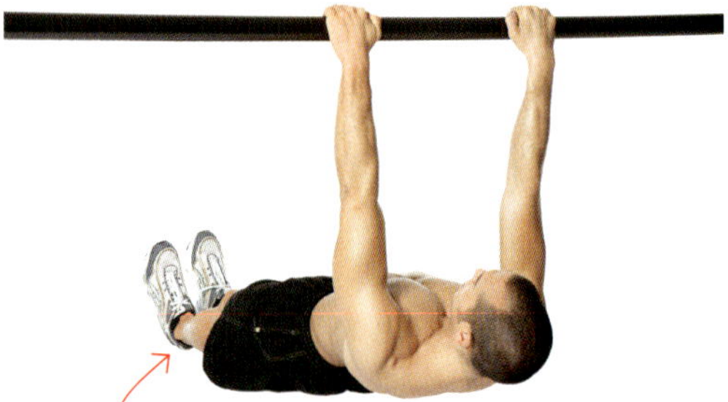

Nur die Fersen berühren den Boden.

B

- Hochziehen, bis die Brust fast die Stange berührt. Den Oberkörper gerade halten.
- Die Arme während des Satzes nie ganz durchstrecken.

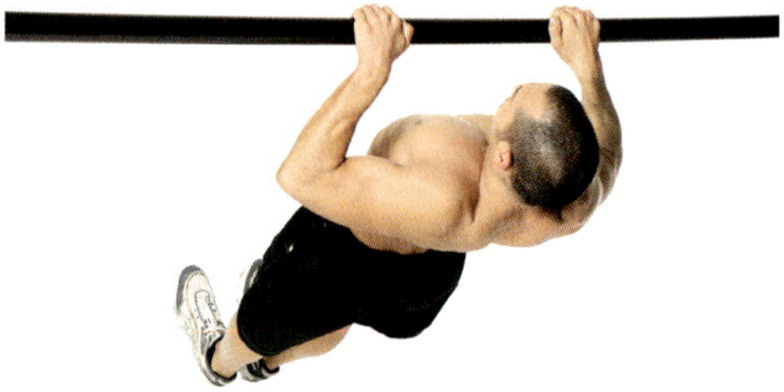

POWER-VARIANTE
Auch diese Übung wird umso schwieriger, je breiter Sie greifen.

Umgekehrtes Rudern auf dem Gymnastikball

A

- Eine Klimmzugstange etwa einen Meter über dem Boden befestigen.
- Mit schulterbreitem Obergriff an die Stange hängen.
- Die gestreckten Beine auf einen Gymnastikball legen.

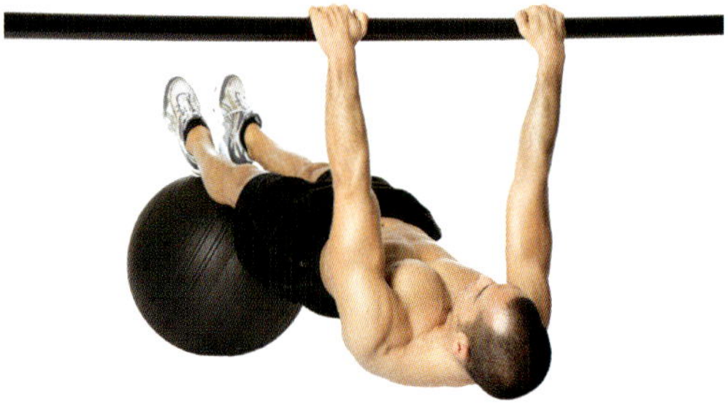

B

- So weit hochziehen, bis die Brust knapp unterhalb der Stange ist.

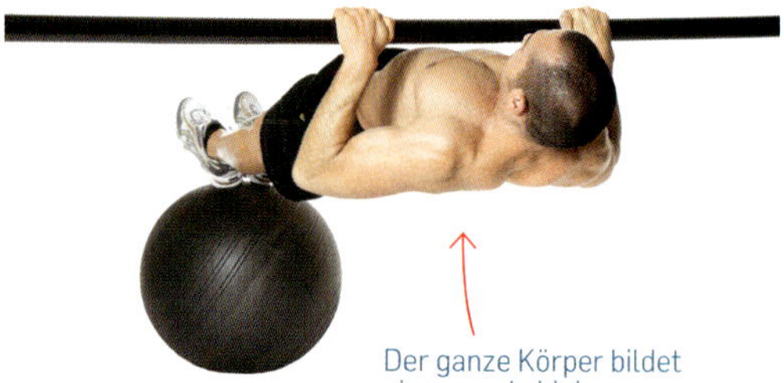

Der ganze Körper bildet eine gerade Linie.

EINSTIEGSVARIANTE
Legen Sie die Beine auf eine Bank oder einen Stuhl, dann muss der Körper nicht so viel Ausgleichsarbeit leisten.

POWER-VARIANTE
Je weiter Sie den Ball wegrollen, desto kleiner ist die Auflagefläche der Beine und desto schwieriger ist es, das Gleichgewicht zu halten.

Umgekehrtes Rudern am Handtuch

A

- Ein Handtuch über eine Klimmzugstange legen, die etwa einen Meter über dem Boden befestigt ist. Mit jeder Hand ein Ende greifen.
- Den Körper in einer geraden Linie über dem Boden halten.

B

- Hochziehen, bis die Hände fast Ihre Brust berühren. Der Körper bleibt gestreckt.

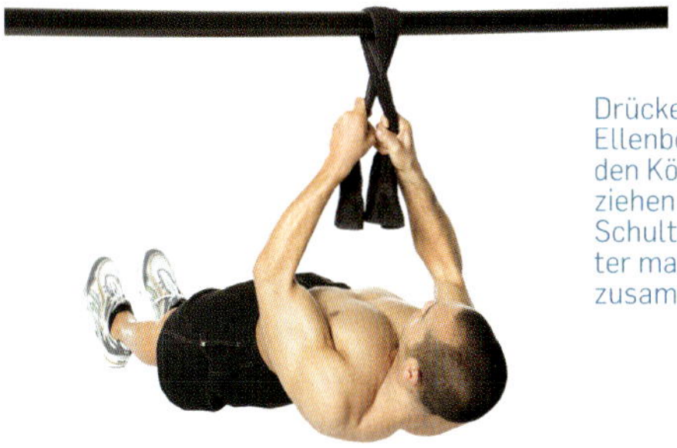

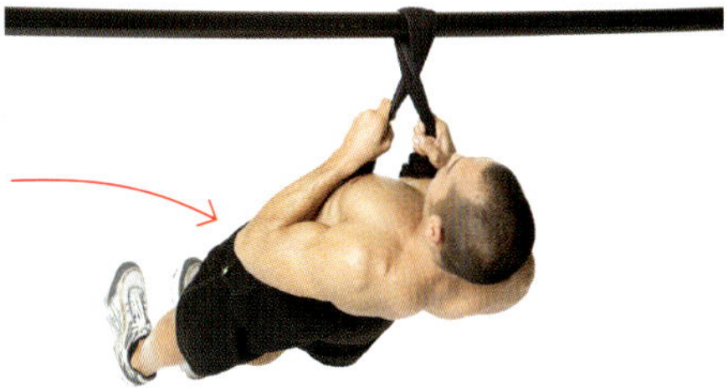

POWER-VARIANTE
Legen Sie die Beine auf einer Bank oder, noch schwieriger, auf einem Gymnastikball ab (siehe vorherige Übung).

Einarmiges umgekehrtes Rudern

A

- Eine Klimmzugstange in einem Meter Höhe befestigen und im Obergriff dranhängen.
- Die Füße aufstellen, die Knie beugen. Oberschenkel, Rumpf und Kopf bilden eine gerade Linie.
- Mit links loslassen.

B

- Mit rechts hochziehen. Gleichzeitig im Oberkörper nach rechts drehen und den linken Arm maximal nach oben strecken.
- Im nächsten Satz die Arme wechseln.

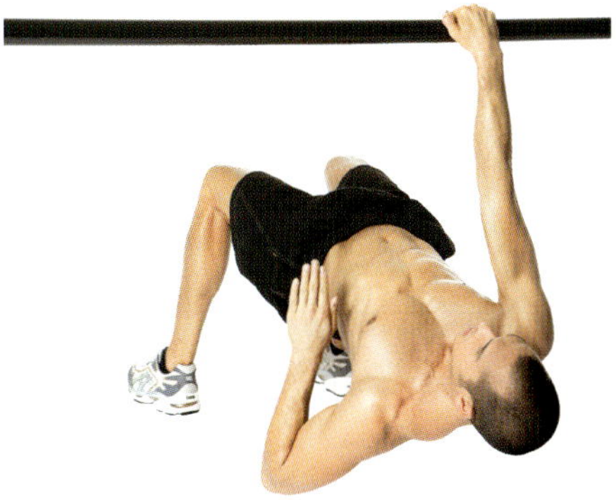

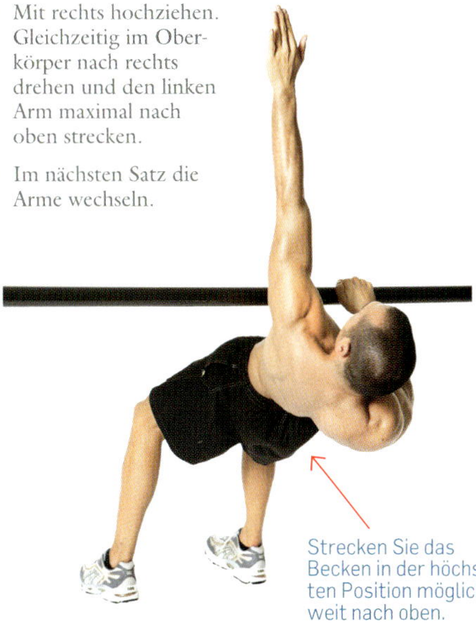

Oberer Rücken

Zurückziehen der Schulterblätter

A

- Etwas mehr als schulterbreit und im Obergriff an eine Klimmzugstange fassen. Die Arme sind gestreckt.
- Die Füße vom Boden heben, die Unterschenkel übereinanderlegen und den Körper hängen lassen.

B

- Die Schulterblätter fest nach unten zusammenziehen.
- Der Rest des Körpers bleibt unbewegt.

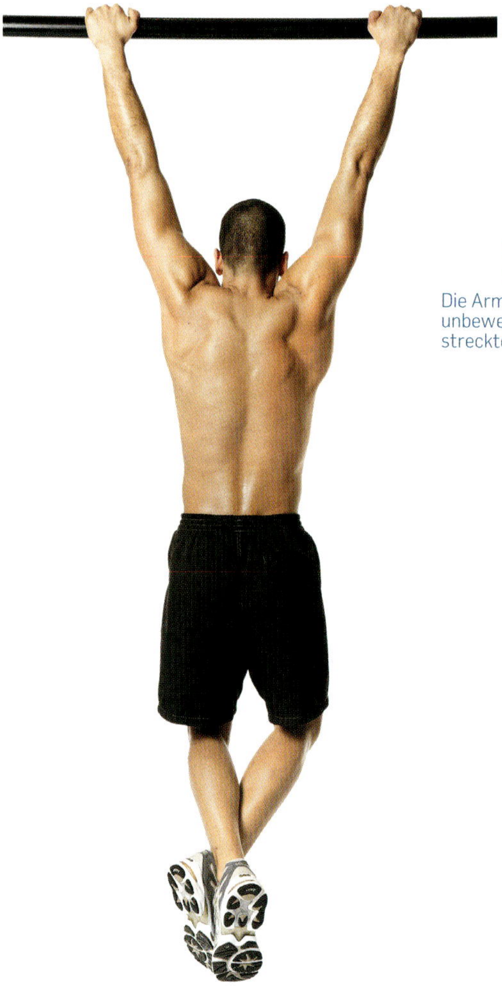

Die Arme bleiben unbewegt in gestreckter Position.

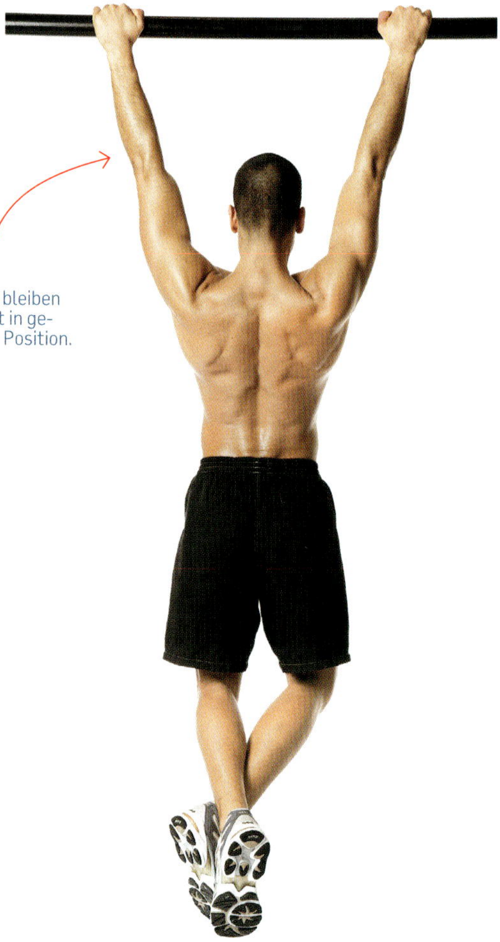

EINSTIEGSVARIANTE
Strecken Sie die Arme im normalen Stand mehr als schulterbreit in die Höhe und drücken Sie die Handflächen zur Decke. Nun ziehen Sie die Schulterblätter wie beschrieben kräftig zusammen.

BESTE HALTUNGSNOTEN
Mit dieser Übung trainieren Sie, die Schultern hinten und unten zu halten – ganz im Sinne einer guten, aufrechten Körperhaltung, die Ihre breite Statur unterstreicht. Ausreichend trainiert sind Sie hier, wenn Sie die Endposition für mindestens zehn Sekunden halten können.

Lat-Züge zur Brust im Obergriff

A

- Vor einen Kabelzug auf eine Bank setzen. Eine Lat-Zug-Stange etwas mehr als schulterbreit über dem Kopf unter Spannung halten.
- Den geraden Oberkörper ein wenig zurücklegen.

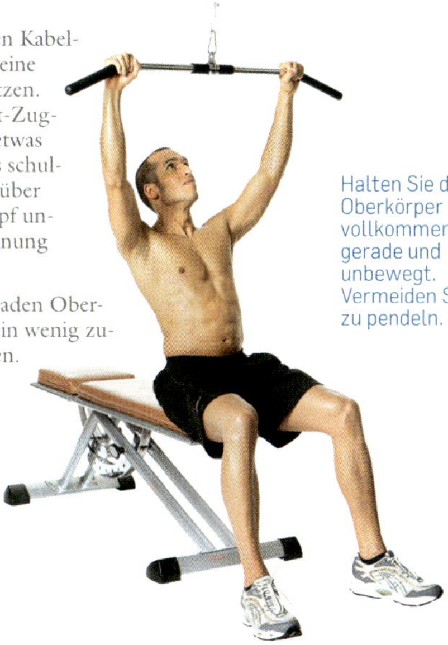

B

- Die Stange zur Brust ziehen. Die Ellenbogen betont weit nach hinten drücken und die Schulterblätter zusammenziehen.

Halten Sie den Oberkörper vollkommen gerade und unbewegt. Vermeiden Sie zu pendeln.

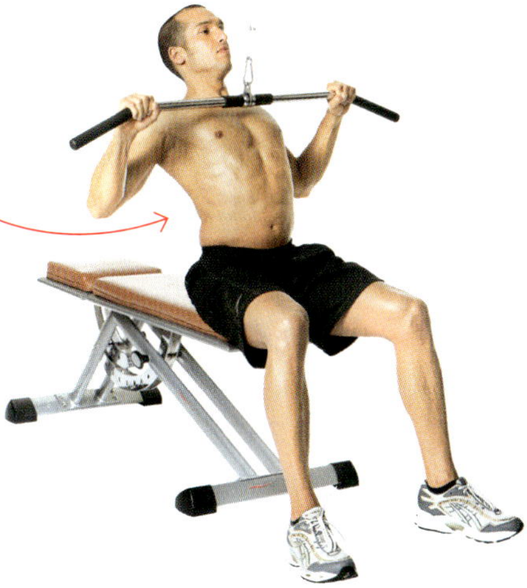

Lat-Züge zur Brust im engen Untergriff

A

- Vor einen Kabelzugturm auf eine Bank setzen. Im Untergriff etwa schulterbreit an eine Lat-Zug-Stange greifen, diese über dem Kopf unter Spannung halten.
- Den Oberkörper etwa 30 Grad zurückneigen, den Rücken gerade halten.

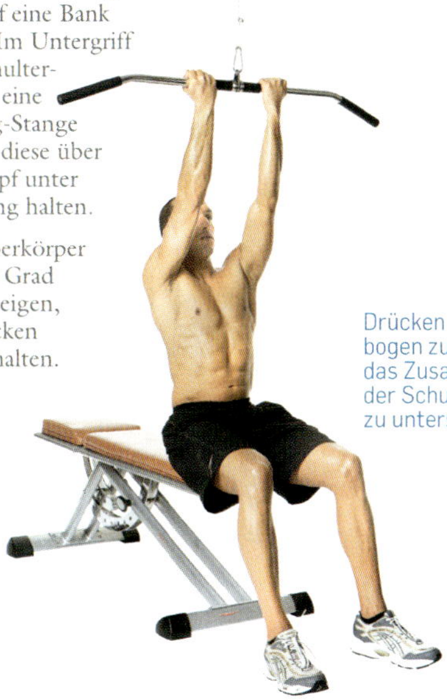

B

- Die Stange zur Brust ziehen. Dabei die Schulterblätter zusammenpressen.

POWER-VARIANTEN
Setzen Sie sich auf einen Gymnastikball oder greifen Sie im engen Kreuzgriff an die Stange.

Drücken Sie die Ellenbogen zueinander, um das Zusammenziehen der Schulterblätter zu unterstützen.

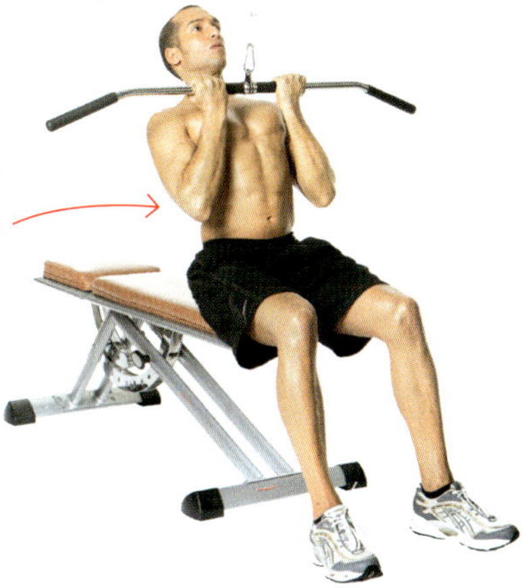

Oberer Rücken

Einarmige Lat-Züge

A

- Unterhalb eines Kabelzugturms auf eine Bank setzen.
- Mit der linken Hand den Seilzug an einem Bügelgriff unter Spannung halten. Die Handfläche zeigt nach innen.

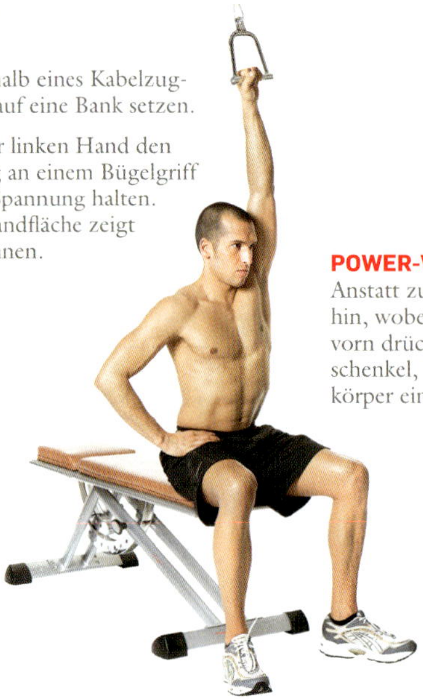

POWER-VARIANTE
Anstatt zu sitzen, knien Sie sich hin, wobei Sie das Becken nach vorn drücken, so dass Oberschenkel, Becken und Oberkörper eine gerade Linie bilden.

B

- Den Griff etwa bis auf Kopfhöhe vor die Schulter nach unten ziehen.
- Den Rücken stets gerade halten.

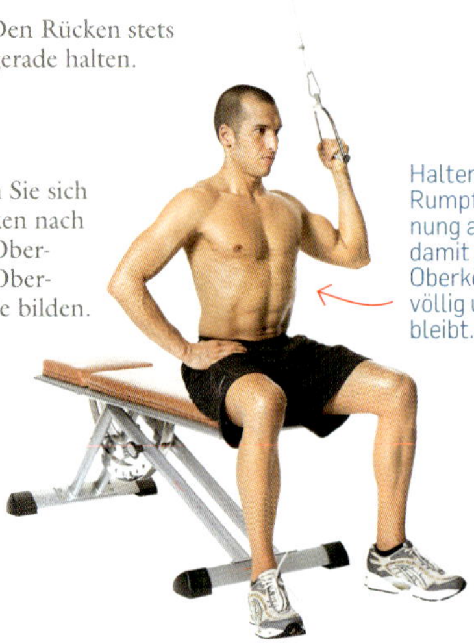

Halten Sie die Rumpfspannung aufrecht, damit der Oberkörper völlig unbewegt bleibt.

Lat-Drücken in Rückenlage

A

- Auf den Rücken legen und die Beine anwinkeln. Die Füße auf die Fersen stellen.

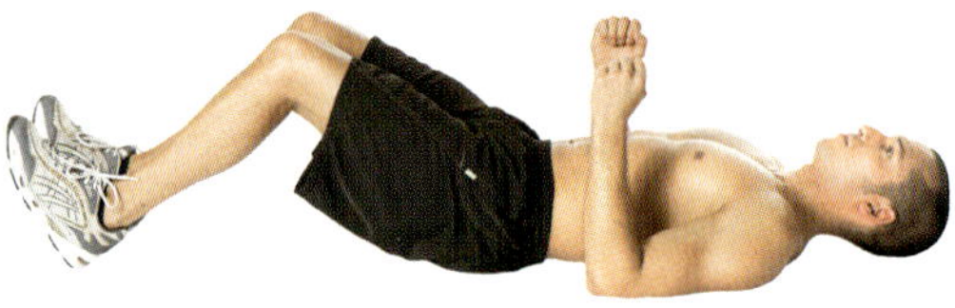

B

- Das Becken kippen und den Oberkörper sowie das Gesäß anheben, indem Sie die Ellenbogen in den Boden drücken. Die Last liegt auf den Oberarmen.
- Den Körper ein wenig in Richtung Kopf schieben.

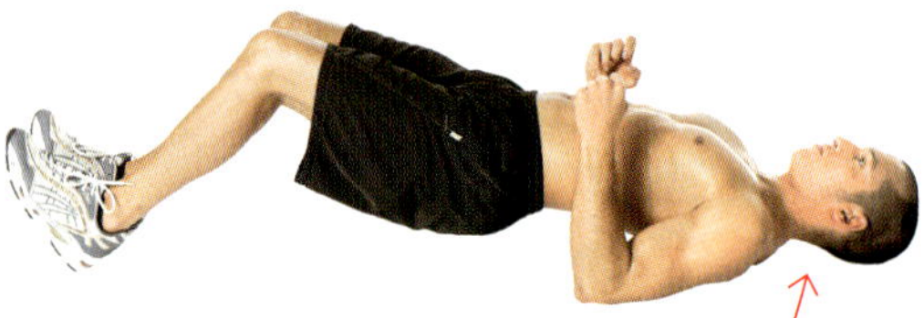

Kopf und Nacken sollten die ganze Zeit über möglichst entspannt sein.

EINSTIEGSVARIANTE
Führen Sie die Übung im Sitzen (zum Beispiel gegen eine Stuhllehne) oder auf einer Schrägbank durch.

Rumpfdrehen am Kabelzug

A

- Mit der linken Seite vor einen Kabelzugturm stellen.
- Einen Seilgriff, der über die obere Rolle läuft, mit beiden Händen greifen (die Daumen zeigen nach oben) und ihn etwa auf Schulterhöhe halten. Den Rumpf dabei nach links drehen.
- So weit vom Zugturm entfernen, bis der Seilzug unter Spannung steht. Die fast gestreckten Arme zeigen in Zugrichtung, der Blick folgt.

B

- Den Oberkörper langsam von links nach rechts drehen.
- Dabei den Seilzug diagonal vor dem Körper von links oben nach rechts unten ziehen, bis die Hände auf Hüfthöhe rechts neben dem Körper sind.
- Im nächsten Durchgang die Seite wechseln.

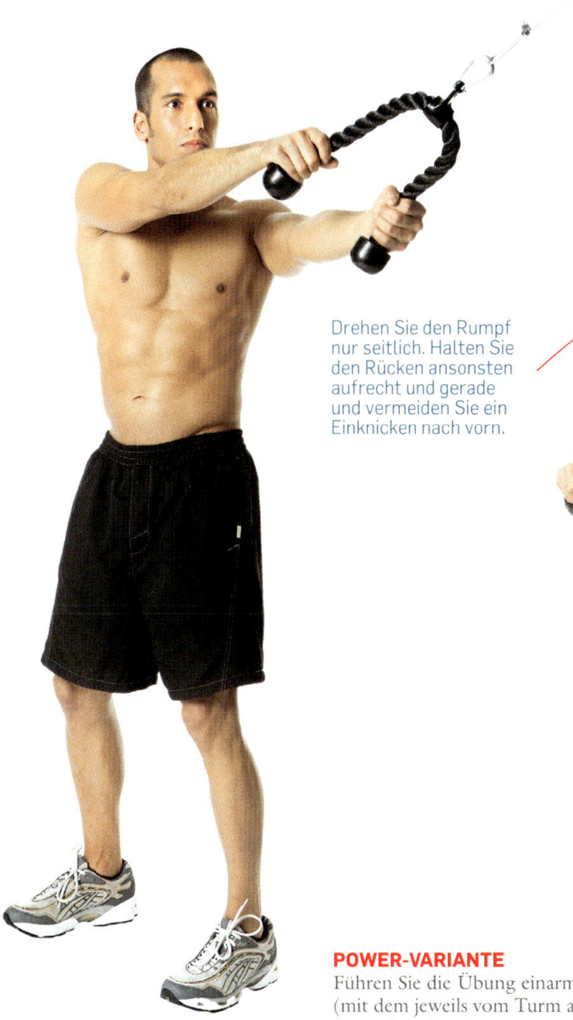

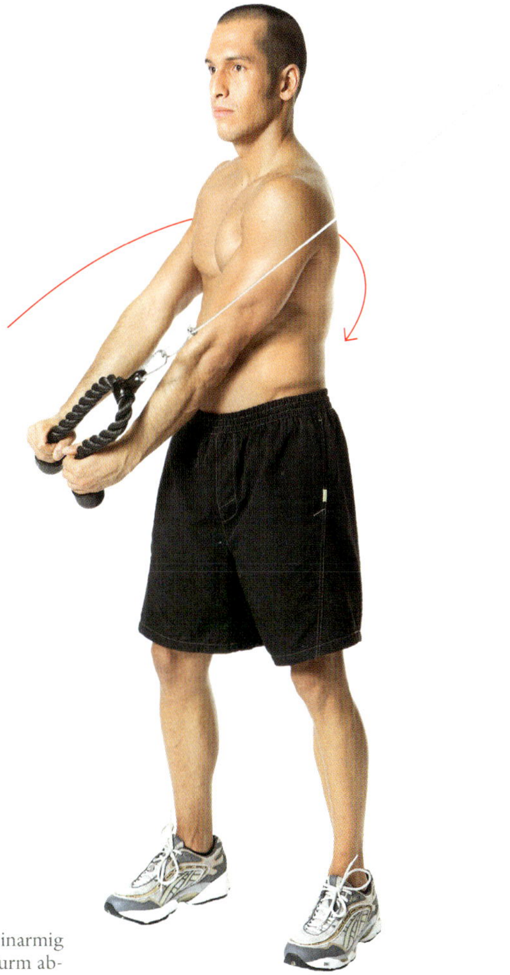

POWER-VARIANTE
Führen Sie die Übung einarmig (mit dem jeweils vom Turm abgewandten Arm) aus.

Oberer Rücken

Überzüge mit der Langhantel

SICHERHEITS-HINWEISE

Wählen Sie zunächst ein moderates Gewicht, damit Sie nicht aus dem Gleichgewicht kommen und durch Schieflagen Verletzungen provozieren. Zudem kann für manche Schultern eine SZ-Stange – wie in der Übung gezeigt – angenehmer sein, da die Hände sie leicht nach innen gedreht greifen können.

A

- Mit Lang- oder SZ-Hantel vor dem Körper auf eine Flachbank setzen.
- Rücklings auf die Bank legen, so dass die Schultern, der obere Rücken und der Kopf auf dem Polster ruhen.
- Die Füße rechts und links neben der Sitzfläche auf den Boden stellen.
- Mit schulterbreitem Obergriff und fast gestreckten Armen die Hantel senkrecht über der Brust hochhalten.

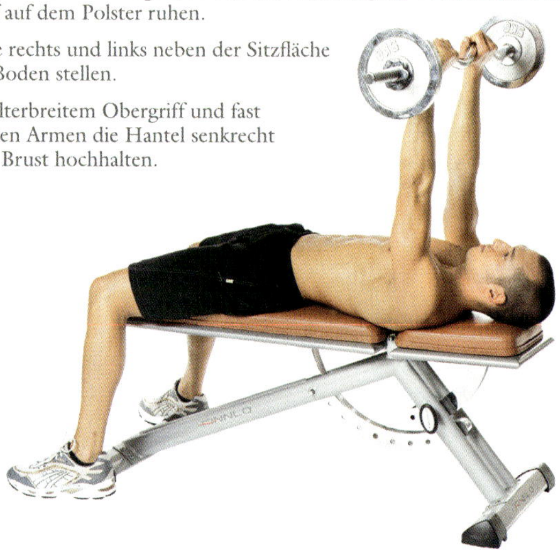

B

- Die Hantel über Ihren Kopf hinweg nach hinten absenken, bis die Arme etwa auf Schulterhöhe sind. Die Arme bleiben dabei stets gleich gestreckt.
- Nicht zu stark ins Hohlkreuz geraten.

Wer bei der Übung ins Hohlkreuz zu fallen droht, stellt die Füße lieber auf die Bank.

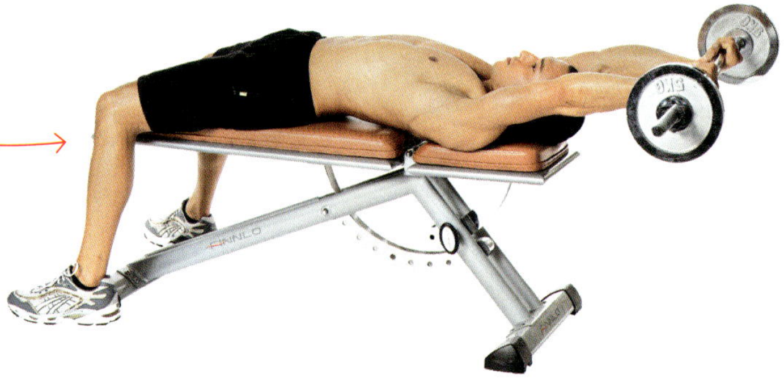

EINSTIEGSVARIANTE
Führen Sie die Übung mit einer Kurzhantel durch, die Sie von innen an eine Gewichtsscheibe greifend senkrecht halten (vorher die Scheibenverriegelung checken!).

POWER-VARIANTE
Legen Sie sich auf einen Gymnastikball.

Wechselseitige Armzüge mit dem Physioband

A

- Ein Physioband schulterhoch befestigen, mit jeder Hand ein Ende greifen. Die Daumen zeigen nach innen.
- Im Ausfallschritt den gestreckten Oberkörper vorbeugen, die Arme über Kopf strecken.

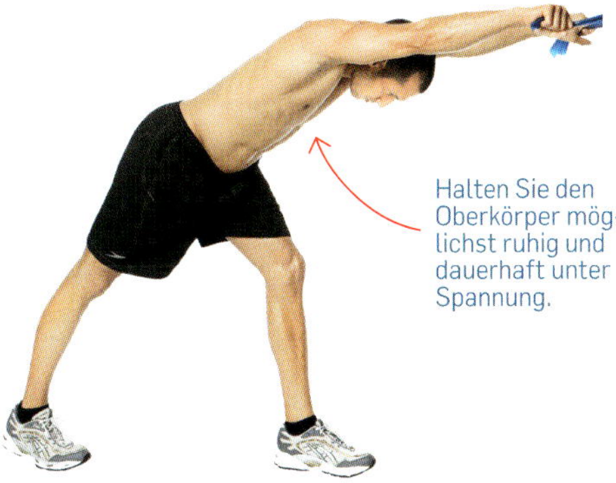

Halten Sie den Oberkörper möglichst ruhig und dauerhaft unter Spannung.

B

- Wie bei einer Kraulbewegung den rechten Arm unter dem Körper hindurchziehen und nach hinten rausstrecken, den Oberarm eng am Körper halten.
- Auf gleiche Weise den linken Arm nach hinten bewegen, während der rechte Arm nach vorn geht.
- Im nächsten Satz die Schrittstellung wechseln.

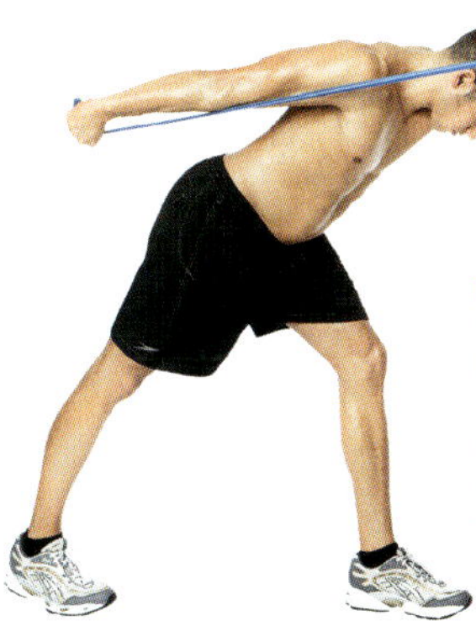

POWER-VARIANTE
Sie können auch beide Enden gleichzeitig ziehen. Wer mag, stellt sich dazu nicht im Ausfallschritt, sondern breitbeinig auf.

Rückwärtiges Seitheben mit dem Physioband

A

- Hinsetzen und ein Physioband um die Fußsohlen spannen.
- In jeder Hand ein Ende des Bandes vor der Brust unter Spannung halten.
- Mit geradem Rücken den Rumpf um etwa 45 Grad zurücklehnen.

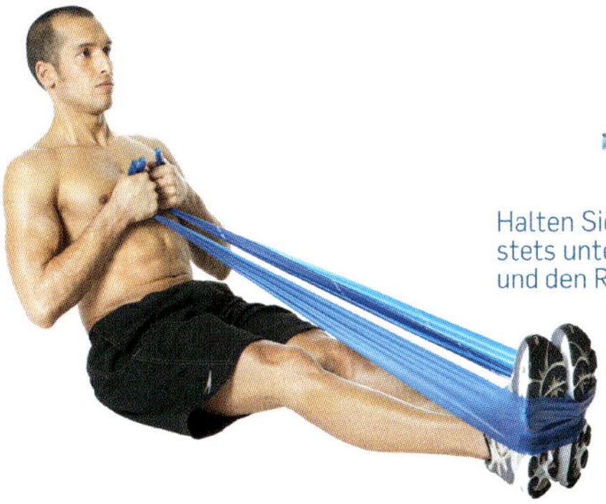

EINSTIEGSVARIANTE
Setzen Sie sich angelehnt auf eine Schrägbank.

B

- Die Arme nach hinten oben auseinanderstrecken, bis sie auf Schulterhöhe sind. Die Handflächen zeigen nach oben.

Halten Sie den Rumpf stets unter Spannung und den Rücken gerade.

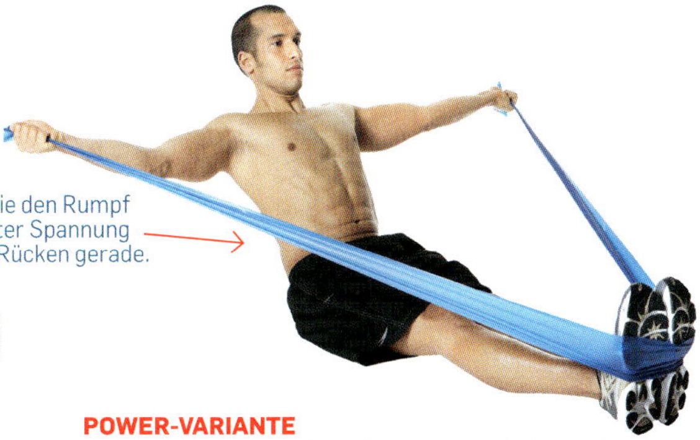

POWER-VARIANTE
Je weiter Sie den geraden Oberkörper nach hinten beugen, umso schwieriger wird's. Vorsicht: nichts für empfindliche Lendenbereiche!

Oberer Rücken

Frontziehen

A

- Aufrecht und etwa schulterbreit hinstellen.
- Eine SZ-Hantelstange mit hängenden Armen vor den Oberschenkeln halten. Die Handflächen zeigen zum Körper, der Griff ist etwa schulterbreit.

B

- Die Stange dicht am Körper nach oben bis unter das Kinn ziehen. Die Ellenbogen zeigen nach außen zu den Seiten.
- Den Rücken dabei unbedingt gerade halten und nicht mit dem Oberkörper pendeln.

SICHERHEITS-HINWEIS

Diese Übung sollten Sie mit einer SZ-, nicht mit einer normalen Langhantelstange ausführen, da der gerade Griff die Schultern stark belasten kann. Wer dennoch Probleme mit der Schulter bekommt, steigt auf Kurzhanteln um.

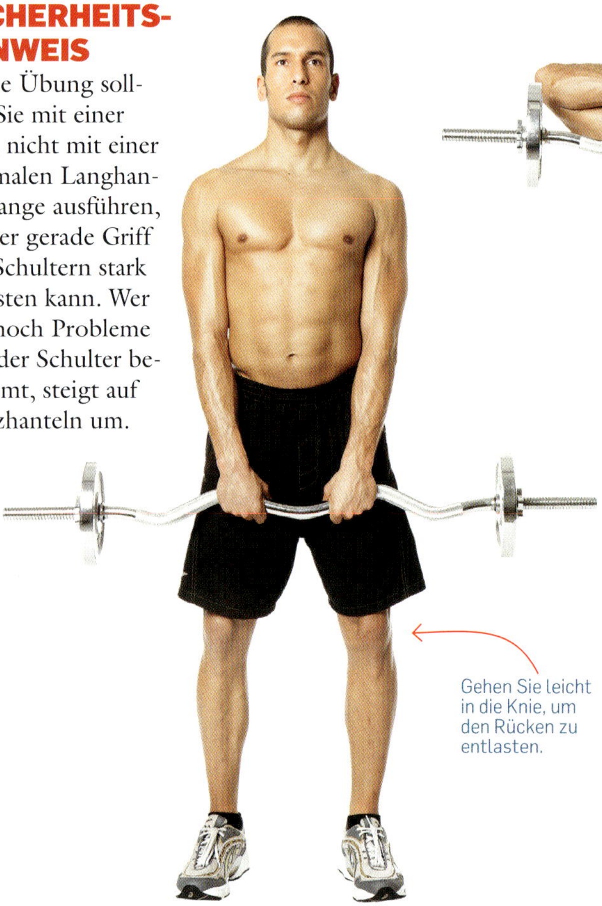

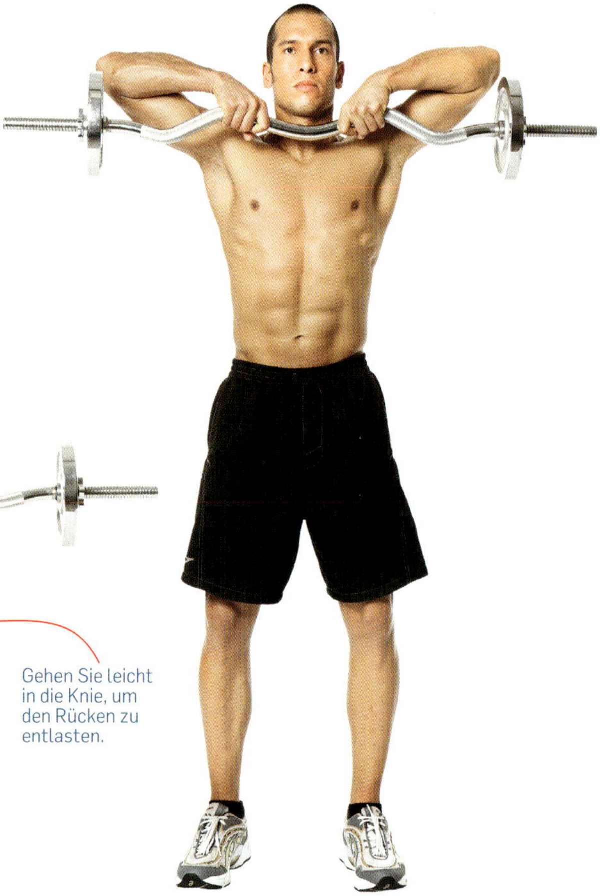

EINSTIEGSVARIANTE

Anstelle des Gewichts ziehen Sie an einem Physioband, auf dem Sie mit beiden Füßen stehen.

POWER-VARIANTE

Steigen Sie auf ein Balance-Kissen.

Frontdrücken

A

- Im etwas mehr als schulterbreiten Stand vor einen Kabelzugturm stellen.
- Ebenso breit eine Lat-Zug-Stange im Obergriff fassen und schräg nach vorn über Kopfhöhe halten.
- Den Oberkörper etwas vorneigen.

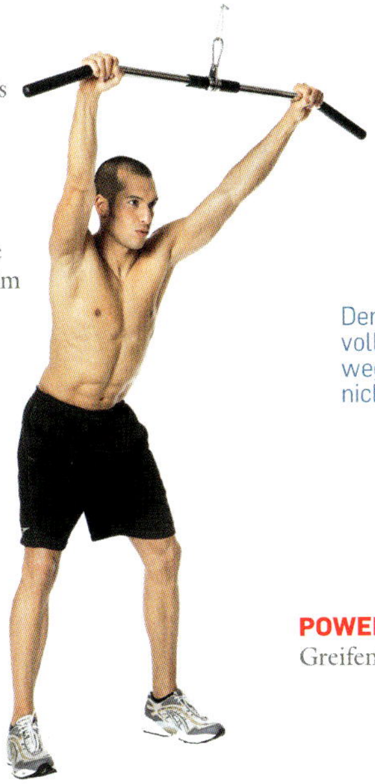

B

- Die Stange mit gestreckten Armen nach unten bis vor die Oberschenkel ziehen.
- Den Rücken in jeder Position gerade halten.

Den Oberkörper vollkommen unbewegt halten und nicht einrollen.

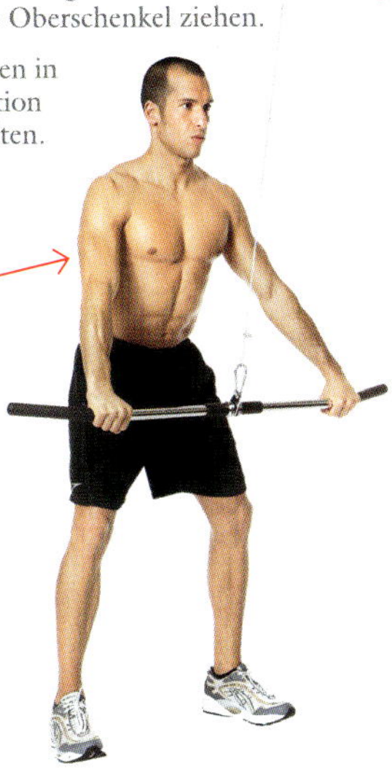

POWER-VARIANTE
Greifen Sie noch breiter.

Dips auf einem Bein

A

- Rücklings auf einer Bank abstützen.
- Die Füße nach vorn setzen, bis Beine und Oberkörper eine gerade Linie bilden.
- Ein Bein anheben und leicht gebeugt halten.

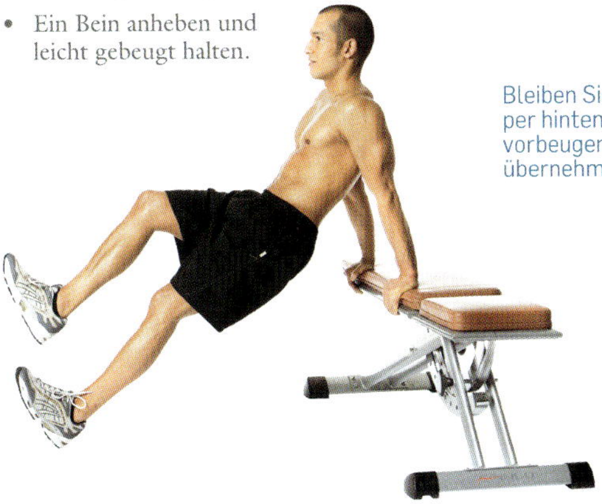

B

- Die Ellenbogen beugen, bis die Oberarme etwa waagerecht stehen.
- Im nächsten Durchgang das andere Bein anheben.

Bleiben Sie mit dem Oberkörper hinten. Je weiter Sie sich vorbeugen, umso mehr Arbeit übernehmen die Brustmuskeln.

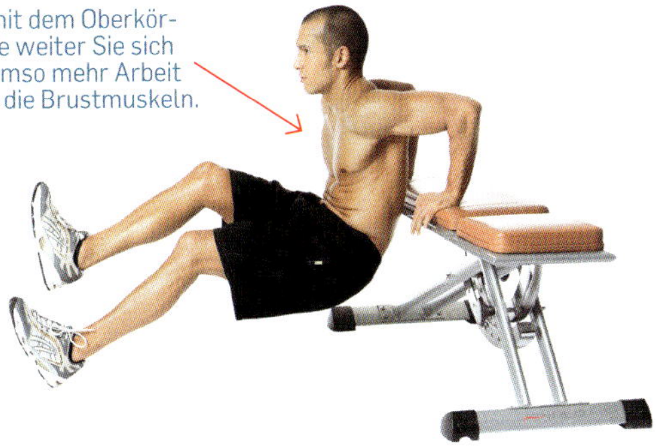

EINSTIEGSVARIANTE
Wer Probleme mit dem angehobenen Bein hat, führt die Übung mit beiden Beinen auf dem Boden durch.

POWER-VARIANTE
Um die Übung zu verschärfen, das Standbein auf einem Kasten oder einer Bank abstellen. Richtig intensiv wird's auf einem Balance-Kreisel.

Oberer Rücken

Vorgebeugtes Seitheben

A

- Schulterbreit aufstellen und in jede Hand eine Kurzhantel nehmen.
- Den Oberkörper nach vorn beugen, die Rumpfmuskulatur anspannen und im Rücken unbedingt gerade bleiben.
- Die Hanteln an den fast gestreckten Armen herunterhängen lassen, die Handflächen zeigen zueinander.

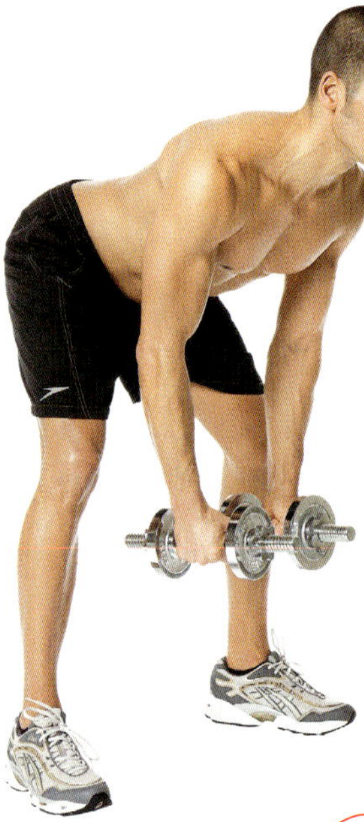

B

- Die Arme seitlich bis auf Schulterhöhe nach oben heben.
- Der Oberkörper bleibt unverändert in Position, auch der Ellenbogenwinkel bleibt gleich.

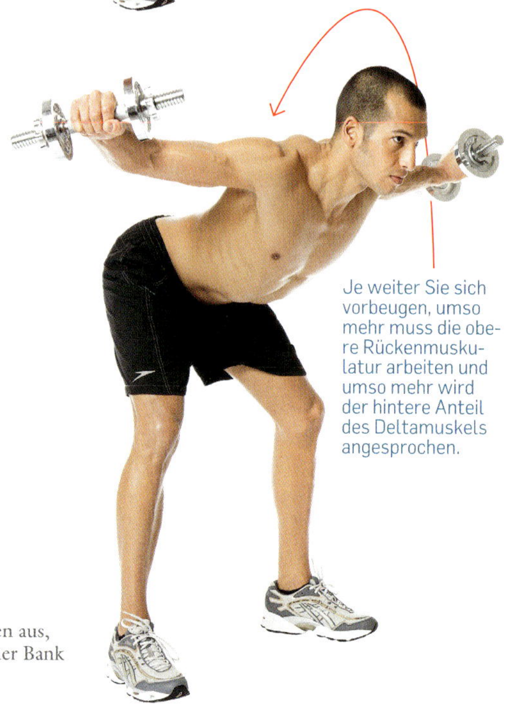

Je weiter Sie sich vorbeugen, umso mehr muss die obere Rückenmuskulatur arbeiten und umso mehr wird der hintere Anteil des Deltamuskels angesprochen.

EINSTIEGSVARIANTE

Führen Sie die Übung im Sitzen aus, entweder auf dem Fußende einer Bank oder auf einem Gymnastikball.

DIE HALTUNG BESTIMMT DIE WIRKSAMKEIT

Armhebebewegungen trainieren grundsätzlich den Schulterbereich, weshalb die folgenden Übungen auch gut im Schulterkapitel Platz finden würden. In der vorgebeugten Version allerdings wird die Arbeit in weiten Teilen von der oberen Rückenmuskulatur übernommen (die untere muss zusätzlich halten). Der Schwerpunkt der Muskelarbeit ist nach hinten gewandert.
In die andere Richtung gilt das auch: Wenn Sie auf der Schrägbank sitzen und fliegende Bewegungen (Butterflys) durchführen, trainieren Sie mit derselben Armbewegung vorrangig die Brustmuskulatur. Hier ist der Schwerpunkt der Muskelarbeit nach vorn gewandert. Die Positionierung des Oberkörpers zum Boden (und somit zur Schwerkraft) entscheidet also, welche Muskeln trainiert werden, nicht zwingend die Bewegung an sich.

Seitheben in Bauchlage

A

- Bäuchlings auf eine Schrägbank legen. In jeder Hand eine Kurzhantel im Untergriff halten.

B

- Die Arme bis etwa auf Schulterhöhe gestreckt zur Seite hochheben. Griff-Endposition: Hammergriff.

POWER-VARIANTE
Intensiver wird's, wenn Sie in der Endposition die Handflächen leicht nach oben oder nach unten drehen.

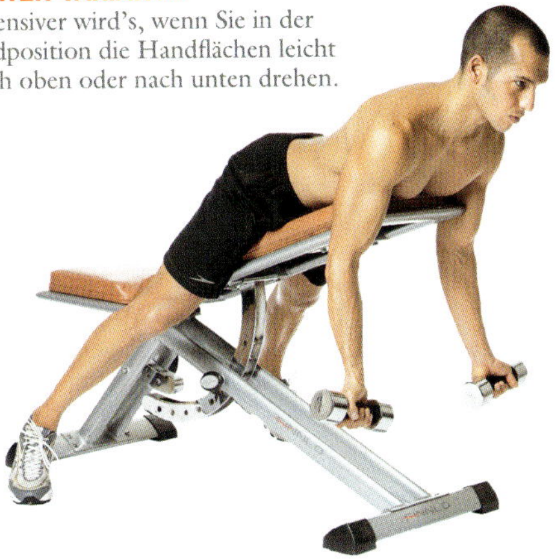

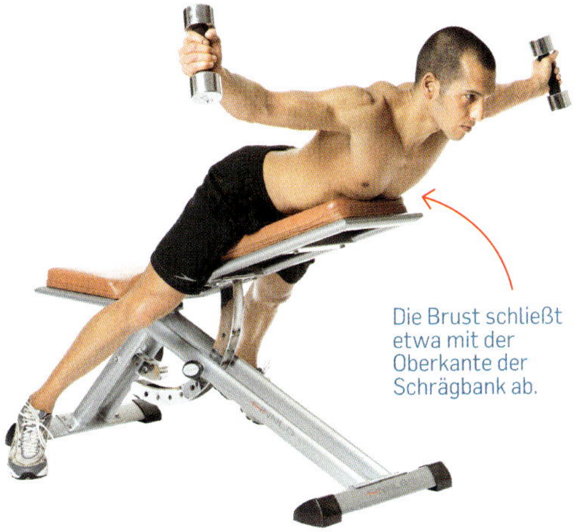

Y-Heben in Bauchlage

A

- Mit einer Kurzhantel in jeder Hand bäuchlings auf eine Schrägbank legen. Die Brust schließt mit der Bankoberkante ab.

B

- Die gestreckten Arme schräg nach vorn heben, so dass sie etwa einen 30- bis 40-Grad-Winkel und zusammen mit dem Körper ein Y bilden (daher der Übungsname).

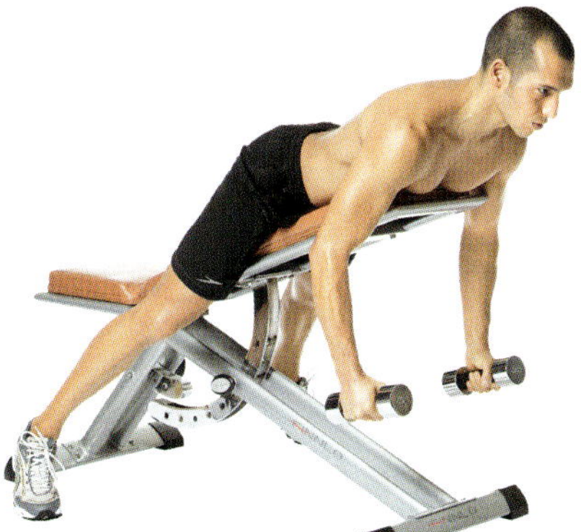

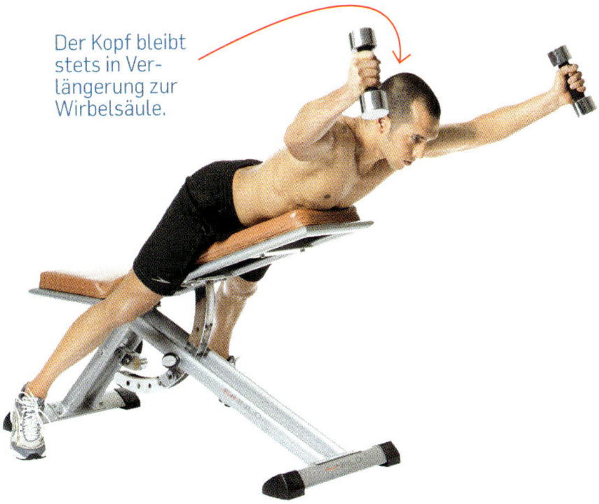

POWER-VARIANTE
Legen Sie sich auf einen Gymnastikball anstelle der Schrägbank.

Oberer Rücken

L-Heben in Bauchlage

A

- Bäuchlings auf eine Schrägbank legen, so dass die Brust etwa auf Höhe der Lehnenkante ist.
- In jeder Hand eine Kurzhantel im Obergriff halten.

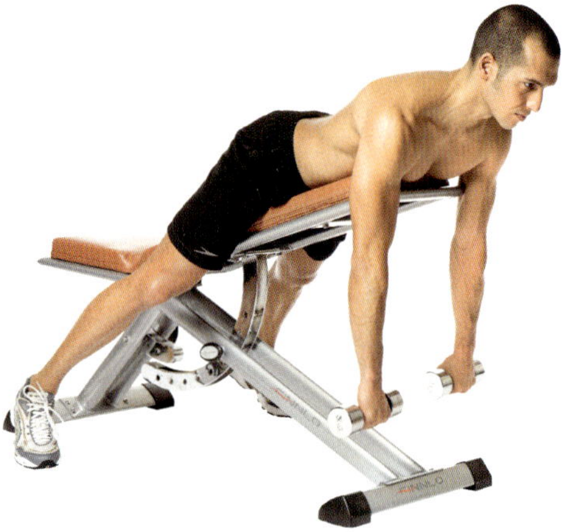

B

- Die Hanteln in einer Ruderbewegung zum Körper ziehen, bis die Oberarme auf Schulterhöhe und die Ellenbogen etwa rechtwinklig gebeugt sind.
- Zur Intensivierung die Schulterblätter zusammenziehen.

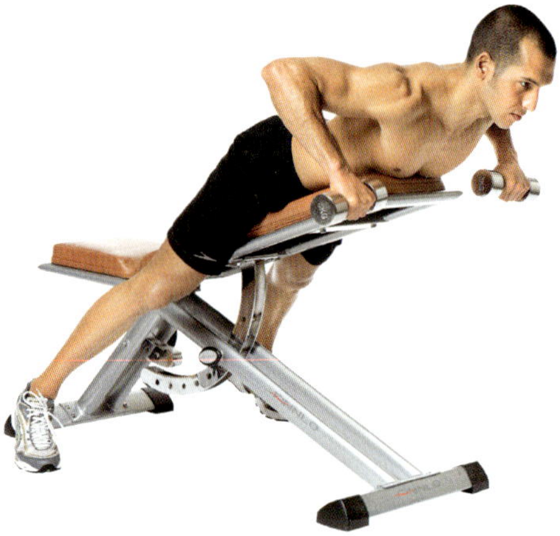

C

- Die Oberarme so weit es geht nach oben drehen, ohne ihre Position zum Körper zu verändern.
- Auf gleichem Weg zurück in die Ausgangsposition gehen.

Achten Sie darauf, dass Sie bei der Rotation des Oberarms die Ellenbogenstellung nicht verändern.

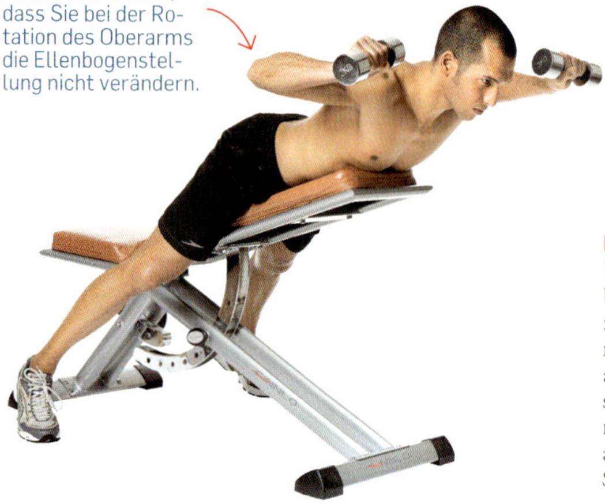

WECHSELNDE ARMSTELLUNG

Mit unterschiedlichen Heberichtungen der Arme sprechen Sie verschiedene Anteile in der Muskulatur, vorrangig im Deltamuskel, an. Dieser Muskel ist ebenso wie die darunterliegende Rotatorenmanschette vielbeschäftigt, deshalb sind Vielfalt und Abwechslung im Training für sie besonders wichtig.

POWER-VARIANTE

Unterteilen Sie die Drehbewegung von Schritt B) zu C): Erst dreht ein Arm nach oben, dann folgt der andere. Zurück in derselben Abfolge. Ein Arm muss also immer auf den anderen warten und die Spannung halten.

I-Heben in Bauchlage

A

- Mit einer Kurzhantel in jeder Hand bäuchlings auf eine Schrägbank legen.
- Die Handflächen zeigen zueinander.

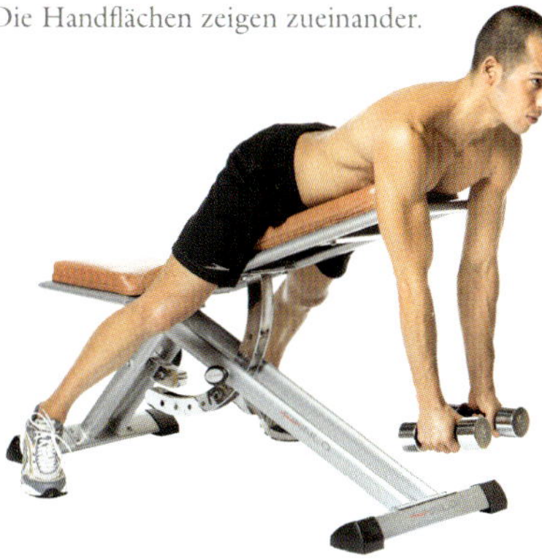

B

- Die gestreckten Arme parallel bis auf Schulterhöhe nach vorn hochheben.

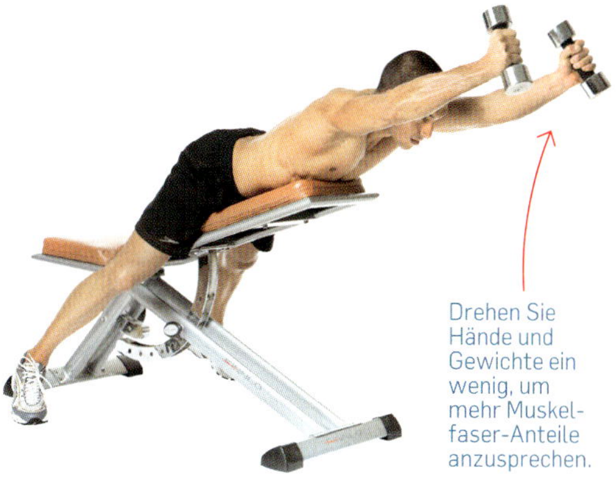

POWER-VARIANTEN

Kombinieren Sie verschiedene der vorgestellten Hebebewegungen. Führen Sie zum Beispiel erst dieses I-Heben aus, dann bringen Sie die gestreckten Arme in die Endposition des Seithebens und zurück in die Ausgangsstellung.

Vorgebeugtes Seitheben über Kreuz

A

- Zwischen zwei Kabelzüge stellen.
- Mit rechts den linken und mit links den rechten Zug fassen. Die Handflächen zeigen zueinander.
- Mittig positionieren, leicht in die Knie gehen und den Oberkörper gerade vorbeugen.

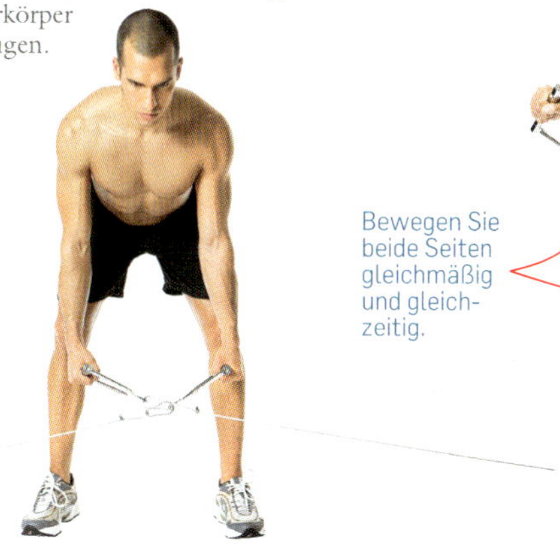

B

- Die Arme gestreckt zur Seite auf Schulterhöhe heben. Der Oberkörper bleibt in Position.

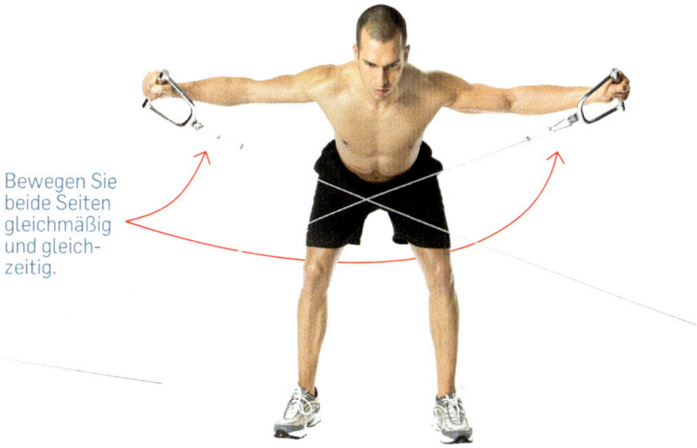

POWER-VARIANTE

Stellen Sie sich auf ein Balance-Kissen oder, noch schwerer, auf einen Balance-Kreisel.

Unterer Rücken

Kraftübungen für den unteren Rücken

Auf den kommenden Seiten finden Sie eine Zusammenstellung der wichtigsten Übungen, die den Rückenstrecker ansprechen und insgesamt für eine stabile, beschwerdefreie Rückenpartie sowie eine aufrechte Körperhaltung sorgen.

Die Bewegungsabläufe

Der Begriff „Rückenstrecker" sagt vieles, aber nicht alles: Es dürfte Sie wenig überraschen, dass diese Muskelgruppe den Rücken streckt, also den Rumpf nach hinten beugt. Darüber hinaus stabilisiert der Rückenstrecker aber auch die Wirbelsäule dauerhaft in einer aufrechten Position, wann, wie und wo immer Sie gehen, stehen oder sitzen. Zudem ermöglicht er viele weitere Rumpfbewegungen, zum Beispiel das seitliche Drehen und Beugen. Da die meiste Kraft für Streck- und Beugebewegungen aus dem Lendenwirbelbereich kommt, spricht man in diesem Zusammenhang auch vom Training für den unteren Rücken. Der Rückenstrecker fühlt sich von folgenden Bewegungen besonders gefordert:

- das Aufrichten, Halten und Drehen des Rumpfes in vorgebeugter Haltung und Bauchlage
- das Anheben von Armen und Beinen, vorgebeugt oder in Bauchlage
- das Anheben des Beckenbereichs in Rücklage bei aufgestellten Beinen

Die Muskeln im Fokus

Im Zentrum dieses Kapitels steht der Rückenstrecker, der ja bereits ein Sammelbegriff für verschiedene rumpfstabilisierende tiefe Rückenmuskeln ist. Mit den beschriebenen Bewegungsausführungen trainieren Sie auch weitere Muskeln, die den Rumpf festigen helfen. Zudem arbeiten wichtige hüftstabilisierende Muskeln oft im Verbund mit dem Rückenstrecker:

ANGESPROCHENE RUMPF- UND HÜFTMUSKELN BEIM TRAINING DES UNTEREN RÜCKENS

Muskel	Trainiert durch
Rückenstrecker	*alle oben angeführten Bewegungen*
Muskulatur im Gesäß und in den hinteren Oberschenkeln	*Anheben des Beckens / Körpers in Rücklage, zum Beispiel bei Brücken*
Weitere Rumpfmuskulatur, vorrangig die (seitlichen) Bauchmuskeln	*Halten und Drehen des Rumpfes in vorgebeugter Haltung*

Rumpfheben auf dem Gymnastikball

A

- Mit der Hüfte und dem unteren Bauch auf einen Gymnastikball legen. Der Oberkörper ist frei beweglich.
- Die Beine leicht strecken und auf den Zehenspitzen abstützen.
- Die Hände an die Schläfen legen und den Oberkörper so weit wie möglich in Richtung Boden senken.

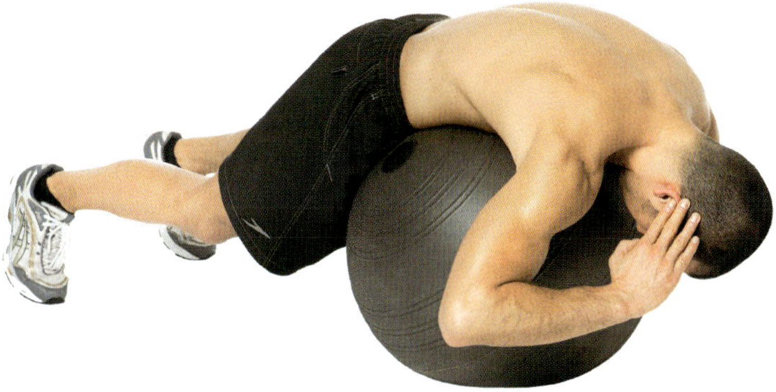

B

- Den geraden Oberkörper mit angespannter Rumpfmuskulatur aus der Kraft des unteren Rückens anheben.
- Die Schulterblätter zusammenziehen.

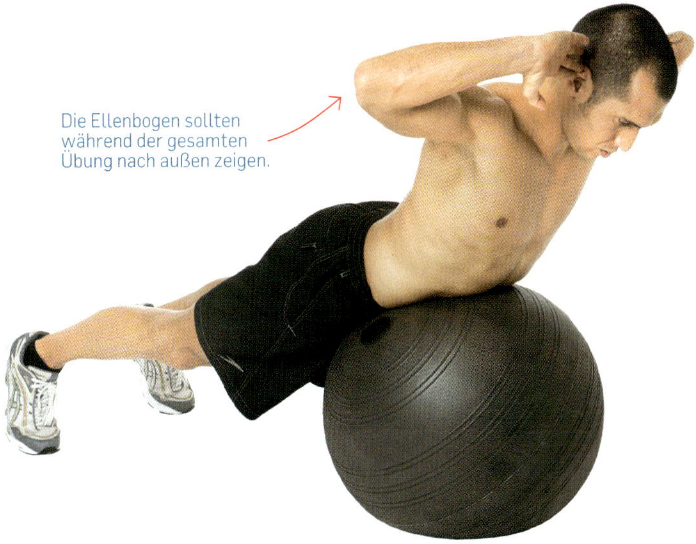

SICHERHEITS-HINWEIS

Heben Sie Ihren Oberkörper bei derartigen Hebebewegungen immer langsam an, niemals ruckartig. Für die Effektivität dieser Übungen ist es gut, den Rumpf deutlich und so weit es geht anzuheben. Aus gesundheitlichen Gründen dürfen Sie aber auch nur so weit gehen, wie es ohne Probleme möglich ist. Probieren Sie sanft aus, wo Ihre Grenzen sind.

EINSTIEGSVARIANTE

Damit Sie mit dem Übungsablauf vertraut werden und nicht so viel Ausgleichsarbeit leisten müssen, können Sie die Übung auf einer Trainingsbank oder im Studio an einem Hyper-Extensions-Gerät ausführen.

Unterer Rücken

Rumpfheben auf dem Gymnastikball mit Medizinball

A

- Bäuchlings auf den Ball legen, der Oberkörper ist frei beweglich.
- Die Beine strecken und mit den Händen einen Medizinball greifen.

EINSTIEGSVARIANTE
Ist die Übung mit Ball zu schwer, können Sie auch nur die Arme ausstrecken.

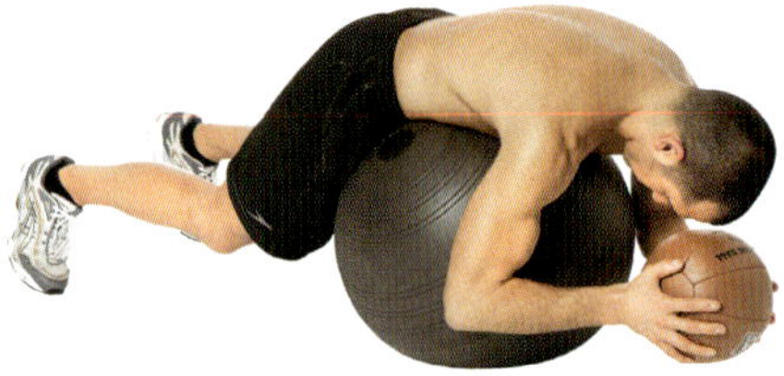

B

- Den gestreckten Oberkörper anheben, zeitgleich die Arme strecken. Der ganze Körper ist auf einer geraden Linie.

Drücken Sie den Ball betont von sich weg und halten Sie den Kopf dabei gerade.

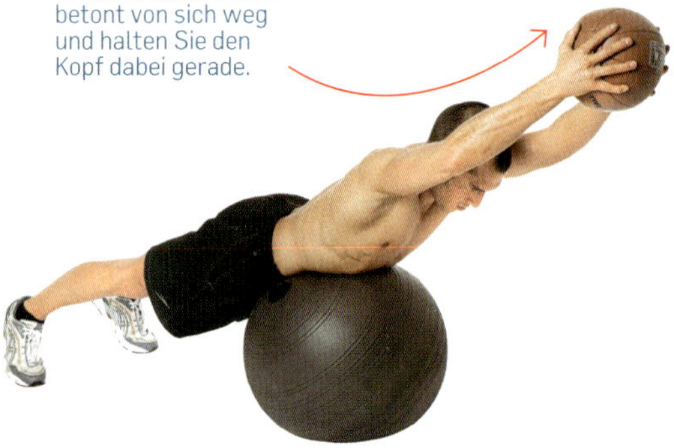

Gedrehtes Rumpfheben auf dem Gymnastikball

A

- Bäuchlings auf den Ball legen, der Oberkörper ist frei beweglich.
- Die Fingerspitzen an die Schläfen legen. Die Ellenbogen zeigen zur Seite.

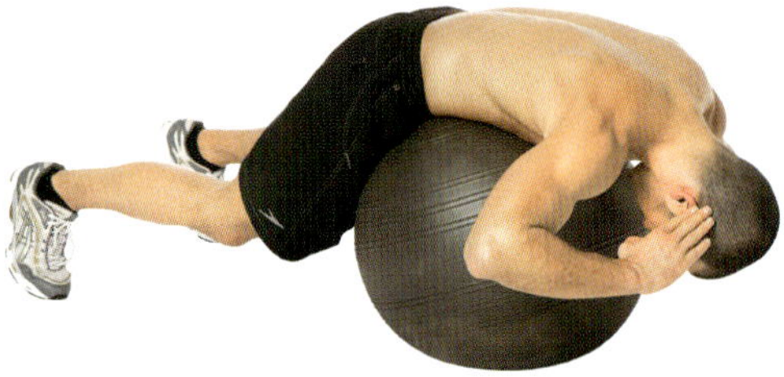

POWER-VARIANTE
Wenn Sie einen Medizinball oder eine Hantelscheibe vor dem Kopf halten, wird die Übung deutlich intensiver.

B

- Langsam den Oberkörper heben und nach rechts drehen.
- Die nächste Wiederholung geht zur linken Seite.

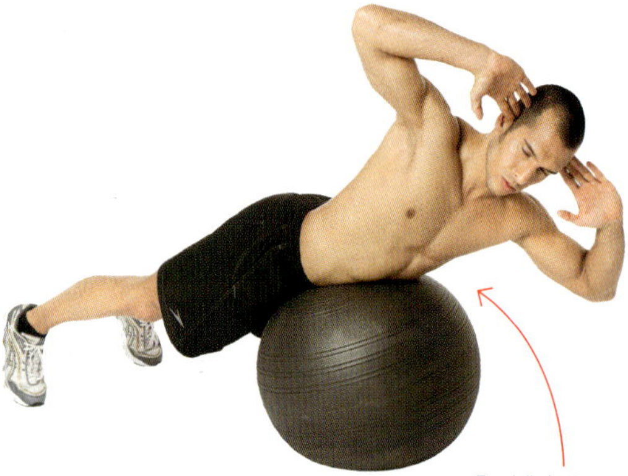

Im höchsten Punkt sollte das Brustbein den Ball nicht mehr berühren.

Freies Rumpfdrehen in Bauchlage auf der Bank

A

- Bäuchlings mit dem Beckenbereich auf eine Bank legen. Der Oberkörper ist frei beweglich.
- Die Füße unter die Bank haken, die Arme seitlich und den Oberkörper parallel zum Boden strecken.

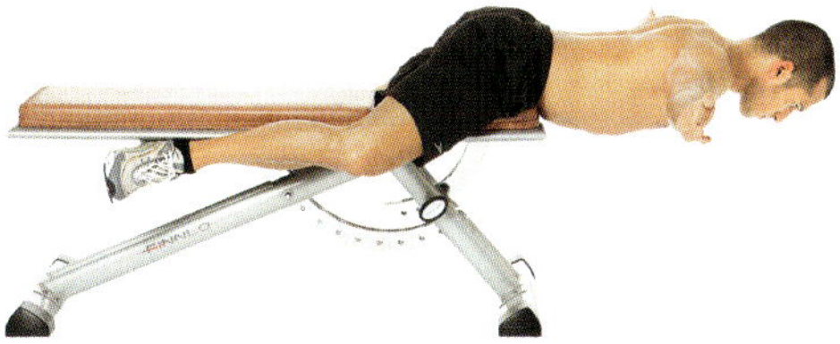

B

- Den Oberkörper mit geradem Rücken nach rechts, in der nächsten Wiederholung nach links drehen.

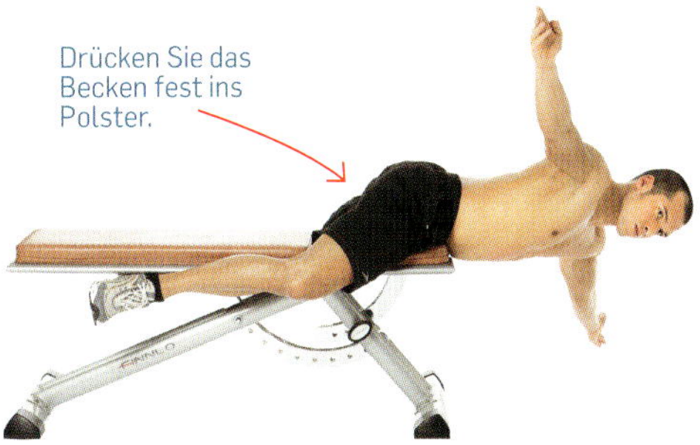

EINSTIEGSVARIANTE
Mit der Armstellung lässt sich die Intensität regulieren. Faustregel: je dichter am Körper, umso einfacher – zum Beispiel mit vor der Brust verschränkten Armen.

SICHERHEITSHINWEIS
Diese intensive Übung sollten Sie nur ausführen, wenn Sie keine Rückenbeschwerden haben.

Rumpfdrehen im Knien auf dem Balance-Kissen

A

- Auf ein Balance-Kissen knien. Eine Hantelscheibe vor dem Körper halten.
- Den geraden Oberkörper vorbeugen.

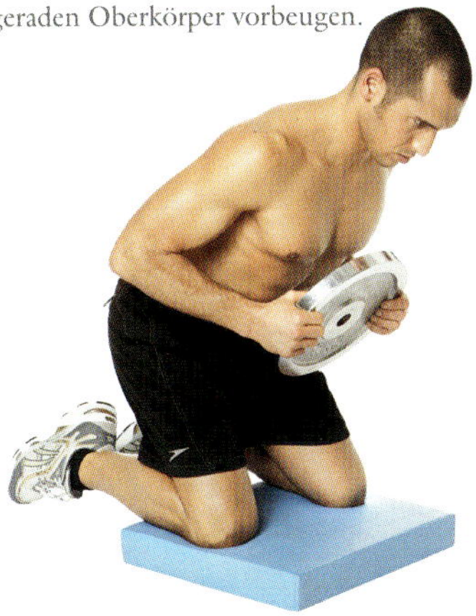

B

- So weit ohne Probleme möglich, den Oberkörper erst nach rechts, dann nach links drehen.

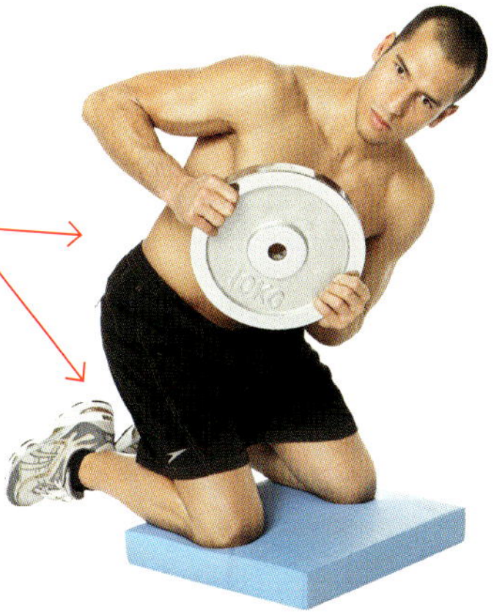

POWER-VARIANTE
Die Übung wird mit einer wackeligeren Unterlage wie einem Balance-Kreisel noch schwieriger.

Unterer Rücken

Rumpfstrecken mit der Langhantel

A

- Eine Langhantel beidhändig im Nacken halten.
- Schulterbreit aufstellen, die Knie beugen und den geraden Oberkörper etwa 45 bis 60 Grad vorbeugen.

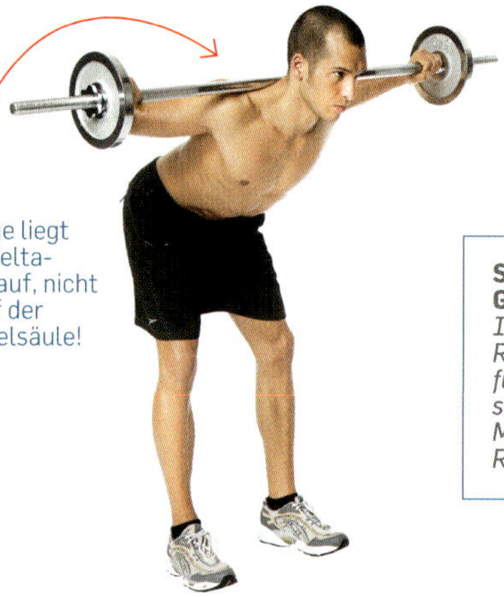

Die Stange liegt auf den Deltamuskeln auf, nicht direkt auf der Halswirbelsäule!

B

- Mit geradem Rücken aufrichten.

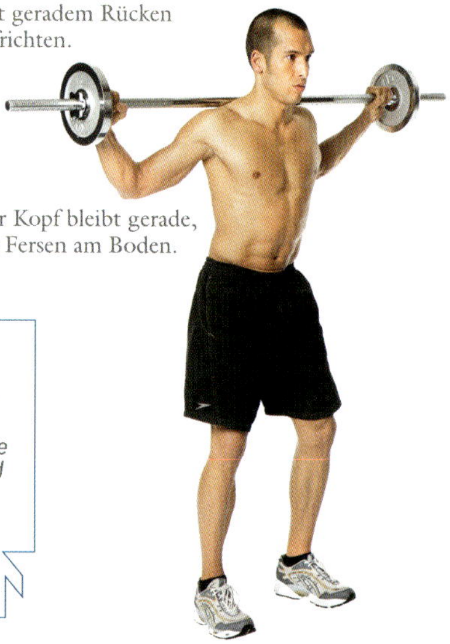

- Der Kopf bleibt gerade, die Fersen am Boden.

SO HERUM GEHT'S AUCH
In umgekehrter Richtung ausgeführt, machen Sie sogenannte Good Mornings, also Rumpfbeugen.

Kreuzheben mit der Langhantel

A

- Schulterbreit in die Knie gehen, mit geradem Oberkörper vorbeugen und die auf dem Boden liegende Langhantel ein wenig anheben.
- Keinen Rundrücken machen, eher ein minimales Hohlkreuz. Das entlastet die Bandscheiben.

NUTZEN FÜR DEN ALLTAG
Diese Übung bringt Ihnen die richtige Hebetechnik bei.

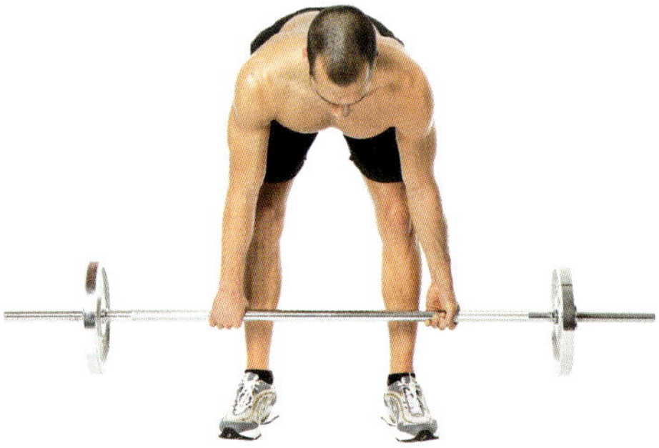

B

- Die Beine durchstrecken und den Oberkörper mit geradem Rücken aufrichten. Im ersten Teil der Bewegung kommt die meiste Kraft aus den Beinen, im zweiten aus dem Rücken.

Die Schultern bleiben hinten unten.

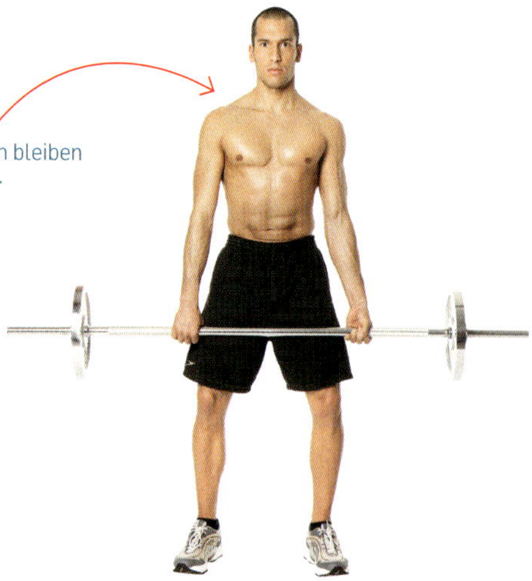

Rumpfbeugen auf dem Balance-Kreisel

A

- Einen Balance-Kreisel auf einen Stepper oder ein stabiles breites Brett legen. Alternativ ein, zwei feste Kissen auf den Kreisel legen – das Ziel ist, dass Ihre Füße im Knien den Boden nicht berühren.
- Den Rumpf anspannen und den Oberkörper mit geradem Rücken ein wenig vorbeugen.
- Die Fingerspitzen an die Schläfen legen, die Ellenbogen zeigen nach außen. Die Balance halten.

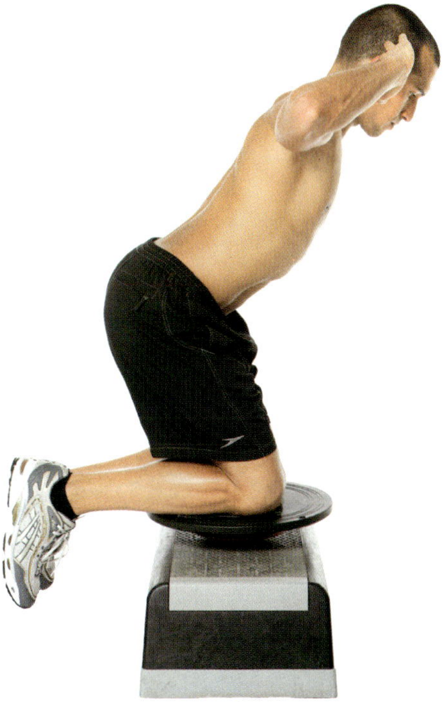

VORTEILE VON ÜBUNGEN IM KNIEN

Die Muskulatur des Rückens arbeitet bei vielen Haltungen und Bewegungen im Verbund mit der Gesäßmuskulatur. Diese ist im Stehen und im Knien aktiviert, im Sitzen hingegen nicht. Nutzen Sie also Übungen, die Sie kniend statt sitzend oder liegend absolvieren können, um das Zusammenspiel von Rücken und Gesäß zu fördern – ganz im Sinne einer gesunden aufrechten Haltung.

B

- Den geraden Oberkörper so weit es geht nach vorn beugen.
- Arme und Kopf bleiben unverändert in Position.

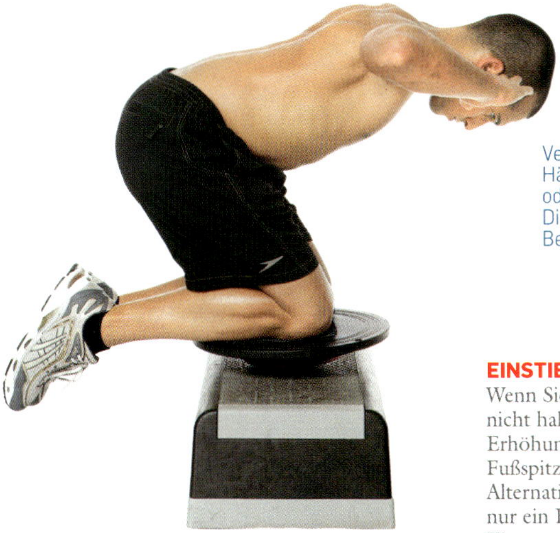

Vermeiden Sie, mit den Händen am Kopf zu ziehen oder den Kopf einzurollen. Die Bewegung soll nur im Beckenbereich stattfinden.

EINSTIEGSVARIANTE

Wenn Sie die Balance auf dem Kreisel nicht halten können, nehmen Sie die Erhöhung weg und lassen Sie die Fußspitzen den Boden berühren. Alternativ können Sie auch zunächst nur ein Balance-Pad oder ein dickes Kissen verwenden.

Unterer Rücken

Rumpfheben im Liegen

A

- In Bauchlage hinlegen. Die Arme liegen neben dem Körper.

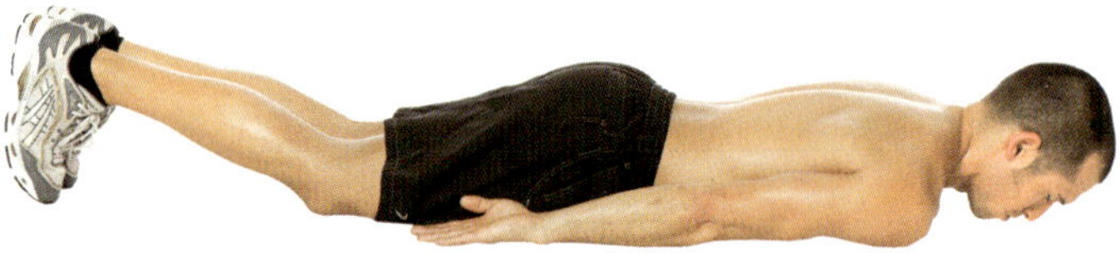

B

- Mit der Kraft des unteren Rückens den Oberkörper langsam anheben. Dabei die Schulterblätter zusammenziehen und die Hände in Richtung der Füße schieben.

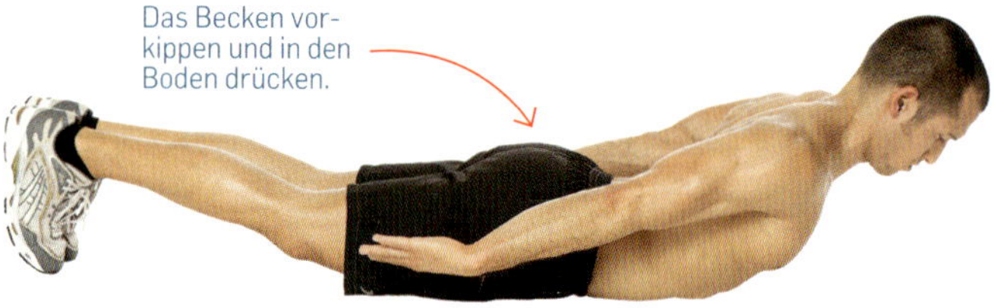

TESTEN SIE IHREN RÜCKENSTRECKER
Versuchen Sie dazu, die Endposition zu halten. 20 Sekunden sind gut, 30 Sekunden besser: Dann haben Sie für den Alltag ausreichend Power in der tiefen Rückenmuskulatur.

Superman

A

- Bäuchlings auf dem Boden liegend die Arme in Verlängerung zum Körper ablegen.
- Das Becken in den Boden drücken und den Rumpf anspannen.

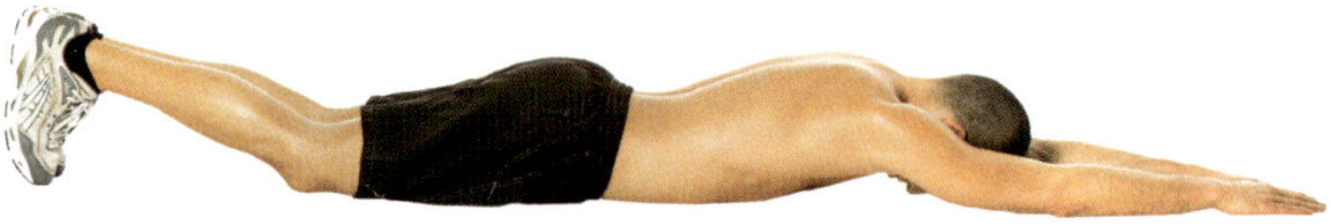

B

- Beine, Arme und Oberkörper gleichzeitig möglichst weit vom Boden abheben.
- Der Kopf bleibt in Verlängerung zur Wirbelsäule.

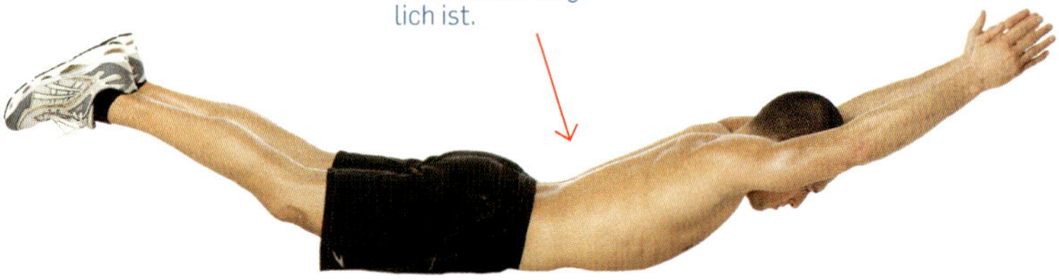

EINSTIEGSVARIANTE
Sie können auch den „halben" Superman machen: Heben Sie jeweils nur die Beine oder die Arme an.

Rumpfheben im Liegen mit ausgebreiteten Armen

A

- Bäuchlings auf den Boden legen. Die Arme seitlich anheben und parallel zum Boden halten.

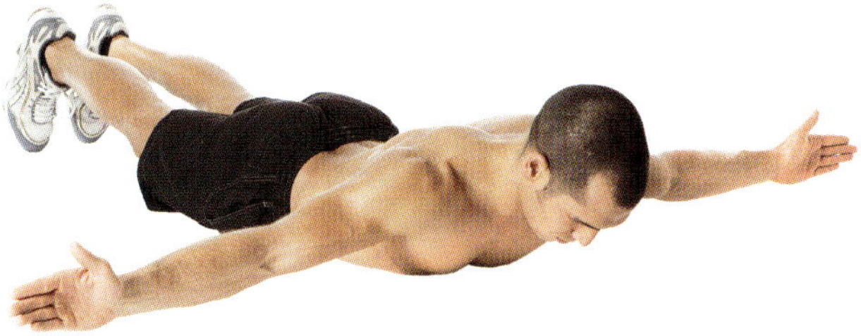

B

- Die Brustpartie anheben. Dabei die Schulterblätter maximal zusammenpressen und die gestreckten Arme hochdrücken, so weit es geht.

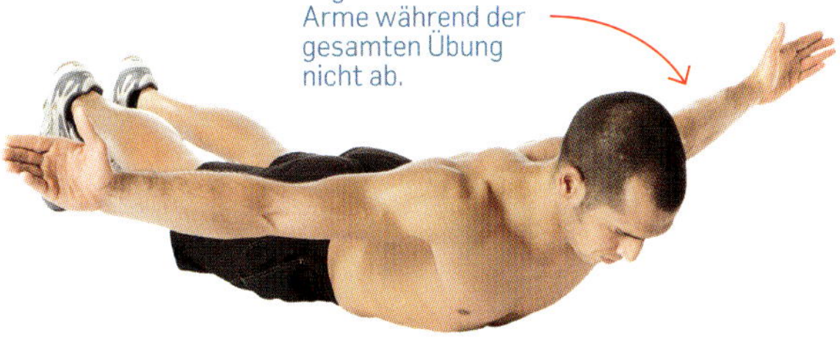

Diagonales Arm- und Beinheben mit Hantelscheiben

A

- Mit einer Hantelscheibe in jeder Hand bäuchlings auf den Boden legen.
- Die Arme parallel zueinander über dem Boden halten, auch die Füße anheben.

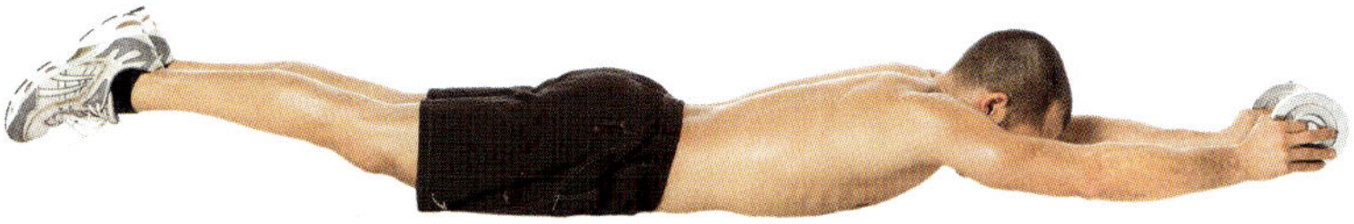

B

- Gleichzeitig den linken Arm und das rechte Bein gerade anheben, dann den rechten Arm und das linke Bein. Im Wechsel fortfahren.
- Die Übung auf Zeit durchführen.

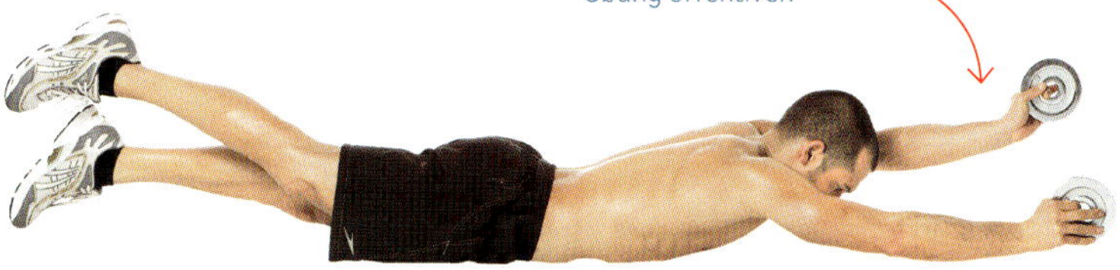

EINSTIEGSVARIANTEN
Lassen Sie die Gewichte weg und / oder lassen Sie die Füße auf dem Boden.

Unterer Rücken

Delfin-Schwimmen

A

- Bäuchlings auf den Boden legen, dann die Brust sowie die gestreckten Beine anheben.
- Auch die Arme sind in der Luft: diese dicht am Körper halten. Die Handflächen zeigen nach oben.
- Der Kopf ist in Verlängerung zur Wirbelsäule, der Blick geht Richtung Boden.

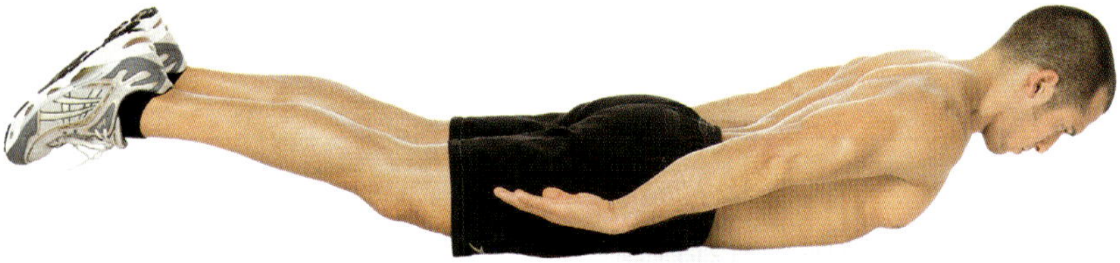

B

- Die gestreckten Arme seitlich hochheben, drehen und dabei nach vorn führen. Gleichzeitig die Brust weiter vom Boden abheben.

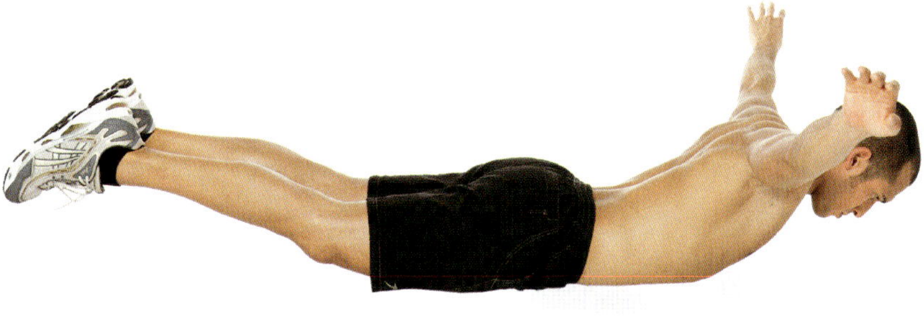

C

- Die gestreckten Arme weit nach vorn über den Kopf führen, bis sie parallel stehen. Die Brust sinkt wieder etwas ab, der obere Körperbereich bleibt aber ebenso wie die Beine und die Arme in der Luft. Der ganze Körper ist nun maximal gestreckt.
- Die gestreckten Arme in einem seitlichen Bogen wieder zum Körper und zurück in die Ausgangsposition führen.

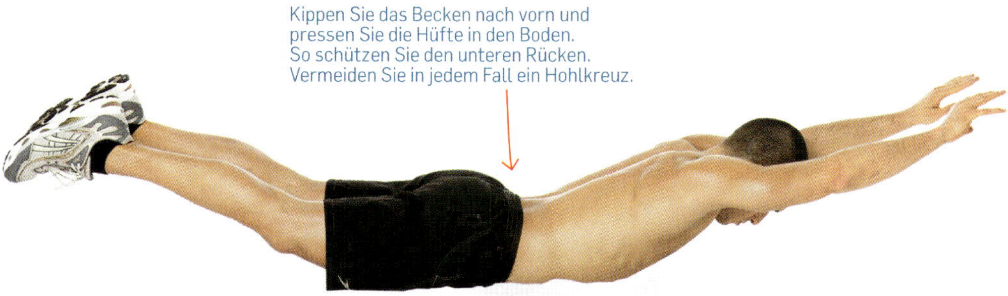

Rückenbrücke

A

- Rücklings hinlegen, die Fersen in den Boden drücken.
- Die Arme am Kopf vorbei auf dem Boden ablegen.

B

- Das Becken möglichst weit zur Decke drücken, so dass nur noch Fersen, Schultern und Arme den Boden berühren.

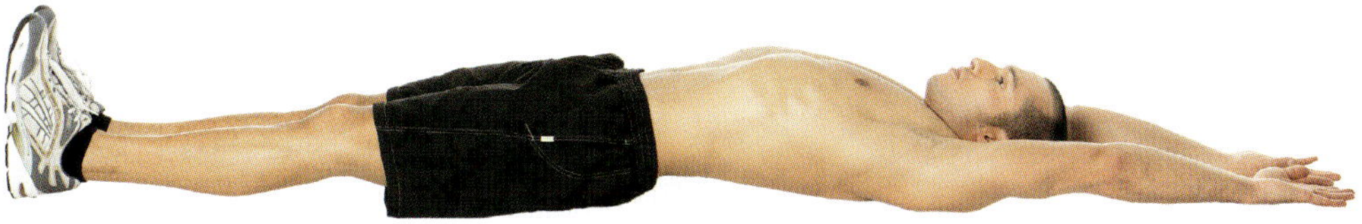

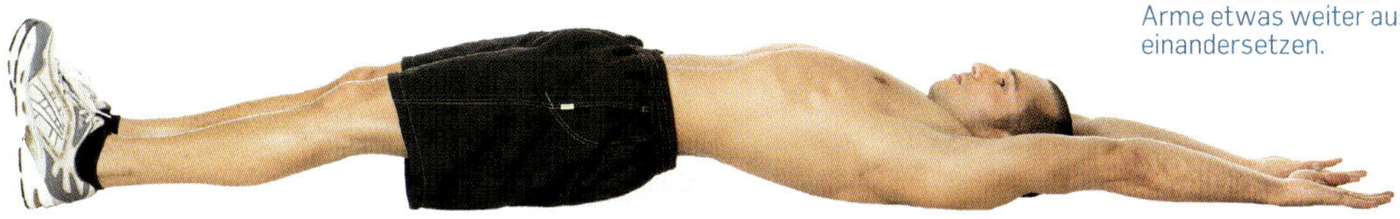

Bei Balance-Problemen können Sie Beine und Arme etwas weiter auseinandersetzen.

Rückwärtiges Beinheben auf dem Gymnastikball

A

- Bäuchlings mit Hüfte und unterem Bauch auf den Ball legen. Vorn mit den Händen, hinten mit den Fußspitzen abstützen.
- Rücken und Kopf gerade halten.

B

- Die Beine so weit wie möglich anheben, ohne sie zu beugen.

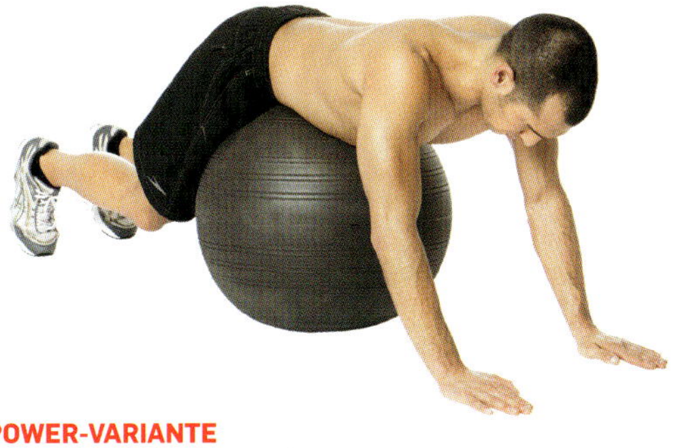

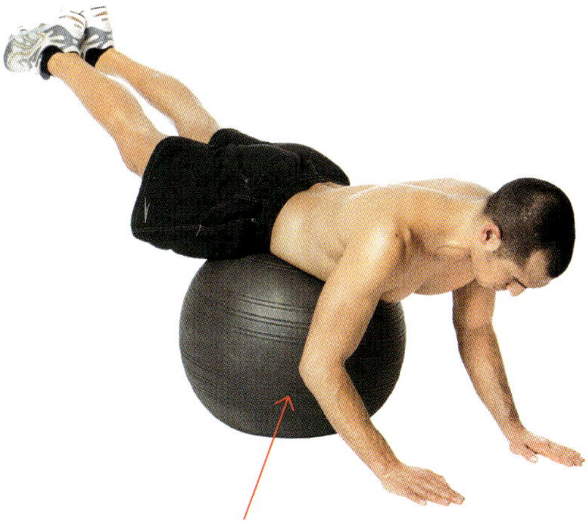

POWER-VARIANTE
Sie können die hochgestreckten Beine in der Luft minimal kreisen lassen.

Die Ellenbogen dürfen etwas nachgeben, der Oberkörper sollte aber nicht zu weit vorkippen.

Unterer Rücken

Rückwärtiges Beinheben auf der Bank

A

- Bäuchlings auf eine erhöhte Bank mit schräg abfallender Fläche legen und mit den Händen festhalten.
- Die frei beweglichen Beine leicht anheben.

B

- Die Beine bis auf eine Linie mit dem Rumpf hochstrecken, aber nicht höher, da Sie sich ansonsten im unteren Rücken verletzen könnten.

POWER-VARIANTE
Führen Sie die Beine in der Endposition ein paarmal scherenartig aneinander vorbei.

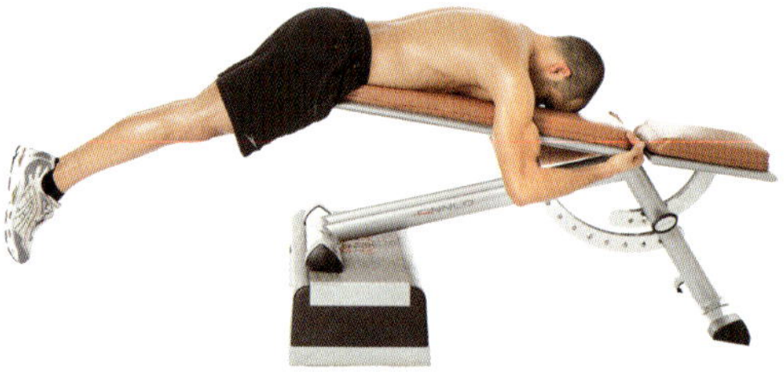

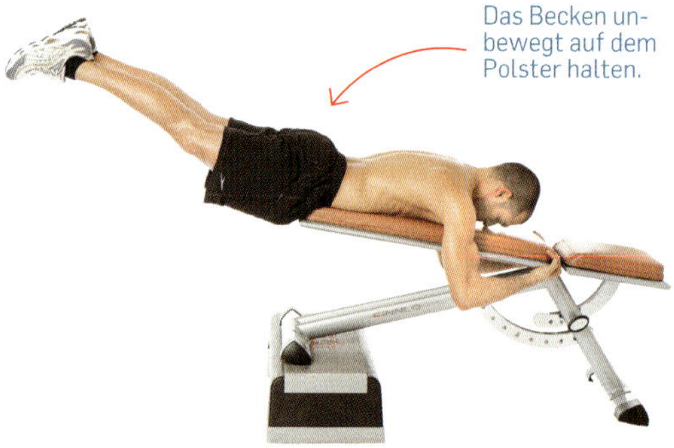

Einbeiniges rückwärtiges Beinheben auf der Bank

A

- Bäuchlings auf eine schräg abfallende Bank legen. Der linke Fuß stützt am Boden ab, das rechte Bein ist angewinkelt und frei beweglich angehoben.
- Mit den Händen an der Bankfläche festhalten.

B

- Das rechte Bein anheben und durchstrecken.
- Becken und Oberkörper bleiben unverändert in Position.
- Im nächsten Satz die Seiten wechseln.

EINE GUTE IDEE
Eine sogenannte Bewegungsidee vereinfacht die Ausführung. Nehmen Sie sich hier vor, die Ferse zur Decke zu drücken.

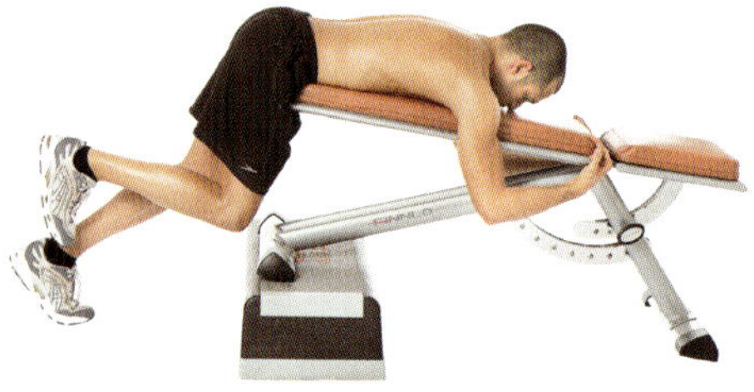

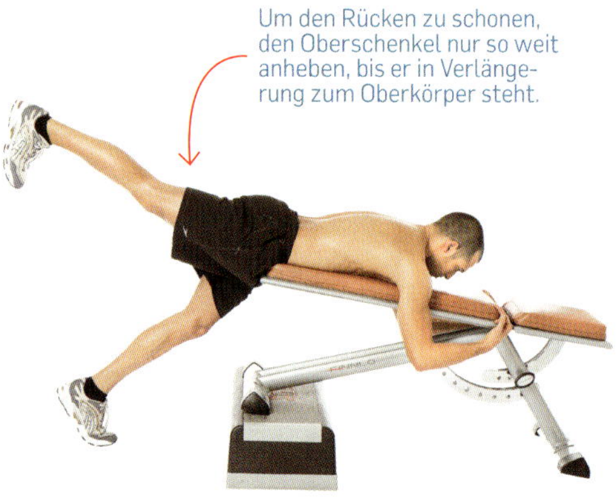

Angewinkeltes Beinrückheben

A

- Auf den Bauch legen, die Füße vom Boden abheben und die Beine etwa 45 Grad beugen.

B

- Ohne Schwung die Oberschenkel anheben und die Unterschenkel Richtung Gesäß ziehen, bis die Beine etwa rechtwinklig gebeugt sind.

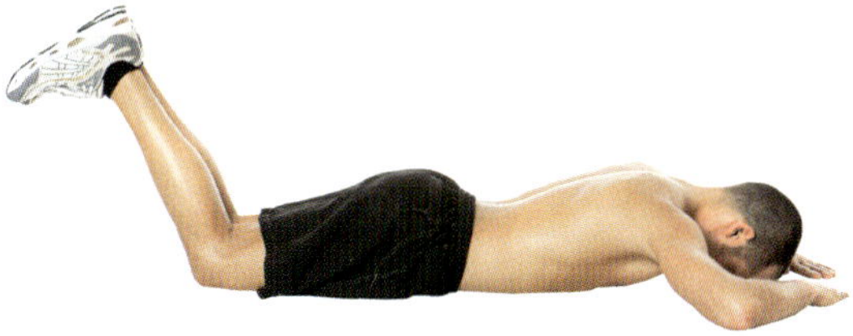

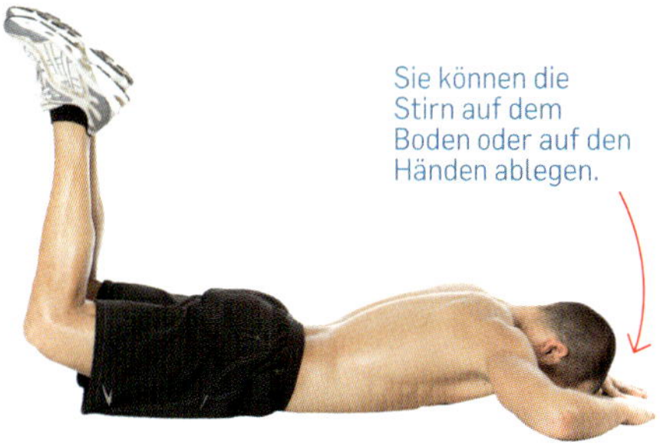

SICHERHEITSHINWEIS

Diese Übung sieht harmlos aus, setzt aber einen kräftigen unteren Rücken voraus. Wer dort noch Defizite hat, beginnt mit leichteren Übungen wie denen auf Seite 96 oder 100.

Beinüberkreuzen im Vierfüßlerstand

A

- In den Vierfüßlerstand gehen.
- Das rechte Bein anheben und im 45-Grad-Winkel nach rechts strecken.

B

- In einem hohen Bogen das rechte Bein gestreckt nach links so weit wie möglich über das linke Bein hinwegführen, ohne dass die Hände und das stützende Knie mitdrehen.
- Im nächsten Satz die Beine wechseln.

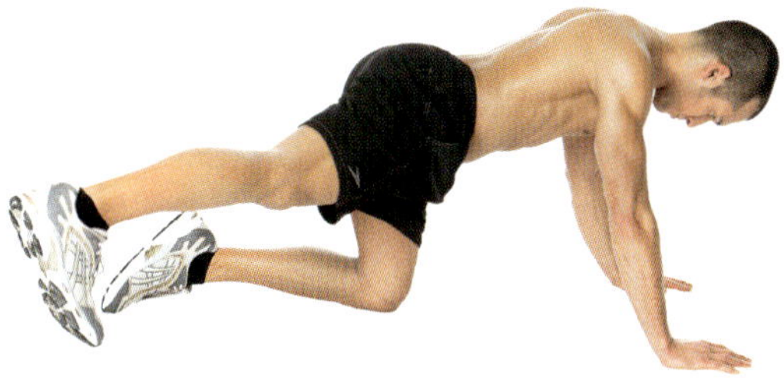

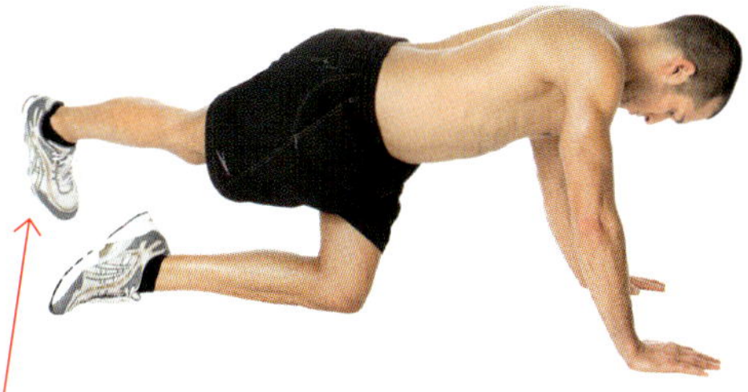

Kraftübungen für die Schultern

Das Training der Schultern ist untrennbar mit dem Training des oberen Rückens verbunden. Denn es gibt kaum eine Armbewegung, bei der nicht beide Muskelgruppen beteiligt sind. In der Sportwissenschaft spricht man in diesem Zusammenhang auch vom „Funktionskreis Arme", der noch Brust- und Armmuskeln mit einschließt.

Die Bewegungsabläufe

Folgende Bewegungen trainieren die Schultern vorrangig (weitere Bewegungen gehören zum Training für den oberen Rücken):

- das Heben / Drehen der Arme
- das Strecken der Arme aus der Schulter auf Schulterhöhe oder darüber
- das Drücken aus einer Stützhaltung
- das horizontale oder diagonale Ziehen der Arme
- das Rotieren in der Schulter
- das Hochziehen der Schulterblätter

Die Muskeln im Fokus

Die Vielfalt dieser Bewegungsabläufe ist eine Folge der enormen Beweglichkeit des Schultergelenks. Dementsprechend sind auch die jeweiligen Trainingseffekte unterschiedlich:

Jede Armbewegung und jede Haltung spricht andere Anteile in der Schultermuskulatur an. Da viele Schultermuskeln das Gelenk stabilisieren helfen, sind diese auch bei jeder der hier vorgestellten Übungen im Einsatz. Vereinfacht lässt sich die Trainingswirkung für die wichtigsten Muskeln so darstellen:

ANGESPROCHENE RÜCKEN- UND SCHULTERMUSKELN BEIM TRAINING DER SCHULTERN

Muskel	Trainiert durch
Deltamuskel, vorderer Anteil	· *frontales Heben und Strecken der Arme* · *Schulterdrücken* · *Schulterrotationen* · *Drehen der Arme nach innen*
Deltamuskel, mittlerer Anteil	· *seitliches Heben und Strecken der Arme* · *Schulterdrücken*
Deltamuskel, hinterer Anteil	· *Züge von vorn zum Körper* · *Drücken der Arme nach hinten* · *Drehen der Arme nach außen*
Trapezmuskel, vorrangig oberer und mittlerer Anteil	· *Schulterheben* · *Heben der Arme*
Schulterblattheber	· *Schulterheben*
Rotatorenmanschette	· *alle oben angeführten Bewegungen*
Vorderer Sägezahnmuskel	· *Drücken aus einer Stützhaltung, Beispiel: Schulterdrücken für den Sägezahnmuskel* · *Hebebewegungen*

Schulterdrücken mit Kurzhanteln

A

- Schulterbreit aufstellen und die Knie leicht beugen.
- Mit jeder Hand eine Kurzhantel dicht über der Schulter halten. Die Handflächen zeigen zueinander, die Ellenbogen weisen nach vorn unten.

B

- Den Rumpf anspannen und den Rücken gerade halten.
- In die Knie gehen – das entlastet den unteren Rücken und aktiviert die Muskelketten nach unten über das Becken hinaus.

C

- Aus den Knien hochdrücken.
- Gleichzeitig die Hanteln senkrecht nach oben drücken, bis die Arme gestreckt sind.
- Von hier aus direkt in die Ausgangsposition zurückkehren.

POWER-VARIANTE
Sie können das Schulterdrücken auch einseitig ausführen und sich ganz auf jeweils eine Schulter konzentrieren. Beide Seiten aber unbedingt gleich trainieren.

ALTERNATIVE
In der einfachen Variante sparen Sie sich den rückenschonenden Schritt B) und gehen beim Hochdrücken nicht extra in die Knie. Dafür nehmen Sie bitte weniger Gewicht und halten die Knie stets leicht gebeugt.

Die Hanteln sollten immer den gleichen Abstand zueinander haben. Wenn Sie sie aufeinander zu bewegen, werden die Schultergelenke mehr belastet.

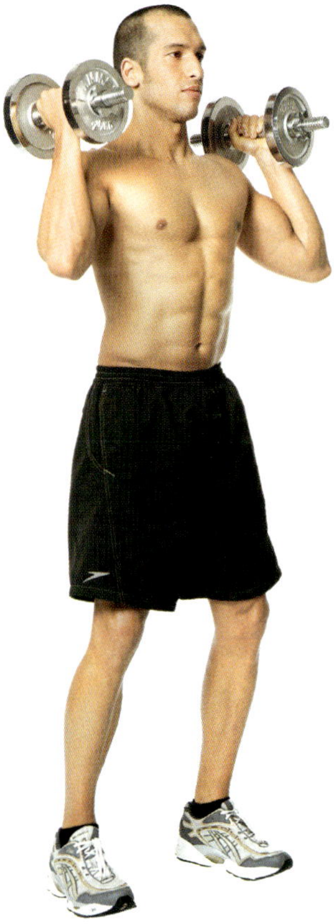

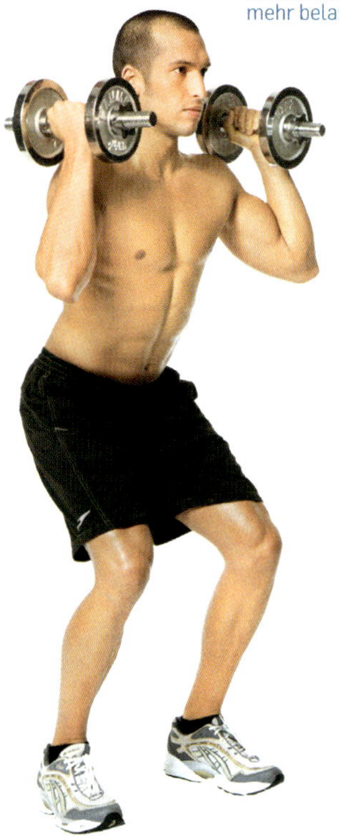

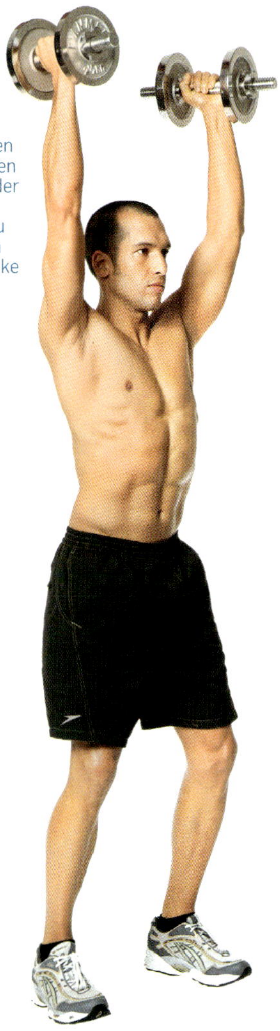

Schultern

Wechselseitiges Kurzhantel-Schulterdrücken mit Drehung

A

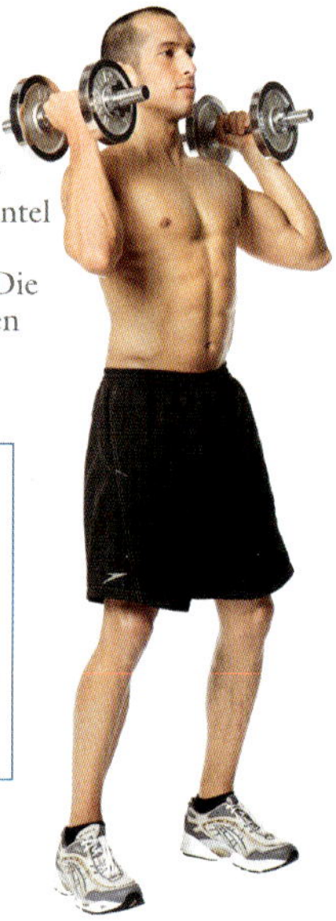

- Schulterbreit hinstellen, in jeder Hand eine Kurzhantel seitlich neben den Schultern halten. Die Handflächen zeigen zueinander.

DOPPELT PROFITIEREN
Das Rumpfdrehen aktiviert auch die seitliche Bauchmuskulatur, die oft nur schwach ausgeprägt ist.

B

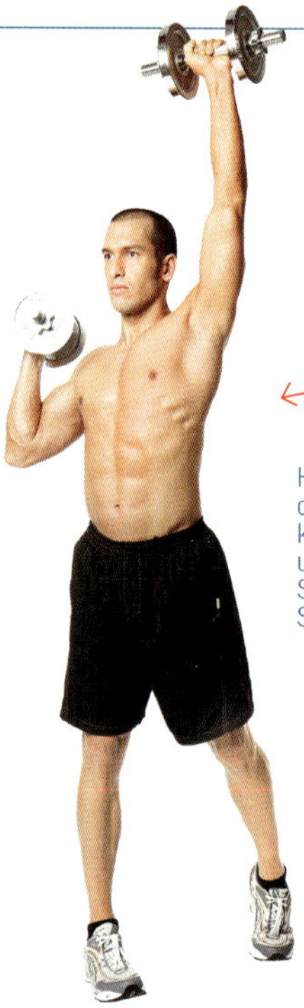

- Den Rumpf nach rechts drehen, dabei die linke Hand hochdrücken und den linken Fuß leicht eindrehen.
- Mit rechts wiederholen.

Halten Sie den Oberkörper gerade und kippen Sie nicht zur Seite.

Vorgebeugtes Schulterdrücken

A

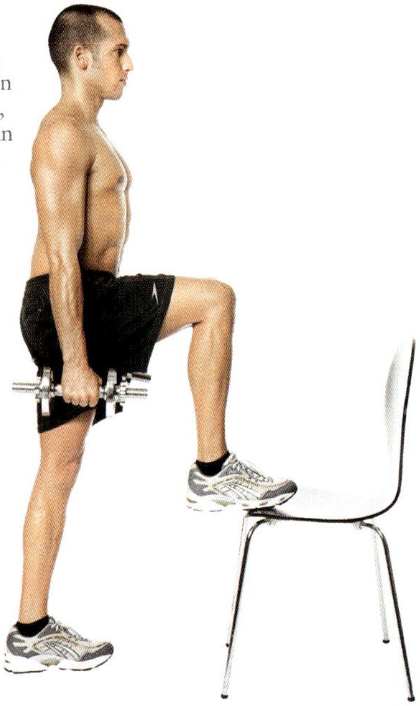

- Den rechten Fuß auf einen Stuhl stellen, das linke Bein ist gestreckt.

POWER-VARIANTE
Heben Sie in der Endposition zusätzlich die Schultern betont an.

B

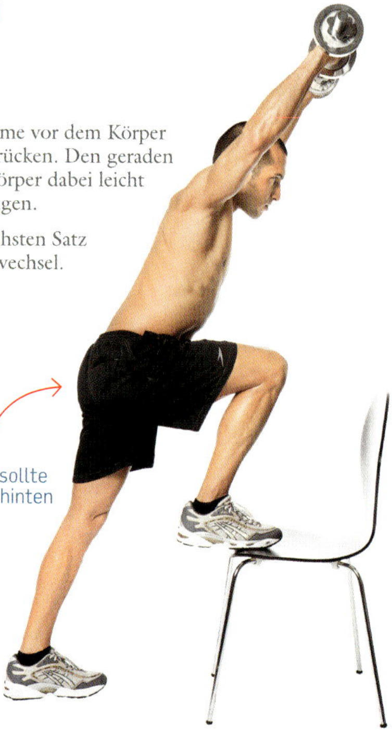

- Die Arme vor dem Körper hochdrücken. Den geraden Oberkörper dabei leicht vorbeugen.
- Im nächsten Satz Seitenwechsel.

Ihr Gesäß sollte nicht nach hinten schieben.

Umgekehrtes Schulterdrücken

A

- Mit den Händen kopfüber auf dem Boden schulterbreit abstützen. Das Gesäß zur Decke drücken.
- Beine und Arme durchstrecken, den Rücken gerade halten.

POWER-VARIANTE
Stellen Sie die Füße auf eine Bank und stützen Sie sich auf dem Boden davor ab.

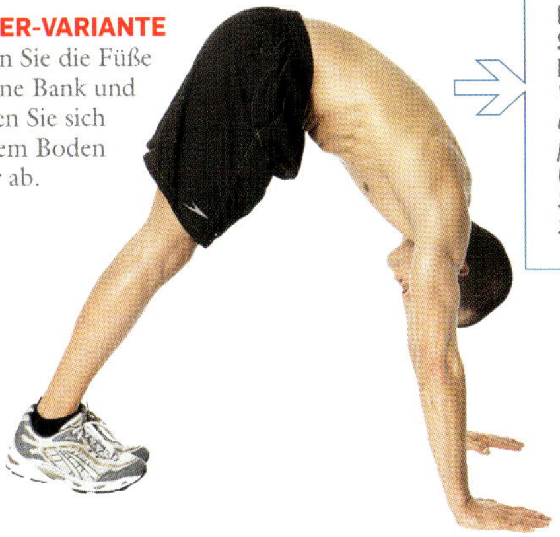

TESTEN SIE DIE KRAFT IHRER SCHULTER-MUSKELN
Versuchen Sie dazu die Endposition dieser Übung zu halten. Schaffen Sie 20 Sekunden? Prima.

B

- Die Ellenbogen beugen, bis der Kopf fast den Boden berührt.

Den Oberkörper senkrecht auf und ab bewegen. Nicht pendeln, das belastet die Schultern.

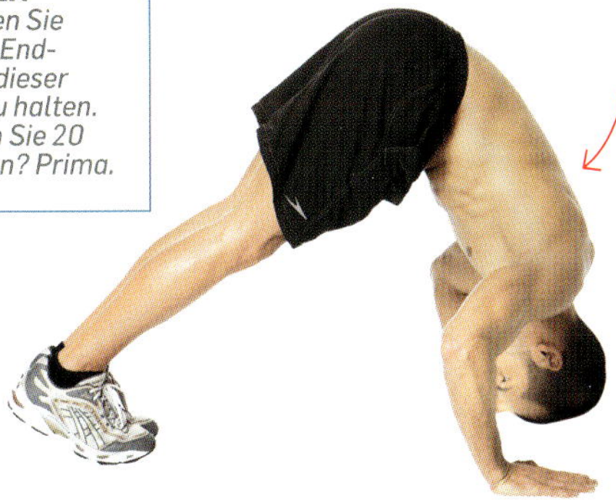

Seitheben

A

- Mit leicht gebeugten Knien schulterbreit aufstellen.
- In jeder Hand eine Kurzhantel halten (Handflächen nach vorn).

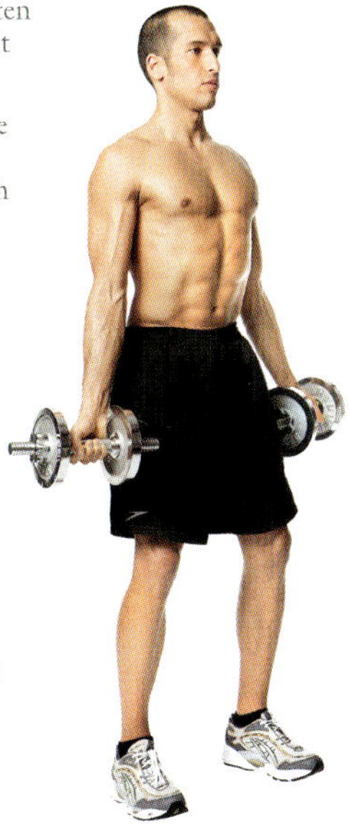

POWER-VARIANTEN
Rotieren Sie die Arme in der Bewegung oder führen Sie das Seitheben einseitig aus.

B

- Die Hanteln seitlich anheben, bis sie etwa auf Schulterhöhe senkrecht stehen.

Das Kinn ist leicht angezogen und der Kopf gerade, um den Nackenbereich zu entlasten.

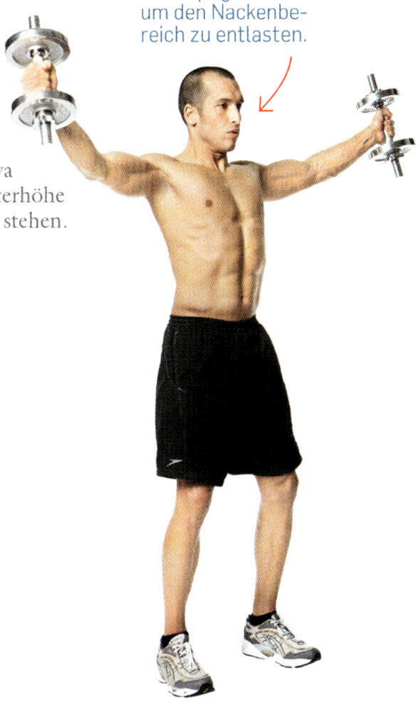

Schultern

L-Seitheben mit Schulterrotationen

A

- Schulterbreit mit minimal gebeugten Knien aufstellen.
- Den Oberkörper aufrecht, den Rumpf angespannt lassen.
- In jeder Hand eine Kurzhantel mit ausgestreckten Armen am Körper halten. Die Handflächen zeigen zueinander.

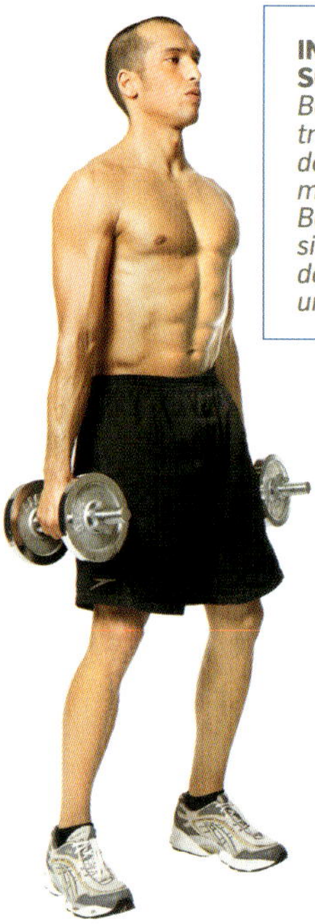

INFOS ZUM SEIT- UND SCHULTERHEBEN
Bei allen Hebeübungen trainieren Sie den vorderen Sägezahnmuskel mit, der bei derartigen Bewegungen stabilisierend mitwirkt und den Bewegungsablauf unterstützt.

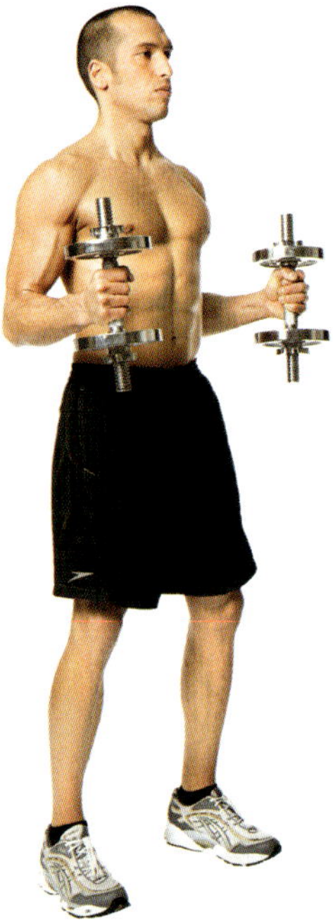

B

- Die Gewichte heben, indem Sie die Ellenbogen etwa rechtwinklig nach vorn beugen. Die Oberarme bleiben am Körper.

C

- Die Oberarme seitlich nach oben drücken, bis sie zusammen mit den Unterarmen und den Gewichten ungefähr auf Schulterhöhe sind.

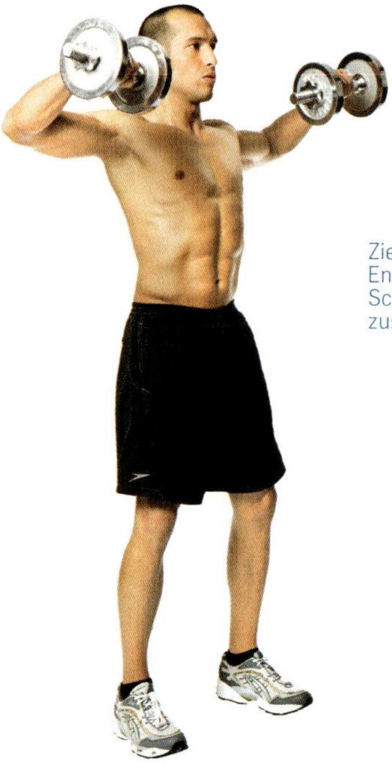

D

- Die Arme aus der Schulter heraus nach oben drehen, bis die Unterarme und die Gewichte etwa zur Decke zeigen.
- Auf gleichem Weg zurück in die Ausgangsposition.

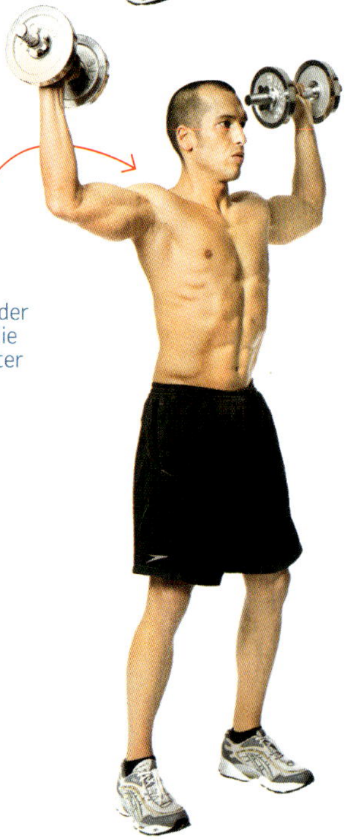

Ziehen Sie in der Endposition die Schulterblätter zusammen.

Y-Seitheben

A

- Schulterbreit aufstellen und in jeder Hand eine Kurzhantel halten. Die Handflächen zeigen zueinander.

B

- Die Gewichte schräg nach vorn heben, bis sie mit den Armen auf Schulterhöhe sind und etwa in einem rechten Winkel zueinander stehen.

POWER-VARIANTE
Fortgeschrittene können in der Endposition noch die Schultern hochziehen.

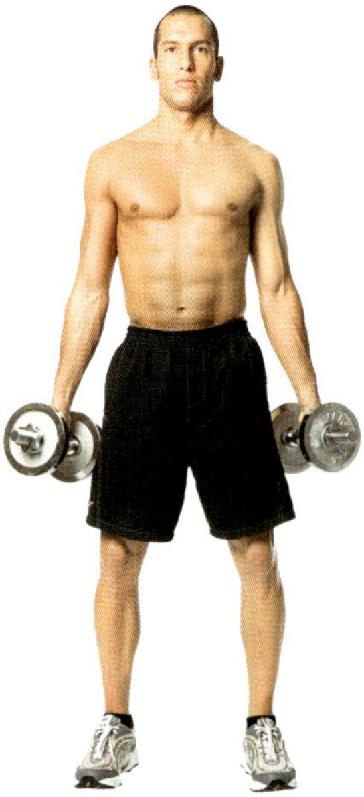

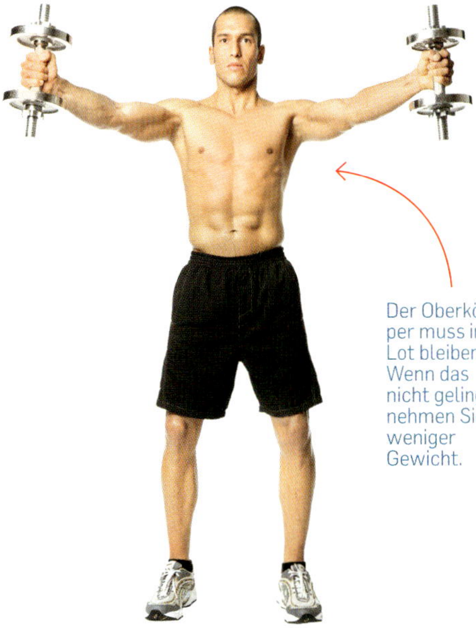

Der Oberkörper muss im Lot bleiben. Wenn das nicht gelingt, nehmen Sie weniger Gewicht.

Frontheben

A

- Mit einer Kurzhantel in jeder Hand schulterbreit aufstellen. Die Handflächen zeigen zueinander.

B

- Die gestreckten Arme nach vorn heben, bis sie auf Schulterhöhe sind und die Hanteln senkrecht stehen.

POWER-VARIANTE
Heben Sie die Arme abwechselnd an. Dabei sollten Sie besonders darauf achten, im Rumpf nicht zu verdrehen oder aus dem Lot zu geraten.

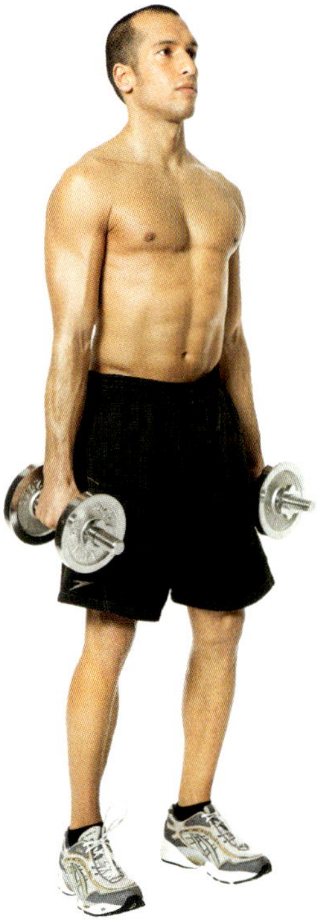

Halten Sie den Oberkörper gerade und kippen Sie das Becken etwas nach vorn. Die Bandscheiben sagen: danke!

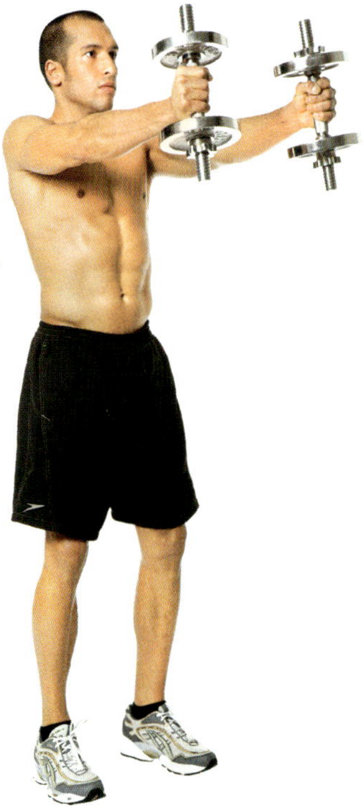

Schultern

Diagonales einarmiges Seitheben mit der Kurzhantel

A

- Schulterbreit und aufrecht hinstellen.
- In der rechten Hand eine Kurzhantel bei leicht gebeugtem Arm vor der linken Hüfte halten. Die Handfläche zeigt zum Körper.
- Die Knie leicht beugen und die linke Hand in die Hüfte stemmen.

B

- Den Rumpf anspannen, dann den rechten Arm mit dem Gewicht nach rechts außen strecken, bis sich der Oberarm auf Schulterhöhe und das Gewicht etwas oberhalb Ihres Kopfes befindet. Der Ellenbogenwinkel bleibt unverändert.
- Im nächsten Satz die Arme wechseln.

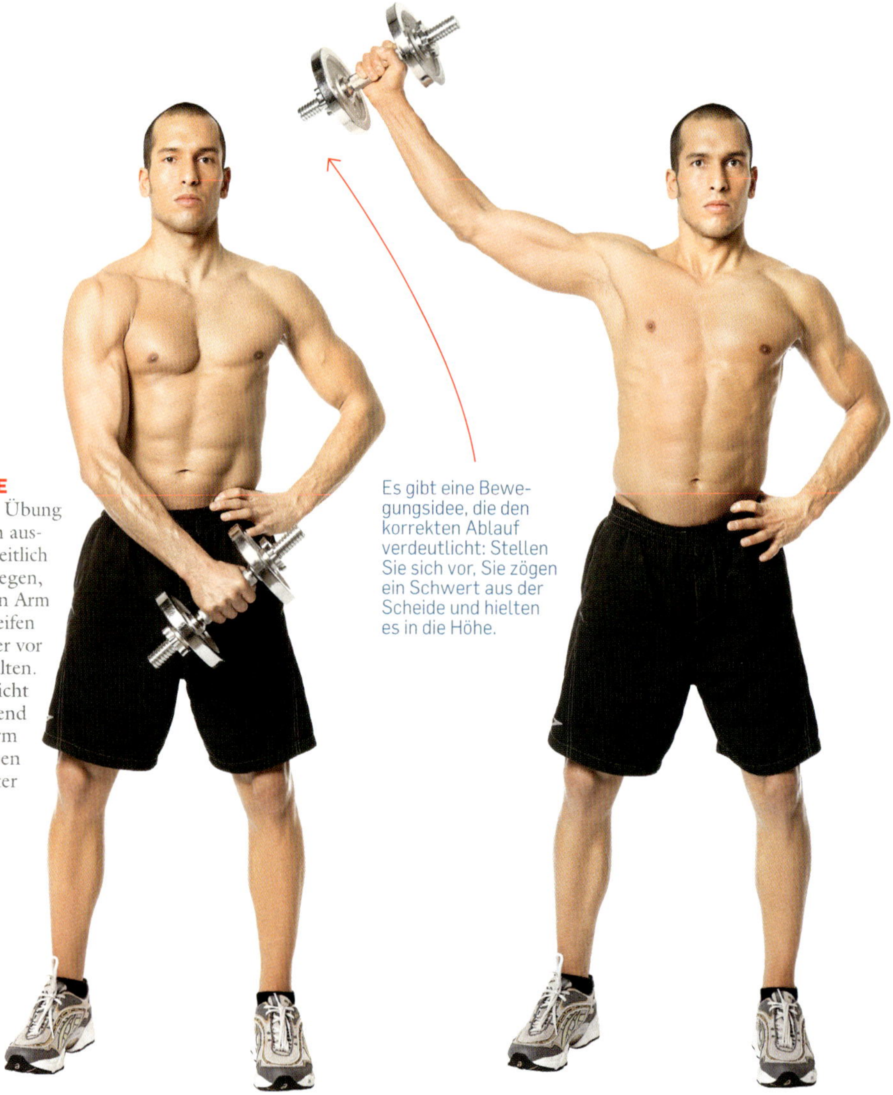

ALTERNATIVE
Sie können die Übung auch im Liegen ausführen. Dazu seitlich auf eine Bank legen, mit dem oberen Arm eine Hantel greifen und diese locker vor dem Körper halten. Dann das Gewicht bei gleichbleibend gestrecktem Arm nach hinten oben über die Schulter führen.

Es gibt eine Bewegungsidee, die den korrekten Ablauf verdeutlicht: Stellen Sie sich vor, Sie zögen ein Schwert aus der Scheide und hielten es in die Höhe.

Seitheben mit dem Physioband

A

- Mit links einen Ausfallschritt machen und so ein Physioband fixieren. Je ein Ende des Bandes neben den Oberschenkeln halten. Die Handflächen zeigen nach vorn.

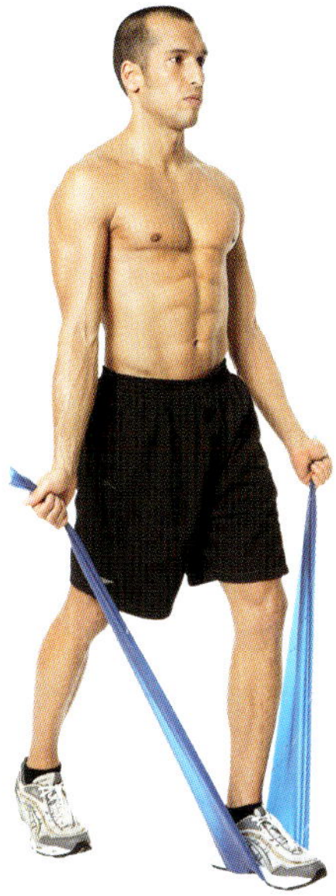

B

- Die Arme bis auf Schulterhöhe gestreckt zur Seite anheben.
- Im nächsten Satz die Schrittstellung wechseln.

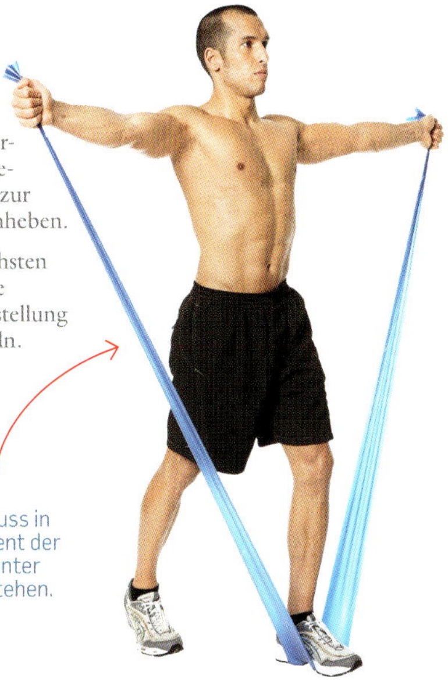

Das Band muss in jedem Moment der Bewegung unter Spannung stehen.

Frontheben mit dem Physioband

A

- Mit einem linken Ausfallschritt ein Physioband fixieren und in jeder Hand ein Ende am Körper unter Spannung halten. Die Handflächen zeigen zueinander.

Stehen Sie locker. Bei Bedarf die hintere Ferse vom Boden abheben.

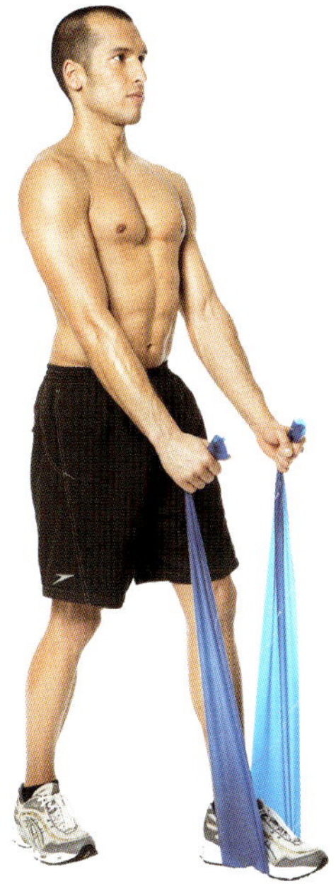

B

- Die Arme gestreckt nach vorn heben, bis sie parallel zueinander auf Schulterhöhe sind.
- Im nächsten Satz den Ausfallschritt mit rechts machen.

ALTERNATIVEN

Heben Sie das Band in jede mögliche Richtung an, um viele unterschiedliche Muskelfasern anzusprechen. Sie sind damit sogar freier als mit „freien" Gewichten. Aber bitte die Sicherheitsregeln auf Seite 50 bis 51 beachten!

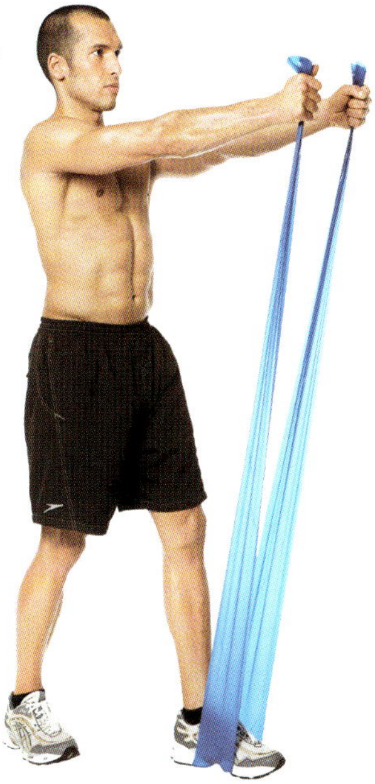

Schultern

Armheben mit dem Physioband und Körperdrehung

A

- Mit dem linken Fuß ein Physioband fixieren, mit rechts einen Ausfallschritt machen.
- In jeder Hand ein Ende des Bandes unter Spannung halten.

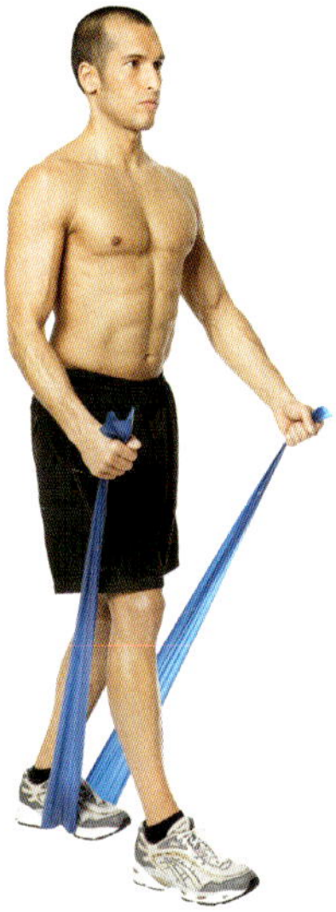

B

- Die Arme erst vorn hochstrecken, oben dann nach hinten führen und den Oberkörper nach rechts drehen.
- Den Rücken immer gerade halten.
- Im nächsten Satz die Schrittstellung wechseln.

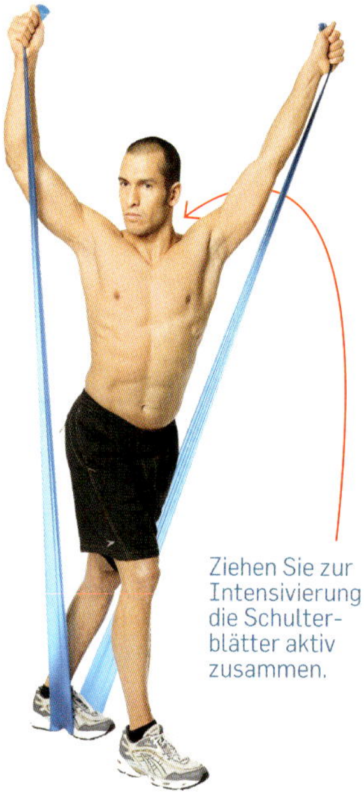

Ziehen Sie zur Intensivierung die Schulterblätter aktiv zusammen.

Schulterrotation mit der SZ-Hantel

A

- Eine SZ-Stange im breiten Griff vor dem Körper halten (Handflächen zu Ihnen).
- Die Oberarme auf Schulterhöhe ziehen, bis die Ellenbogen im rechten Winkel gebeugt sind.
- Die Unterarme nach vorn auf Schulterhöhe drehen.

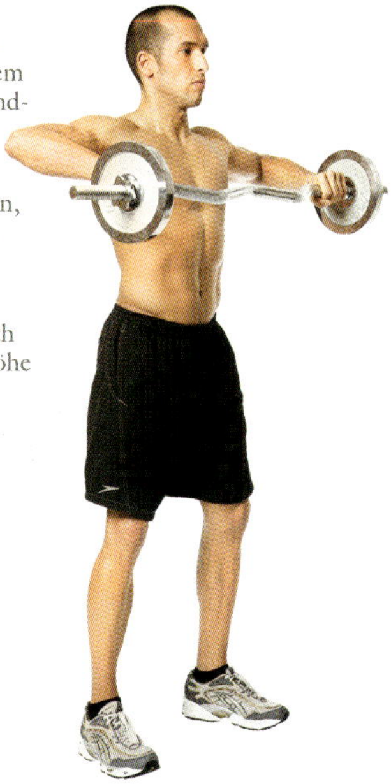

B

- Die Oberarme rotieren, bis die Unterarme senkrecht stehen. Der Ellenbogenwinkel bleibt unverändert.

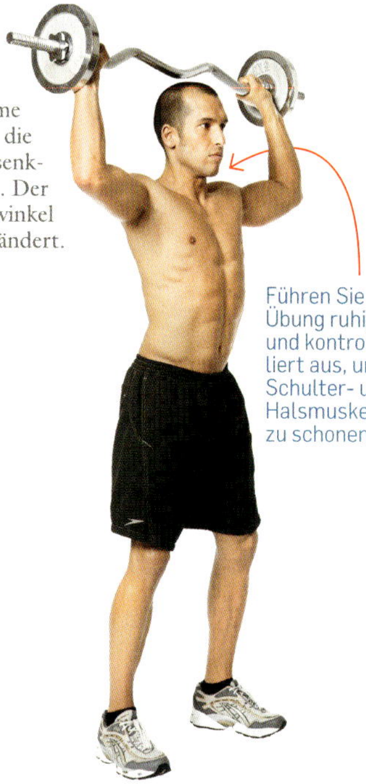

Führen Sie die Übung ruhig und kontrolliert aus, um Schulter- und Halsmuskeln zu schonen.

Rotationen der Schulter nach oben am Kabelzug

A

- Mit der rechten Hand einen Bügelgriff am Kabelzug greifen. Den rechten Oberarm auf Schulterhöhe bringen, den Ellenbogen im rechten Winkel beugen.
- Die Schulterblätter nach hinten unten ziehen.

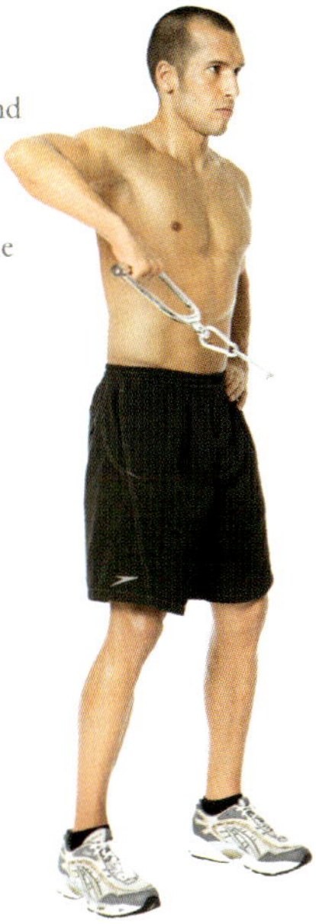

B

- Den Unterarm so weit wie möglich hochdrehen, ohne die Stellung des Oberarms zu verändern.
- Im nächsten Durchgang die Seiten wechseln.

Der Ellenbogen zeigt immer vom Körper weg zur Seite.

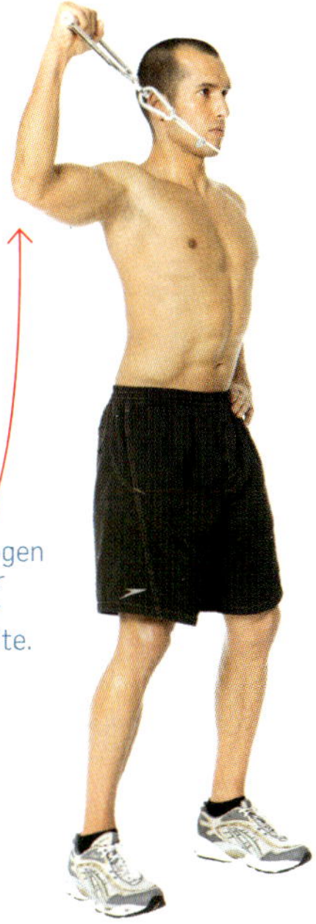

Innenrotationen der Schulter am Kabelzug

A

- Seitlich vor einen Kabelzug stellen und mit links einen Bügelgriff halten. Den Ellenbogen rechtwinklig beugen und den Unterarm möglichst weit nach links drehen.

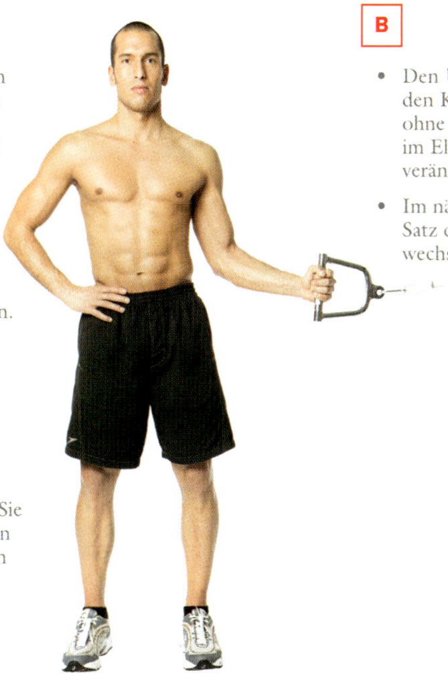

ALTERNATIVE
Wenn kein Kabelzug zur Stelle ist, nutzen Sie bei dieser und anderen Rotationsübungen ein Physioband.

B

- Den Unterarm vor den Körper drehen, ohne den Winkel im Ellenbogen zu verändern.
- Im nächsten Satz die Seiten wechseln.

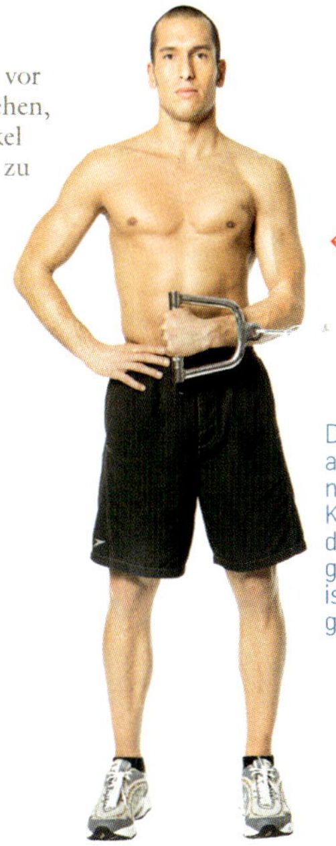

Der Oberarm liegt nah am Körper, das Handgelenk ist stets gerade.

Schultern

Außenrotationen der Schulter am Kabelzug

DIESE ÜBUNG IST EIN MUSS

Die Kräftigung der Außenrotatoren ist enorm wichtig: Diese Muskeln setzen an der Außenseite des Oberarms an und müssen die Kräfte von so großen Muskeln wie dem großen Brustmuskel und dem Latissimus ausgleichen, die an der Innenseite der Arme ansetzen. Sind die Außenrotatoren zu schwach, werden die Arme eher nach vorn innen drehen – und Sie gehen in gekrümmter Haltung durchs Leben. Das Training der Außenrotatoren verbessert also maßgeblich die Körperhaltung und unterstützt Sie dabei, aufrechter zu gehen – optisch ein Hingucker und gesundheitlich ein klarer Vorteil.

Ihr Arm ist in dieser Stellung rechtwinklig gebeugt, wobei der Oberarm etwa senkrecht, der Unterarm waagerecht steht.

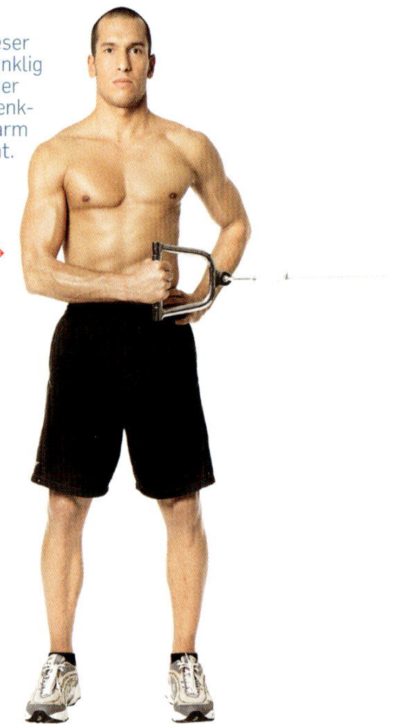

A

- Mit der linken Körperseite vor einen Kabelzug stellen, der etwa auf Hüfthöhe befestigt ist oder alternativ über die untere Umlenkrolle läuft.
- Einen Bügelgriff mit der rechten Hand fassen und vor der linken Körperseite halten, so dass der Zug unter Spannung ist.
- Die linke Hand in die Hüfte stemmen.

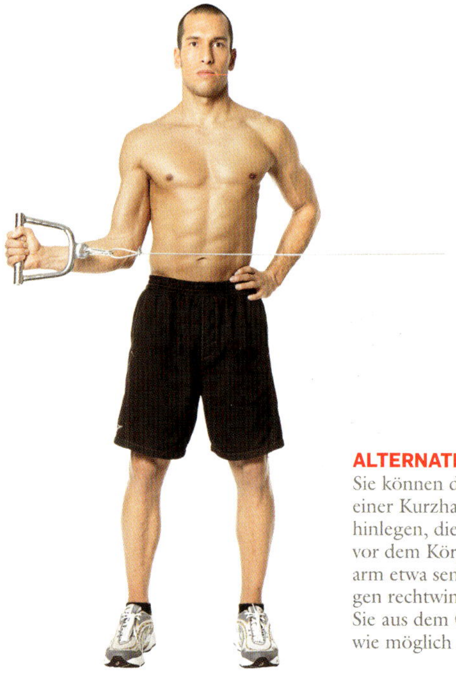

B

- Den Unterarm so weit es geht zur rechten Seite drehen, ohne den Winkel im Ellenbogen zu verändern.
- Der Oberarm bleibt im Kontakt zum Körper, der Rumpf unverändert in Position.

ALTERNATIVE

Sie können die Übung auch im Liegen mit einer Kurzhantel ausführen. Dazu seitlich hinlegen, die Hantel mit der oberen Hand vor dem Körper halten, so dass der Unterarm etwa senkrecht steht und der Ellenbogen rechtwinklig gebeugt ist. Dann drehen Sie aus dem Oberarm das Gewicht so weit wie möglich nach oben.

Diagonale Armzüge auf dem Gymnastikball

A

- Ein Physioband bodennah befestigen. Mit der linken Körperseite zum Band auf den Ball setzen.
- Die Enden des Bandes beidhändig links auf Kniehöhe halten, den Rumpf leicht nach links drehen.

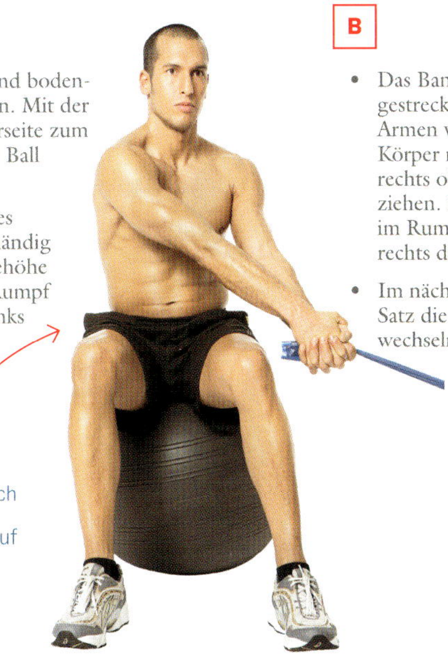

Der Beckenbereich zeigt nach vorn, die Hüften sind auf gleicher Höhe.

B

- Das Band mit gestreckten Armen vor dem Körper nach rechts oben ziehen. Dabei im Rumpf nach rechts drehen.
- Im nächsten Satz die Seiten wechseln.

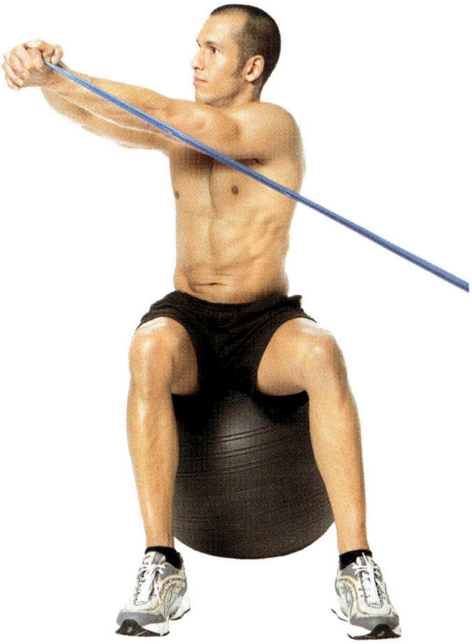

Rumpfrotationen mit dem Physioband

A

- Ein Physioband auf Brusthöhe befestigen, mit der rechten Körperseite zum Band davorstellen. Die rechte Hand hält das Band am unteren Rücken, die linke Hand vor dem Körper unter Spannung.
- Den Rumpf nach rechts drehen.

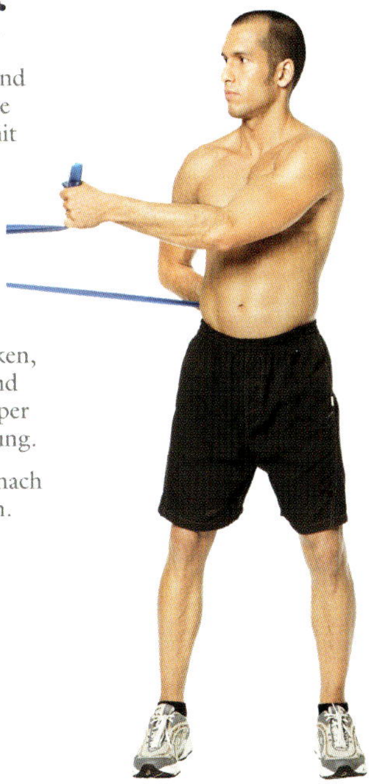

B

- Den gestreckten linken Arm auf Schulterhöhe weit nach links führen. Den Rumpf dabei mitdrehen.
- Im nächsten Satz die Seiten wechseln.

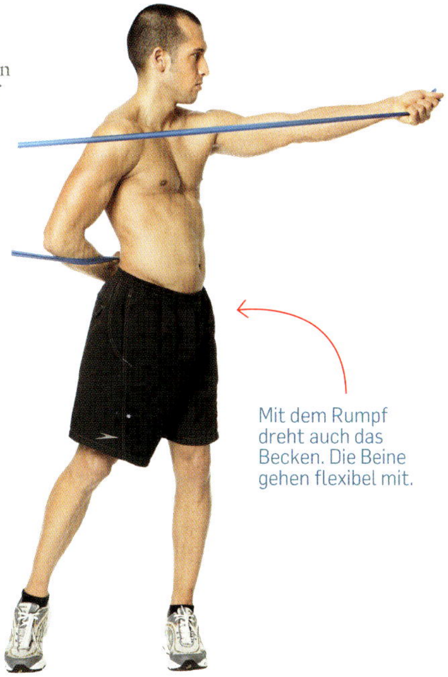

Mit dem Rumpf dreht auch das Becken. Die Beine gehen flexibel mit.

Schultern

Rumpfrotationen mit dem Physioband im Liegen

A

- Ein Physioband auf Bodenhöhe befestigen, mit Blickrichtung zum Band auf die rechte Körperseite legen. Mit links die Enden des Bandes vor dem Körper unter Spannung halten.
- Das linke Bein anwinkeln und das Knie auf dem Boden ablegen.

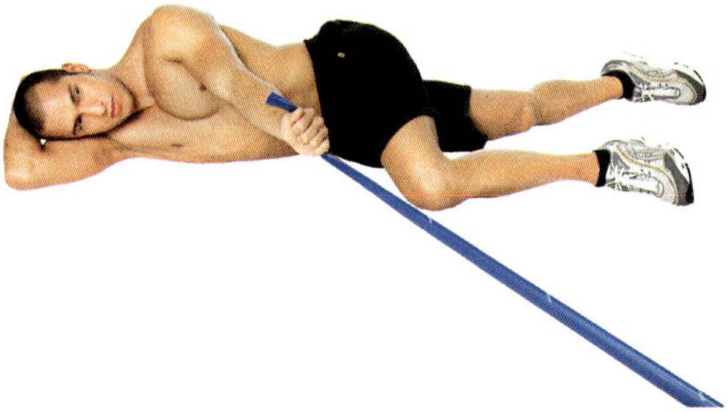

B

- Den gestreckten linken Arm so weit wie möglich nach hinten drehen (nicht ziehen). Zum Ende der Bewegung den Oberkörper mitdrehen. Hüfte und Beine bleiben unbewegt.
- Im nächsten Satz die Seiten wechseln.

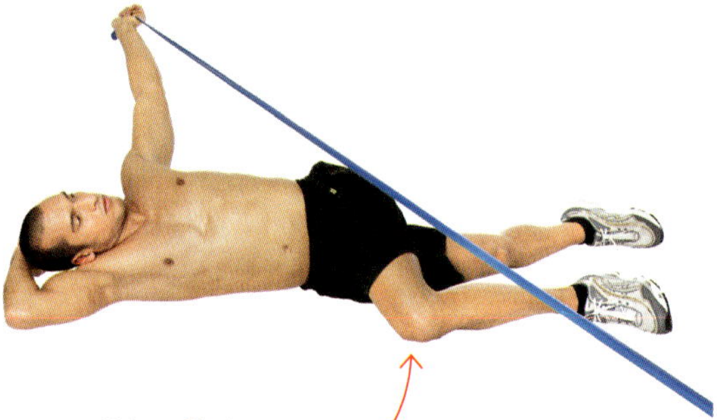

Halten Sie das obere Knie stets auf dem Boden.

Rückseitiges Schulterheben mit der Langhantel

A

- Eine Langhantel hinter dem Rücken halten. Die Handflächen zeigen nach hinten.
- Rittlings ans Ende einer Hantelbank setzen, so dass Arme und Gewicht frei beweglich sind.

EINSTIEGSVARIANTE
Sie können die Übung auch im Stehen durchführen, indem Sie zwei Kurzhanteln seitlich neben dem Körper halten.

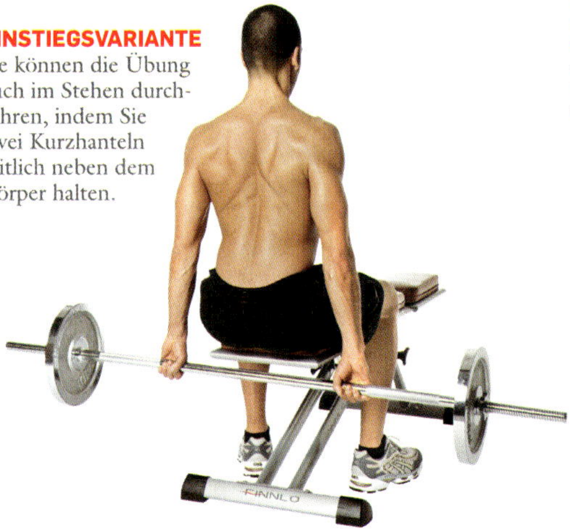

B

- Die Schultern so weit wie möglich in Richtung der Ohren hochziehen.

Drücken Sie hier die Schulterblätter nach hinten unten, um einen Rundrücken zu vermeiden.

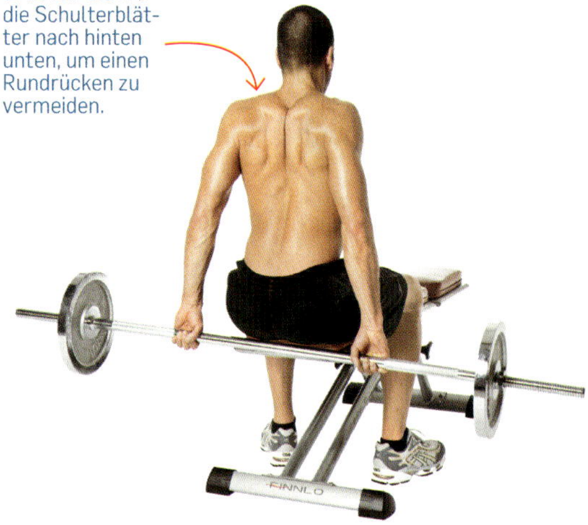

Schulterheben mit der Langhantel im breiten Griff

A

- Vor der Hüfte eine Langhantel halten. Die Hände fassen in doppelter Schulterbreite an die Stange, die Handflächen zeigen zu Ihnen.

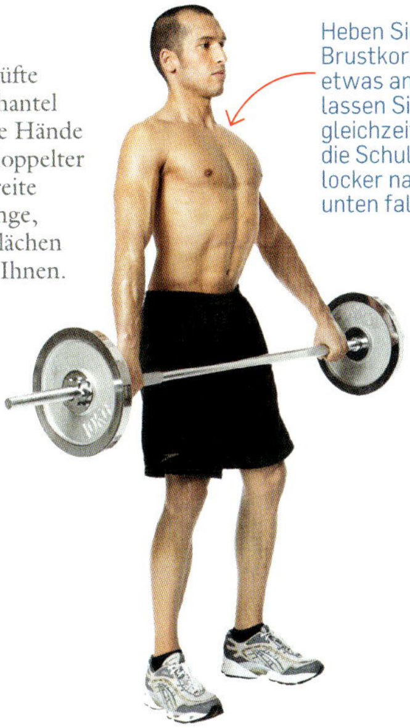

Heben Sie den Brustkorb etwas an und lassen Sie gleichzeitig die Schultern locker nach unten fallen.

B

- Die Schultern so weit wie möglich zu den Ohren ziehen. Nur den Schultergürtel bewegen.
- Die Arme bleiben gestreckt, die Füße auf dem Boden.

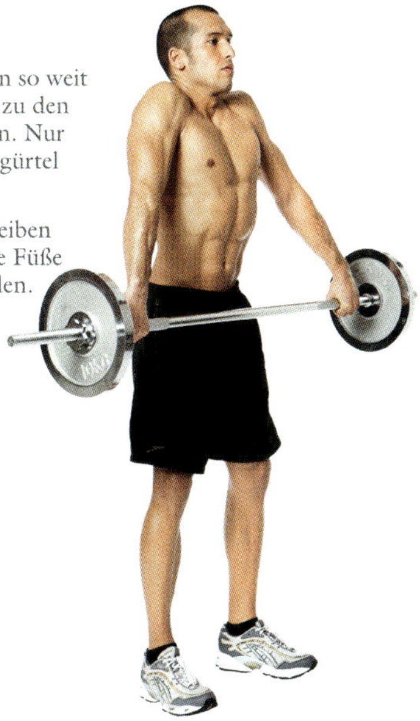

Schulterheben mit Kurzhanteln über dem Kopf

A

- Mit jeder Hand eine Kurzhantel senkrecht über den Kopf stemmen. Die Handflächen zeigen zueinander.

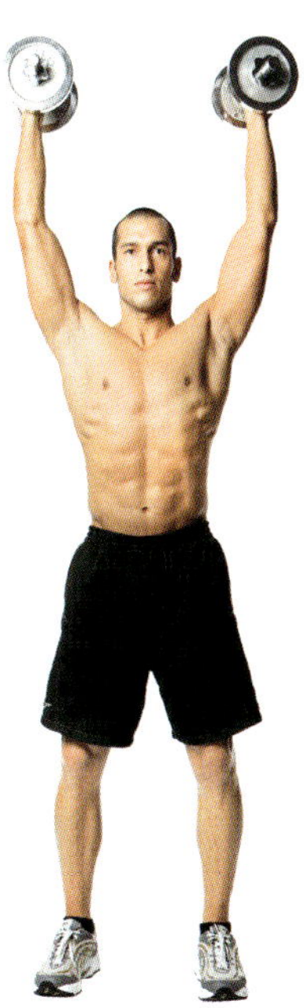

ALTERNATIVE
Die Übung lässt sich auch gut mit einem Physioband umsetzen. Dazu mit beiden Füßen auf das Band stellen.

B

- Den Schulterblatt- und Nackenbereich so weit es geht hochziehen. Die Arme bleiben unbewegt.

BESTE HALTUNGSNOTEN
Mit dieser Übung verbessern Sie maßgeblich Ihre Körperhaltung. Sie kann zudem gut gegen Nackenverspannungen eingesetzt werden.

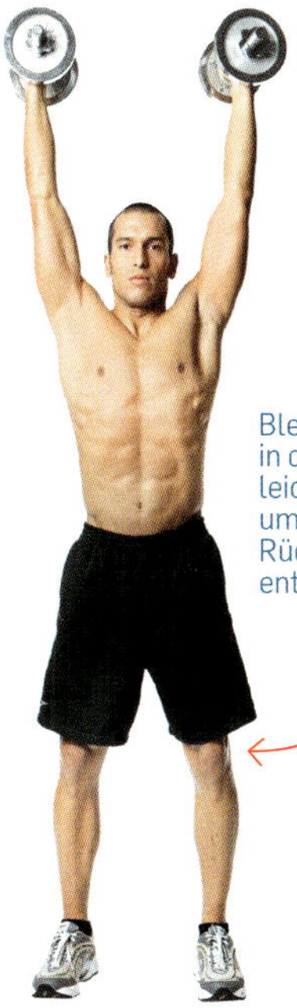

Bleiben Sie in den Knien leicht gebeugt, um den unteren Rücken zu entlasten.

Schultern

Schulterdrücken für den Sägezahnmuskel

A

- Auf die Längsseite einer Hantelbank setzen und mit den Händen abstützen.
- Das Gesäß von der Sitzfläche schieben, bis das Becken frei in der Luft ist.

Entspannen Sie Schultern und Rücken. Der Oberkörper sollte dabei leicht absinken.

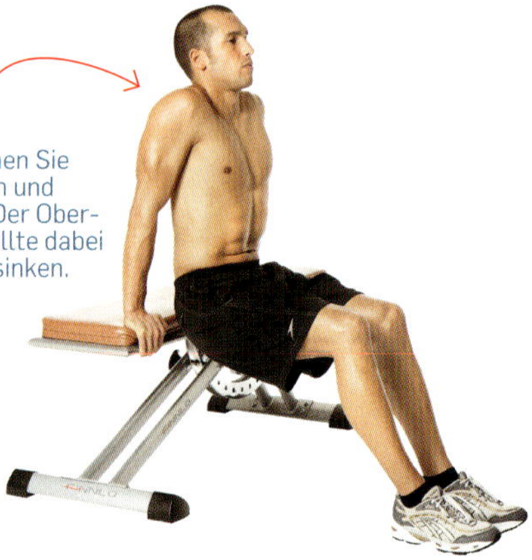

B

- Die Schultern nach unten drücken, gleichzeitig den Rumpf nach oben schieben.
- Die Kraft sollte nur aus den Schultern kommen. Die Bewegung selbst ist relativ klein.

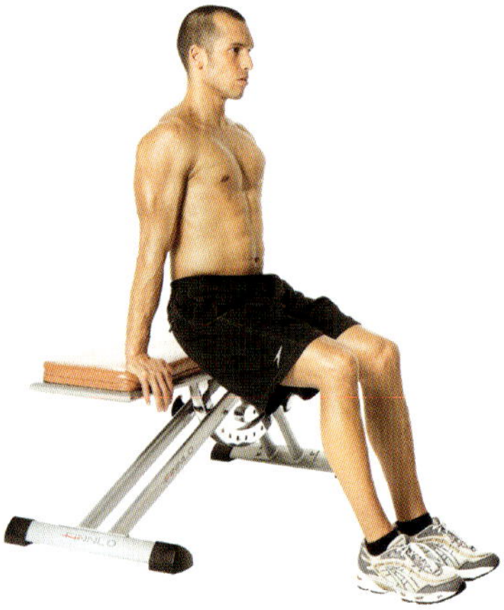

Schulterstoßen mit dem Medizinball

A

- Im linken Ausfallschritt etwa eineinhalb Meter vor eine Wand stellen.
- Vor der rechten Schulter mit beiden Händen einen Medizinball halten.

Drehen Sie den Rumpf ein wenig zur rechten Seite und beugen Sie ihn leicht nach hinten, um sich für das kräftige Wegstoßen des Balles vorzubereiten.

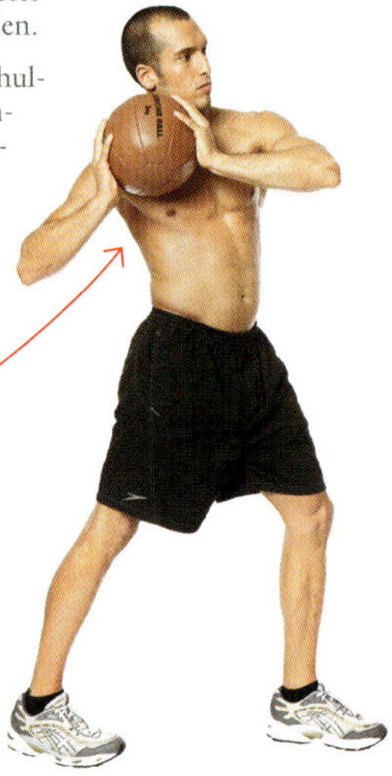

B

- Den Ball mit voller Kraft nach vorn gegen die Wand stoßen. Dabei den rechten Arm durchstrecken und den Rumpf nach links drehen. Wenn möglich, den Ball wieder auffangen.
- Im nächsten Satz die Seiten wechseln.

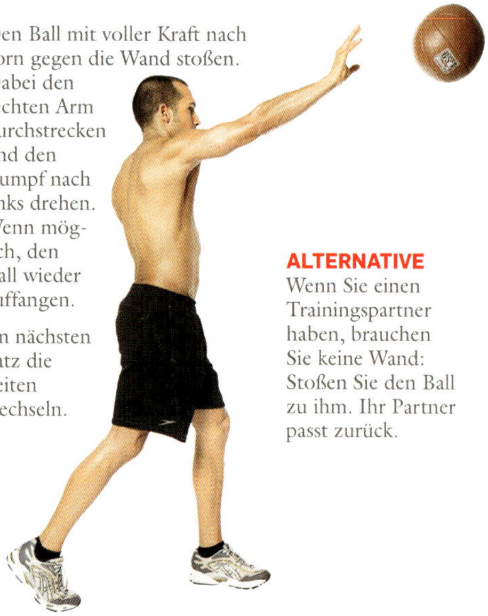

ALTERNATIVE
Wenn Sie einen Trainingspartner haben, brauchen Sie keine Wand: Stoßen Sie den Ball zu ihm. Ihr Partner passt zurück.

Kurzhantel-Boxen

A

- Aufrecht etwa schulterbreit hinstellen.
- In jeder Hand eine Kurzhantel locker vor dem Körper halten, dann vor die Schultern heben, so dass sich die Gewichte etwa neben Ihren Wangen befinden. Zunächst mit dem rechten Arm, …

B

- … dann mit dem linken Arm und in der Folge immer abwechselnd wie beim Schattenboxen Schläge ausführen. Dabei einen Arm immer waagerecht strecken und den Rumpf mit eindrehen.
- Den Arm auf gleichem Weg wieder zur Schulter ziehen, während nun der andere Arm gestreckt wird.

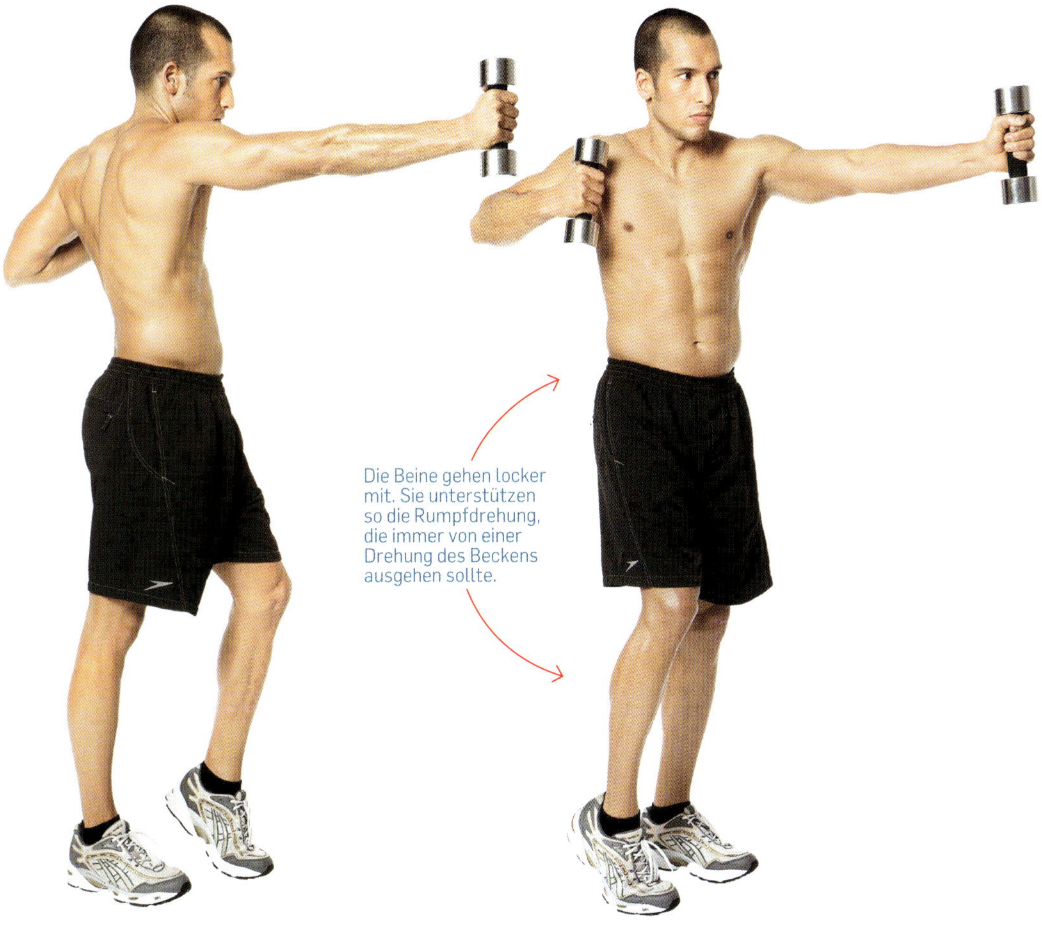

POWER-VARIANTE

Anstelle der beiden Kurzhanteln versuchen Sie es mal mit einer Langhantelstange. Diese mehr als schulterbreit greifen und dann abwechselnd einen Arm nach vorn drücken und einen nach hinten ziehen. Aber Achtung: Diese Übung ist nur etwas für Fortgeschrittene mit kerngesunden Rücken und Schultern.

Rumpf

Kraftübungen für den Rumpf

Die in diesem Kapitel zusammengetragenen Übungen kümmern sich um die gesamte Rumpfmuskulatur. Ihr Einsatz lohnt sich: Ein rundum gut trainierter Rumpf ist essenziell für eine stabile, aufrechte und gesunde Körperhaltung sowie für jede Art von Bewegung in Alltag und Sport.

Die Bewegungsabläufe

Um die Rumpfmuskulatur in ihrer Stabilisationsarbeit zu stärken, reicht es oftmals, eine bestimmte Stützposition zu halten. Deshalb sind einige Übungen in diesem Kapitel isometrische Übungen – Sie finden in der Übungsbeschreibung den Hinweis: „Die Position halten." Eine Übersicht von Bewegungen und Haltungen zur Rumpfstabilisation:

- frontale, seitliche oder rückwärtige Stützhaltungen des gestreckten Körpers
- vorgebeugtes Halten und Drehen des Rumpfes
- Rumpfbeugen und -strecken wie in den Hund-Kobra-Kombinationen auf Seite 125
- Seitneigen und Drehen des Rumpfes (zum Beispiel auch bei Wurfbewegungen)
- Fixieren des Rumpfes, während ein oder beide Beine in der Luft gehalten oder bewegt werden

Die Muskeln im Fokus

Rumpftraining schließt immer eine Vielzahl von Muskeln ein und geht oft über den Rücken-Bauch-Bereich hinaus. Einen Überblick über die wichtigsten Muskeln mit Blick auf das Rücken- und Schultertraining finden Sie hier:

ANGESPROCHENE MUSKELN BEIM TRAINING DES RUMPFES

Muskel	Trainiert durch
Rückenstrecker	• *alle oben angeführten Bewegungen (abgesehen von Rumpfbeugen)*
Bauchmuskeln, gerader Anteil	• *frontale oder rückwärtige Stützhaltungen* • *Beugen des Rumpfes nach vorn* • *Fixieren des Rumpfes in jeder Haltung*
Bauchmuskeln, schräger und quer verlaufender Anteil	• *seitliche Stützhaltungen* • *Beugen des Rumpfes zur Seite* • *Drehen des Rumpfes* • *Fixieren des Rumpfes in jeder Haltung*
Muskulatur des oberen Rückens und der Schulter	• *Stabilisierung des Schulterbereichs in Stützhaltungen*
Muskulatur im Gesäß und in den hinteren Oberschenkeln	• *Anheben und Halten des Beckens/ Rumpfes in Rücklage*

Unterarmstütz auf dem Gymnastikball

AUSFÜHRUNG

- Mit den Unterarmen auf dem Ball abstützen und die Knie durchdrücken.
- Der ganze Körper bildet eine gerade Linie.
- Die Position halten.

POWER-VARIANTEN
Fortgeschrittene heben ein Bein oder einen Arm an. Wenn Sie den Ball weiter von sich wegbewegen, wird die Übung noch schwieriger. Achten Sie aber darauf, dass kein zu großer Druck auf die Schultern entsteht.

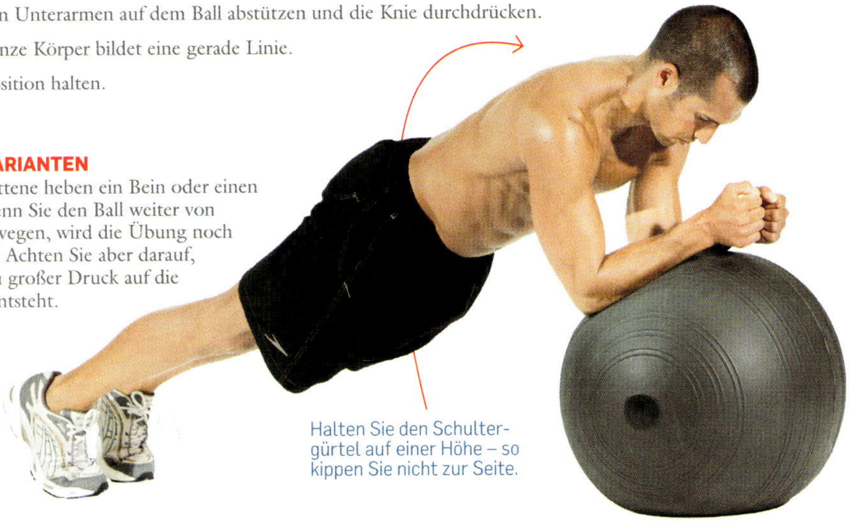

Negativer Unterarmstütz auf dem Gymnastikball

AUSFÜHRUNG

- Im Unterarmstütz auf den Boden gehen und die Schienbeine auf dem Ball ablegen.
- Der ganze Körper ist gerade gestreckt.
- Die Position halten.

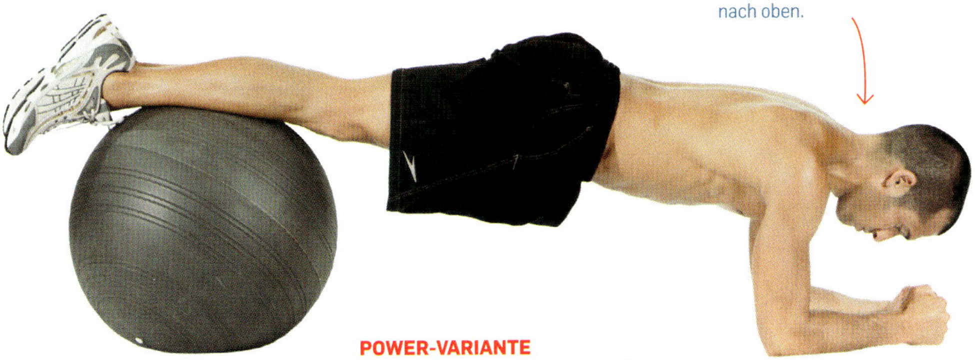

POWER-VARIANTE
Versuchen Sie mit dieser und anderen Stützpositionen neue Halterekorde – wie lange schaffen Sie's?

Rumpf

Unterarmstütz mit gehobenem Bein auf dem Balance-Kreisel

AUSFÜHRUNG

- Auf einem Balance-Kreisel in den Unterarmstütz gehen. Den ganzen Körper in eine gerade Linie bringen, dann das rechte Bein gestreckt anheben.
- Die Position halten.
- Im nächsten Durchgang die Beine wechseln.

WACKELN ZAHLT SICH AUS
Die instabile Unterlage so oft wie möglich einsetzen: Sie zwingt die Muskeln zu vielen kurzen Kontraktionen. Dadurch wird der Rumpf, insbesondere die tiefe Rückenmuskulatur, intensiv gekräftigt.

Entweder ein Bein durchgehend oder beide Beine wechselweise für jeweils einige Sekunden anheben.

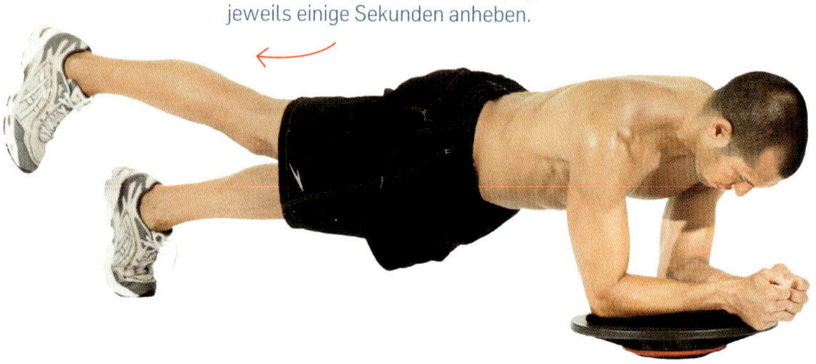

Gedrehte Liegestütze

A

- In die Liegestützposition gehen.

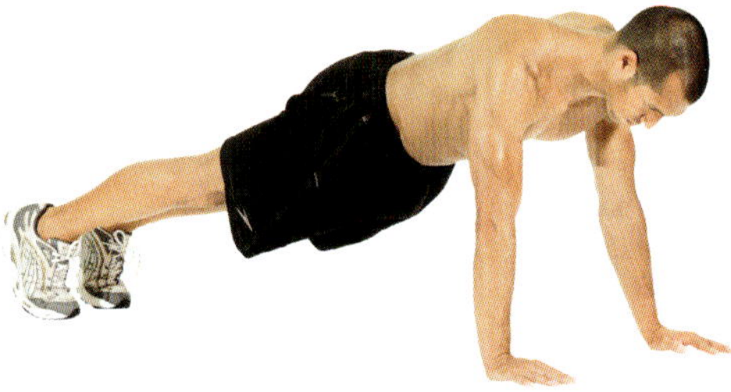

B

- Den Körper rechts aufdrehen, bis der rechte Arm gestreckt nach oben zeigt. Das Gewicht ruht auf der linken Hand und der Außenseite des linken Fußes. Sie können auch den rechten Fuß stützend daneben aufsetzen.
- Das Becken stets gerade halten und in der Hüfte nicht absacken.
- In der nächsten Wiederholung zur anderen Seite drehen.

Die Drehung von Oberkörper, Hüfte und Beinen sollte gleichzeitig erfolgen, um eine Verwringung im Rückenbereich zu vermeiden.

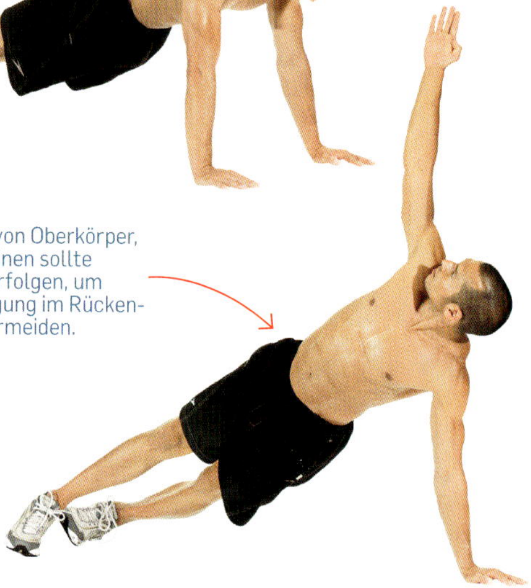

Statischer Zwei-Punkt-Liegestütz

A

- In die Liegestützposition gehen und den Körper auf einer geraden Linie halten.

B

- Den linken Arm und das rechte Bein gleichzeitig vom Boden abheben und waagerecht ausstrecken.
- Die Position halten.
- Im nächsten Satz die Seiten wechseln.

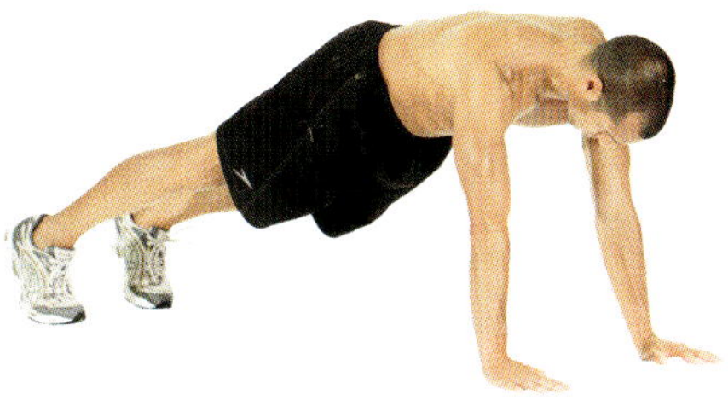

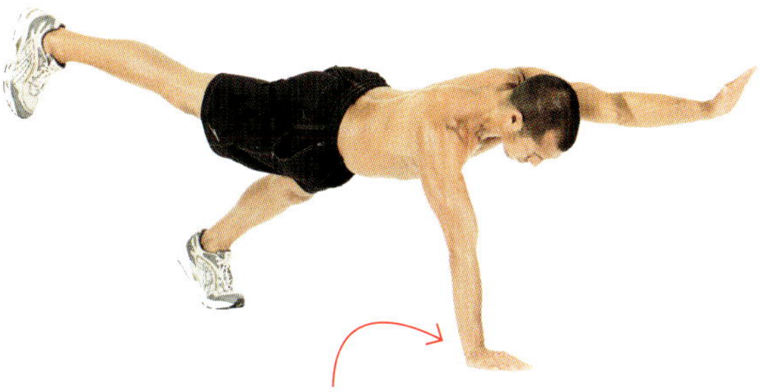

EINSTIEGSVARIANTE
Führen Sie die Übung im Unterarmstütz durch. Alternativ können Sie sich in der Liegestützhaltung mit dem Bauch auf einen Gymnastikball legen.

Um im Nacken entspannt zu bleiben, blicken Sie auf die Hand, die auf dem Boden abstützt.

Liegestütz-Wechselsprünge

A

- In die Liegestützposition gehen.
- Den Rücken stets gerade und den Kopf in Verlängerung zum Rumpf halten.

B

- Das linke Knie anziehen und den Fuß unterhalb der Brust auf den Boden setzen.
- Die Beine in schnellen Schrittsprüngen abwechseln: das angezogene Bein strecken, das gestreckte gleichzeitig anziehen.
- Die Übung auf Zeit durchführen.

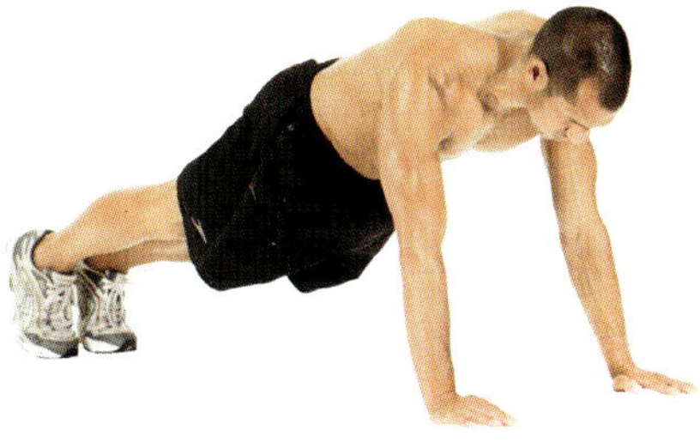

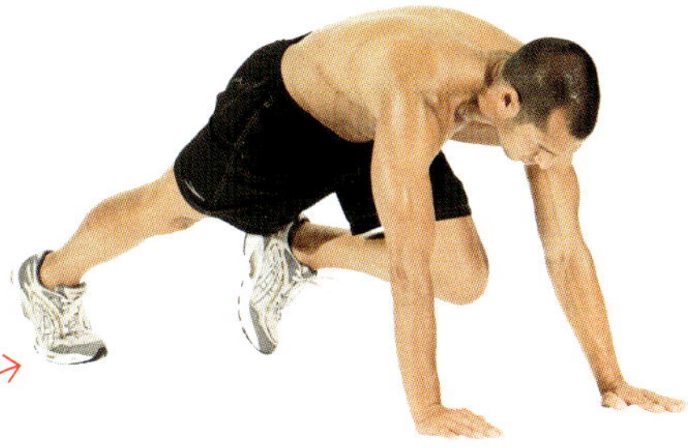

Stoßen und stützen Sie sich stets auf den Fußballen ab.

ALTERNATIVE
Sie können auch beidbeinig mit den Füßen vor- und zurückspringen.

Rumpf

Vierfüßler-Kickbacks

A

- In den Vierfüßlerstand gehen. Die Ellenbogen sind unterhalb der Schultern.
- Den Rücken gerade machen, den Rumpf anspannen und die Knie leicht vom Boden abheben. Der Kopf bleibt dabei immer in Verlängerung zur Wirbelsäule.
- Die Füße aufstellen, so dass der Kniewinkel deutlich größer als 90 Grad ist. Die Unterschenkel sind etwa parallel zum Rumpf ausgerichtet.

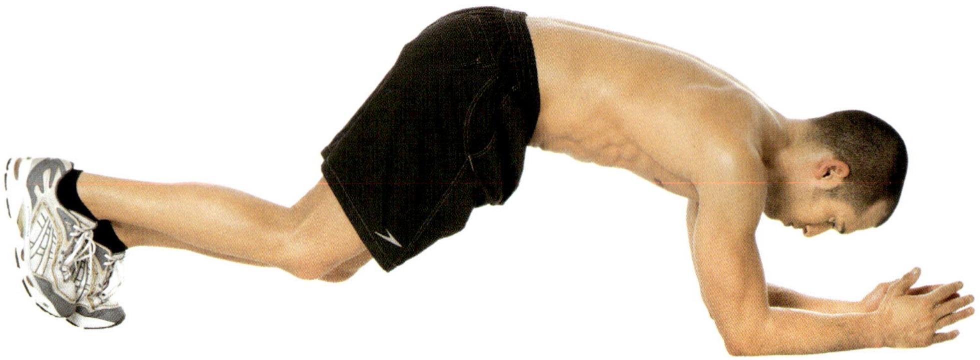

B

- Das rechte Bein nach hinten oben strecken, indem Sie die Sohle von sich wegdrücken. Das Bein sollte sich nun in Verlängerung zum Rumpf befinden.
- Gleich im Anschluss in der nächsten Wiederholung das andere Bein strecken.

POWER-VARIANTE
Wenn Sie Ihre Unterarme zusätzlich auf einem Balance-Kreisel aufstützen, schulen Sie Ihren Gleichgewichtssinn und stärken zusätzliche Muskeln im Bereich des oberen Rückens und der Schultern.

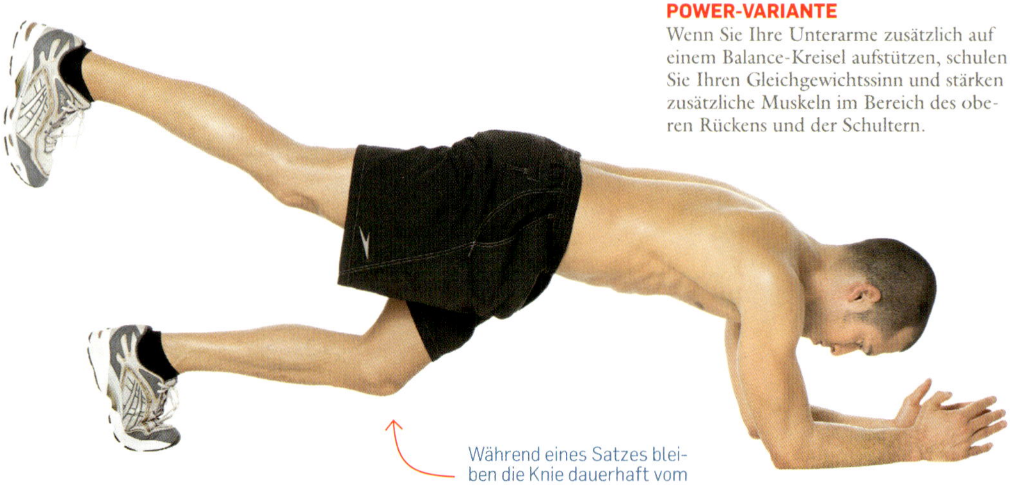

Während eines Satzes bleiben die Knie dauerhaft vom Boden abgehoben.

Langhantel-Rollen

A

- Auf den Boden vor eine Langhantel knien und so auf die Stange stützen, dass sie sich unterhalb der Schultern befindet.

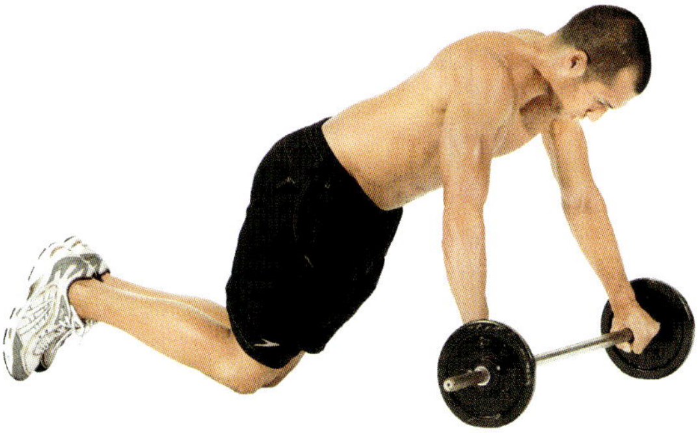

B

- Die Stange langsam so weit wegrollen, wie Sie die Spannung halten können.
- Den Rücken unbedingt gerade und den Kopf in Verlängerung zur Wirbelsäule halten.

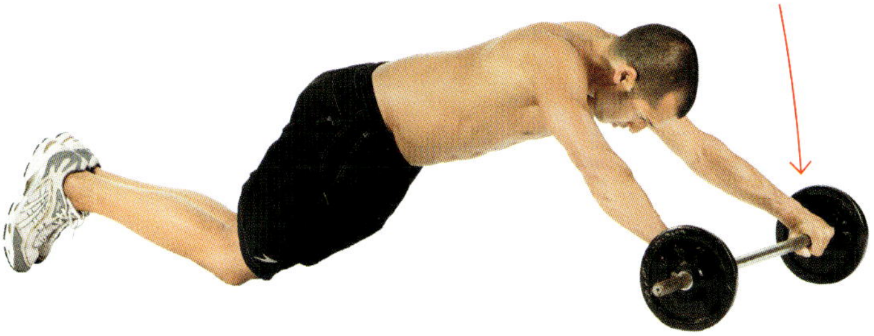

ALTERNATIVE
Anstelle der Langhantel benutzen Sie einen Gymnastikball, auf dem Sie die Hände ablegen.

Seitlicher Unterarmstütz

AUSFÜHRUNG

- In Seitlage gehen, den Oberkörper auf den linken Unterarm stützen und das Becken heben, bis der ganze Körper von Kopf bis Fuß eine gerade Linie bildet.
- Die Position halten.
- Im nächsten Satz die Seiten wechseln.

TESTEN SIE DIE KRAFT IHRER SEITLICHEN RUMPFMUSKULATUR
Halten Sie die Endposition. Wenn Sie mehr als 20 Sekunden schaffen, ist alles im grünen Bereich. Testen Sie beide Seiten und schauen Sie, ob diese gleich kräftig sind.

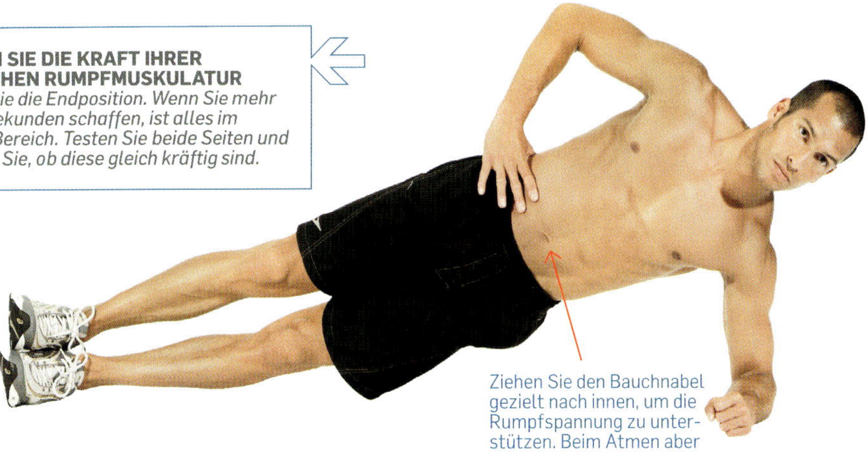

Rumpf

Einbeiniger seitlicher Unterarmstütz

A

- Mit links in den Seitstütz gehen, das Becken anheben und so den Körper auf eine Linie bringen.

POWER FÜR DIE RUMPFSEITEN
Durch das Abspreizen des Beins nach oben intensivieren Sie das Training der seitlichen Bauchmuskeln.

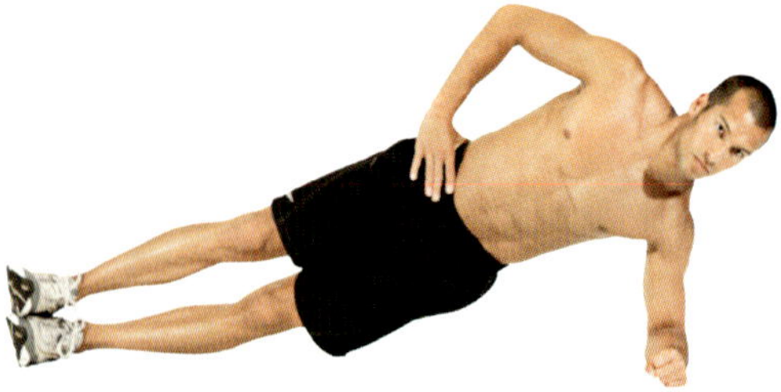

B

- Das rechte Bein gestreckt in die Waagrechte anheben, kurz halten und zurückführen, ohne es ganz abzulegen.
- Im nächsten Durchgang die Seiten wechseln.

Bleiben Sie in der Körpermitte unbedingt stabil: Das Becken darf weder absacken noch nach vorn oder hinten wandern.

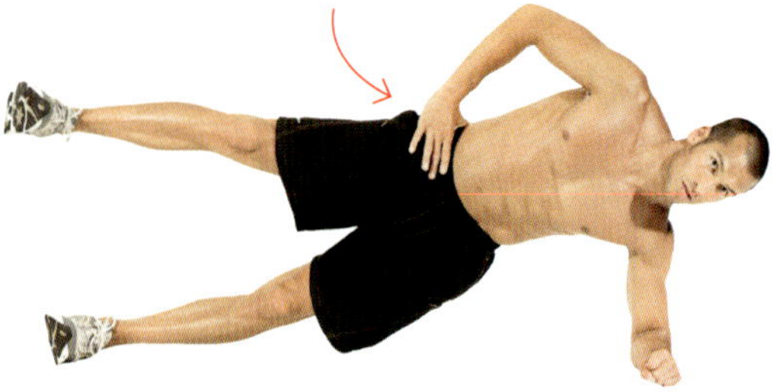

Seitlicher Unterarmstütz mit Rumpfrotationen

A

- Mit rechts in den Seitstütz gehen und den Körper auf eine gerade Linie bringen.
- Den linken Arm hochstrecken.

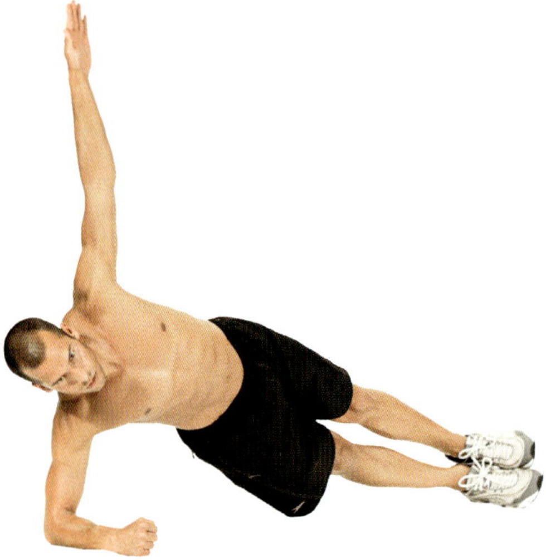

B

- Den Oberkörper nach rechts drehen, dabei den linken Arm unter dem Körper weit nach hinten führen.
- Im Becken nicht absacken und eine Rundung des Rückens vermeiden.
- Im nächsten Satz die Seiten wechseln.

Die Schultern sind in der Endposition fast waagerecht.

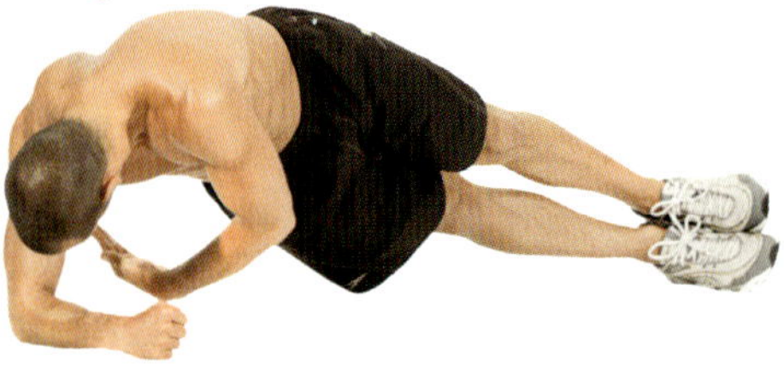

Hund-Kobra-Kombinationen

A

- In die Liegestützposition gehen.
- Mit den Füßen kleine Schritte in Richtung Ihrer Hände setzen, so dass das Becken nach oben wandert. Wenn die Hüften etwa rechtwinklig gebeugt sind, anhalten.
- Die Beine und die Arme gestreckt halten und das Gesäß zur Decke drücken.
- Den Rücken gerade und den Kopf in Verlängerung zur Wirbelsäule halten. Im Yoga bezeichnet man diese Position als Hund.

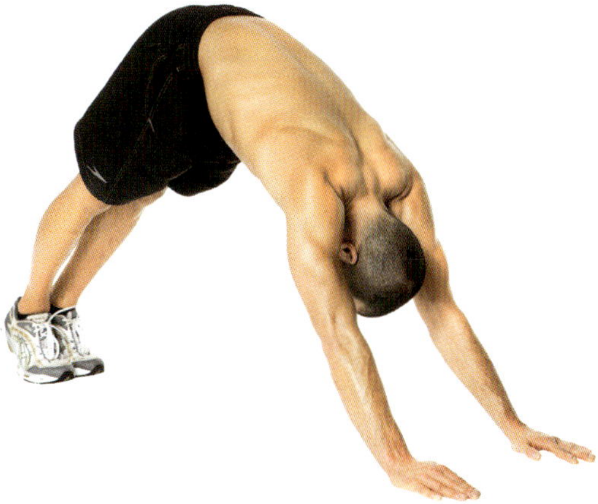

ALLES IN EINER ÜBUNG
Diese Übung kräftigt und dehnt zugleich: Während vorrangig die Brust, die Schultern, der obere Rücken und der Rückenstrecker arbeiten müssen, wird in der Kobrahaltung der Bauchbereich, zum Ende auch die Brust, intensiv gedehnt.

B

- Die Arme wie bei einem Liegestütz beugen und den Oberkörper in Kopfrichtung zum Boden sinken lassen.
- Bevor der Kopf den Boden berührt, die Brust nach vorne schieben, dabei Kopf und Rumpf nach hinten beugen und so aufrichten.
- Der Hüftbereich liegt jetzt auf dem Boden, die Arme sind voll durchgestreckt, die Oberarme dicht am Körper. Im Yoga heißt diese Position Kobra.
- Die Endposition für drei bis fünf Sekunden halten, dann auf gleichem Weg zurück.

Der Kopf führt die Bewegung. Stellen Sie sich vor, dass ihm Rumpf und Beine wie der lange Körper einer Schlange folgen.

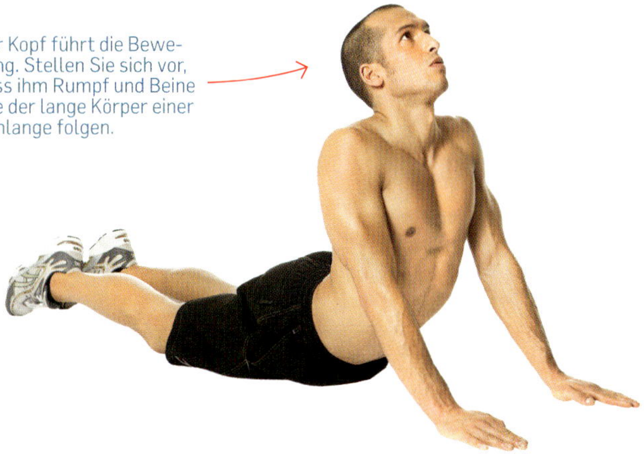

POWER-VARIANTEN
Strecken Sie den Kopf nach oben hinten, um die Dehnung zu intensivieren. Sie können die Spannung noch mehr erhöhen, indem Sie in der Endposition die Unterschenkel vom Boden abheben und versuchen, die Fersen so weit wie möglich zum Gesäß zu ziehen.

Rumpf

Einbeiniges Hüftheben auf dem Balance-Kreisel

A

- Rücklings hinlegen, Knie beugen und den linken Fuß auf einem Balance-Kreisel platzieren. Das rechte Bein gestreckt anheben.
- Die Arme hochstrecken.

B

- Die Hüfte hochdrücken, bis der Rumpf und die Oberschenkel eine gerade Linie bilden.
- Gleichzeitig die Ellenbogen in den Boden drücken.
- Im nächsten Satz die Beine wechseln.

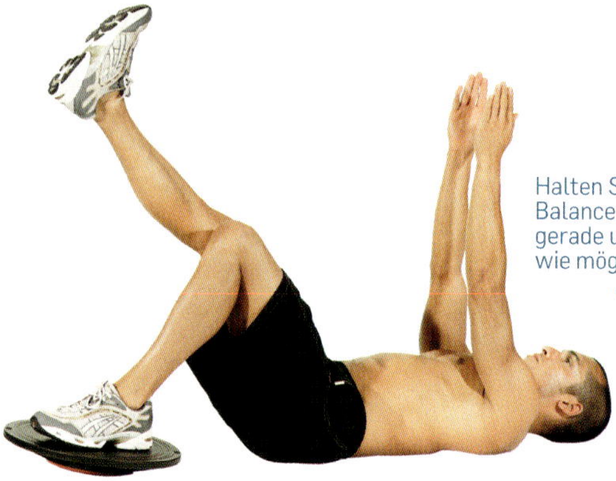

Halten Sie den Balance-Kreisel so gerade und stabil wie möglich.

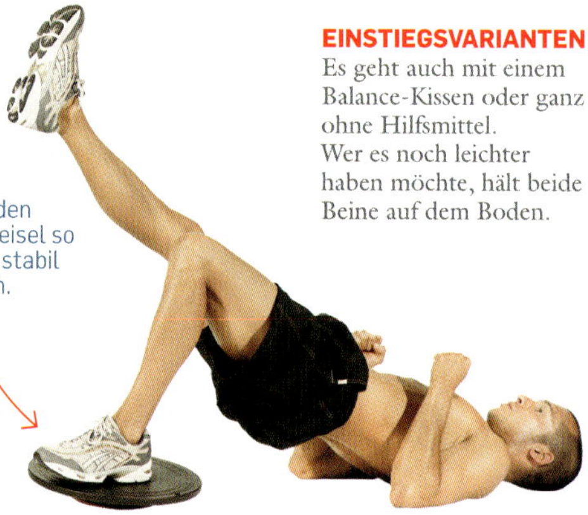

EINSTIEGSVARIANTEN
Es geht auch mit einem Balance-Kissen oder ganz ohne Hilfsmittel.
Wer es noch leichter haben möchte, hält beide Beine auf dem Boden.

Einbeinige Brücke

AUSFÜHRUNG

- Rücklings auf den Unterarmen abstützen. Die Beine so ausstrecken, dass sie minimal gebeugt sind. Gesäß, Ober- und Unterschenkel anheben.
- Ein Bein vom Boden heben, dann die Position halten.
- Im nächsten Durchgang die Beine wechseln.

EINSTIEGSVARIANTE
Sie können die Beine mehr beugen, die Fersen also dichter beim Gesäß aufsetzen. Das nimmt Spannung aus dem Rumpf.

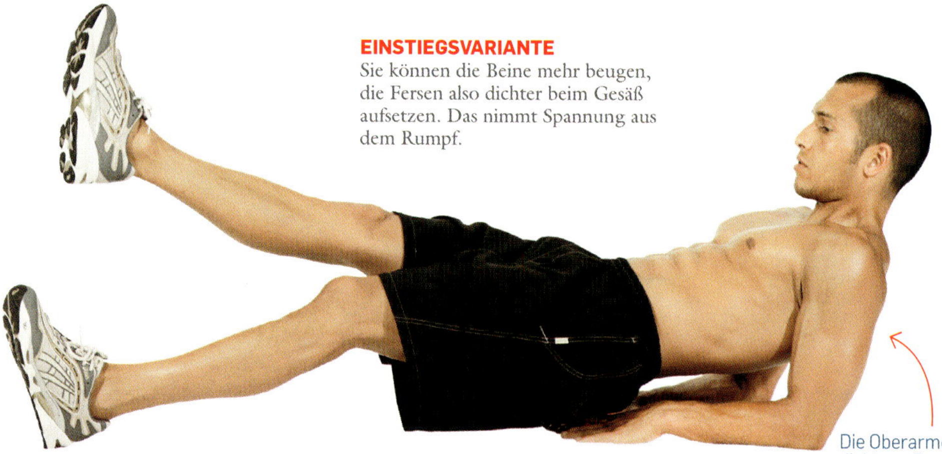

Die Oberarme sind dicht am Rumpf.

Beinpendeln mit dem Medizinball

A

- Auf den Rücken legen und einen Medizinball zwischen die Knie klemmen.
- Die Oberschenkel senkrecht anheben. Die Knie sind rechtwinklig gebeugt.
- Zur Stabilisierung die Arme flach neben dem Körper auf den Boden legen.

SICHERHEITS-HINWEIS

Bei dieser Übung findet eine Rotation im Becken statt, die auch den unteren Rücken erfasst. Da der Lendenwirbelbereich bei derartigen Bewegungen empfindlich ist, sollten Sie sich an die Übung vorsichtig herantasten – am besten erst einmal ohne den Einsatz eines Medizinballs.

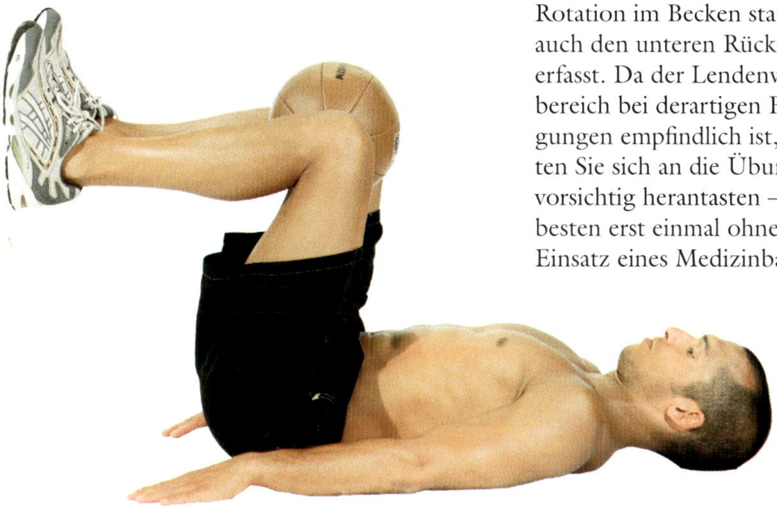

B

- Die Beine abwechselnd möglichst weit nach links und rechts pendeln, wie es ohne Probleme im unteren Rücken möglich ist, aber nicht ablegen.
- Der Kniewinkel bleibt stets unverändert.
- Den Rumpf möglichst flach auf dem Boden halten. Arme und Schultern bleiben im Bodenkontakt.

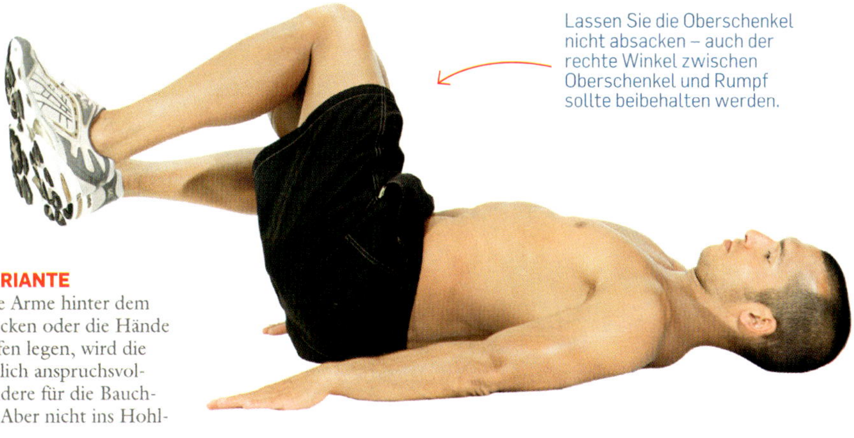

Lassen Sie die Oberschenkel nicht absacken – auch der rechte Winkel zwischen Oberschenkel und Rumpf sollte beibehalten werden.

POWER-VARIANTE

Wenn Sie die Arme hinter dem Kopf ausstrecken oder die Hände an die Schläfen legen, wird die Übung deutlich anspruchsvoller, insbesondere für die Bauchmuskulatur. Aber nicht ins Hohlkreuz fallen!

Rumpf

Seitliches Rollen auf dem Gymnastikball

A 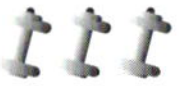

- Mit den Schultern rücklings auf den Ball legen.
- Das Becken so anheben, dass Oberschenkel und Rumpf eine gerade Linie bilden.

B

- Über den Ball langsam so weit wie möglich nach links rollen, indem Sie kleine Schritte zur linken Seite machen. Knie, Hüften, Schultern und Arme sind immer auf derselben Höhe.
- In der nächsten Wiederholung zur anderen Seite rollen.

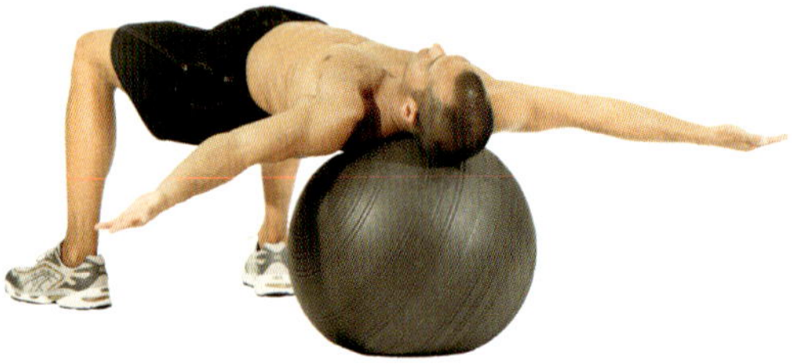

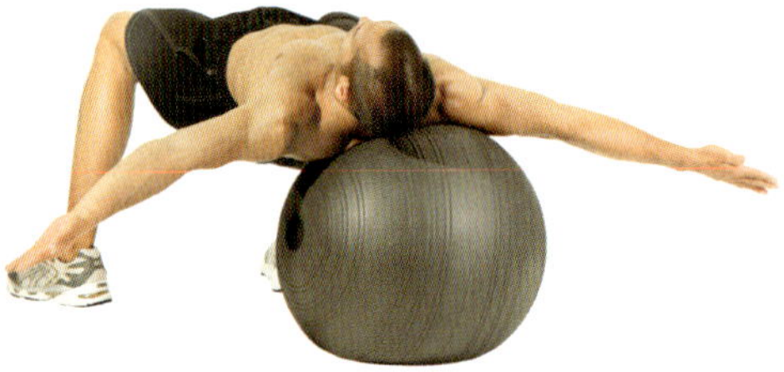

Rumpfdrehen im Liegen auf dem Gymnastikball

A 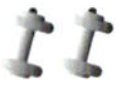

- Rücklings auf einen Gymnastikball legen und eine Hantelscheibe mit gestreckten Armen senkrecht über der Brust halten.
- Oberschenkel, Hüfte und Oberkörper befinden sich auf einer Höhe.

B

- Aus dem Rumpf das Gewicht so weit es geht zur linken Seite drehen, bis sich die rechte Schulter vom Ball hebt.
- Gleich im Anschluss in der nächsten Wiederholung zur anderen Seite drehen.

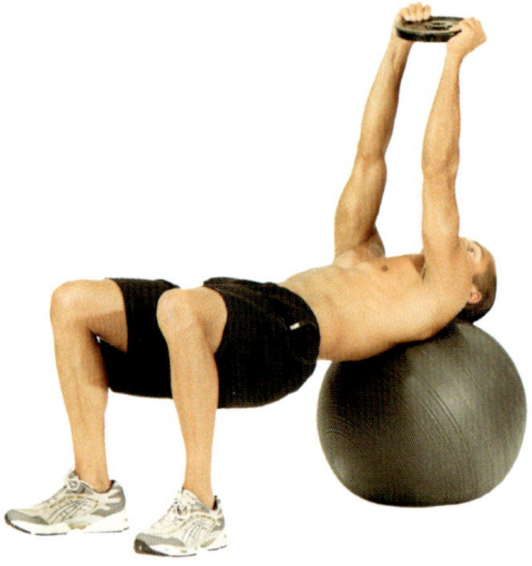

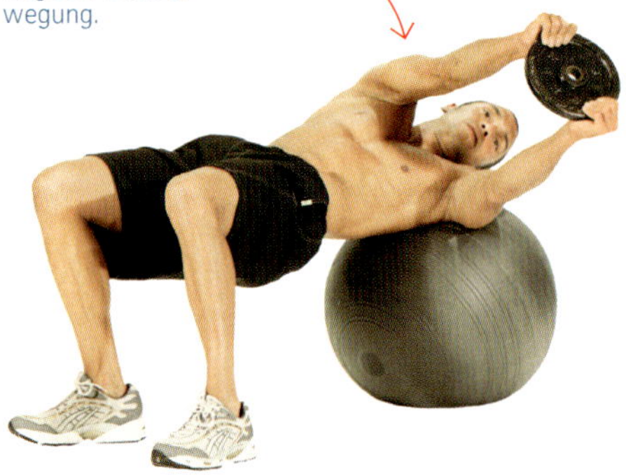

Rumpfdrehen mit dem Medizinball im Knien

A

- Hinknien, auf die Fersen setzen und einen Medizinball auf Hüfthöhe halten.

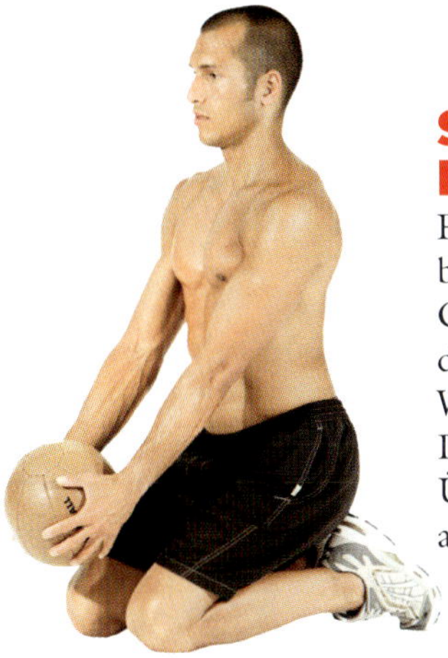

B

- Nach rechts drehen und den Ball hinter den Füßen ablegen. Dann ganz nach links drehen und den Ball von dort wieder aufnehmen (das ist eine Wiederholung).
- Im nächsten Satz die Richtung wechseln.

SICHERHEITS-HINWEIS

Für alle Rumpfdrehbewegungen gilt: Gehen Sie vorsichtig in die ersten Drehungen. Wer im unteren Rücken Probleme hat, sollte die Übung(en) nicht ausführen.

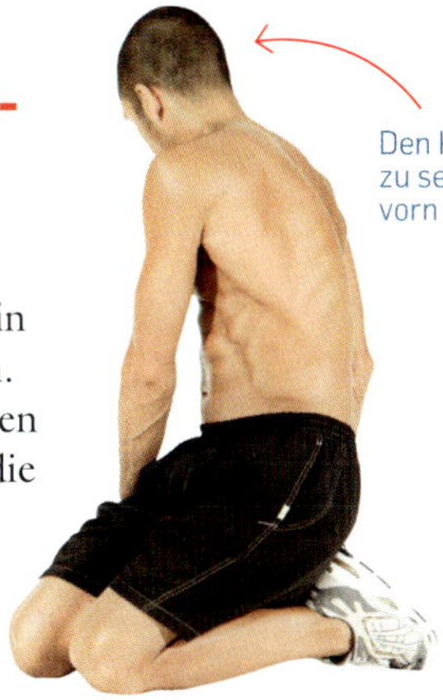

Den Kopf nicht zu sehr nach vorn neigen.

Rumpfdrehen mit dem Medizinball im Stehen

A

- Einen Medizinball mit ausgestreckten Armen auf Brusthöhe halten.

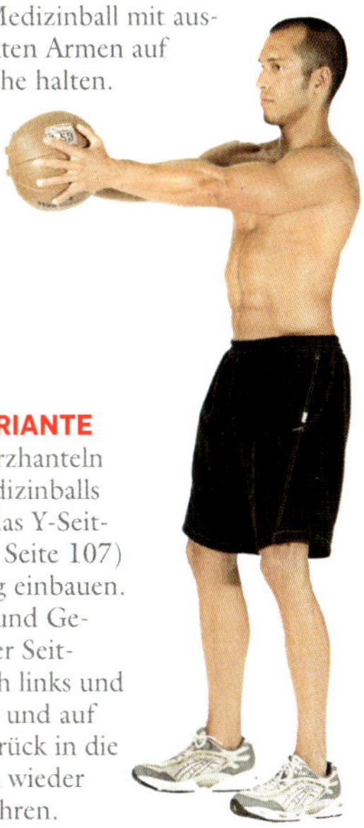

POWER-VARIANTE

Mit zwei Kurzhanteln statt des Medizinballs können Sie das Y-Seitheben (siehe Seite 107) in die Übung einbauen. Dazu Arme und Gewichte bei der Seitdrehung nach links und rechts heben und auf dem Weg zurück in die Startposition wieder zusammenführen.

B

- Den Oberkörper im Brustbereich dynamisch nach links, in der nächsten Wiederholung nach rechts drehen.

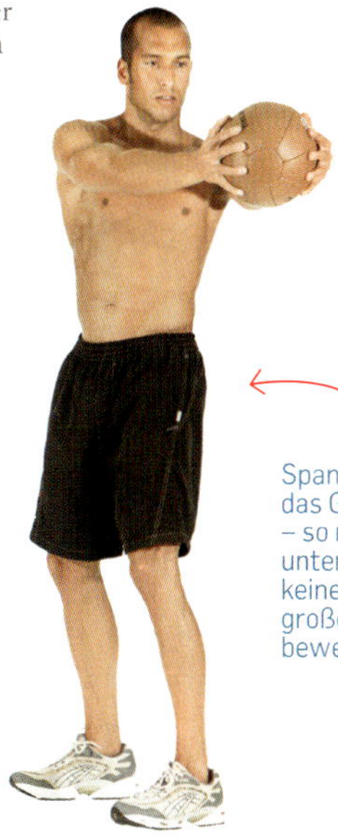

Spannen Sie das Gesäß an – so macht der untere Rücken keine allzu große Drehbewegung.

Rumpf

Wurfbewegungen mit dem Medizinball

A

- Schulterbreit hinstellen und einen Medizinball mit beiden Händen vor dem Becken halten.
- Den Rumpf nach rechts drehen und die Arme mitführen, bis der Ball rechts neben der Hüfte ist.
- Die Knie etwas beugen.

B

- Die Rumpfmuskulatur anspannen.
- Den Oberkörper in einer explosiven Bewegung nach links drehen und den Medizinball mit gestreckten Armen nach links oben schleudern, ohne ihn loszulassen.
- Das linke Bein mehr belasten, damit sich das rechte mitdrehen kann.
- Im nächsten Satz die Seiten wechseln.

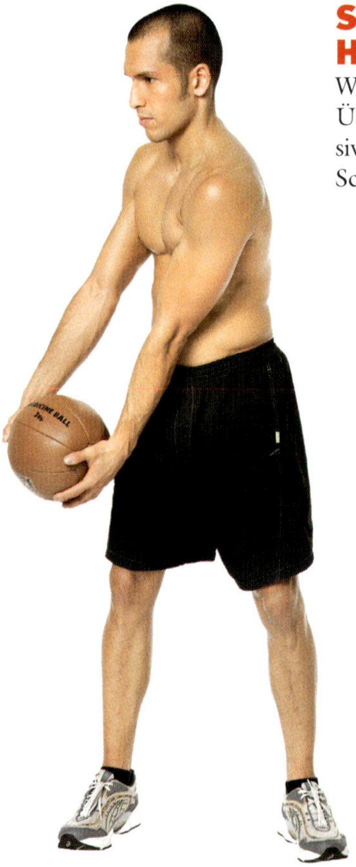

SICHERHEITS-HINWEIS

Wärmen Sie sich vor jeder Übung gut auf, die explosive Bewegungen mit Schnellkraft beinhaltet.

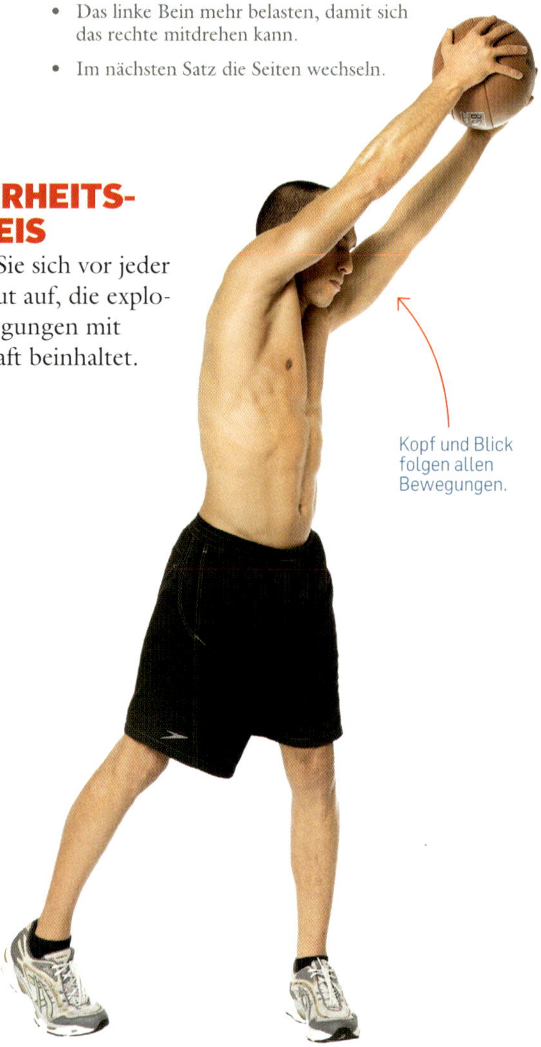

Kopf und Blick folgen allen Bewegungen.

ALTERNATIVE

Stehen Ihnen genug Platz und im Idealfall auch ein Trainingspartner zur Verfügung, können Sie den Ball auch loslassen.

Rumpfbeugen am Kabelzug

A

- Mit beiden Händen einen Bügelgriff am Kabelzug frontal greifen. Die gestreckten Arme folgen dem Seil schräg nach oben.

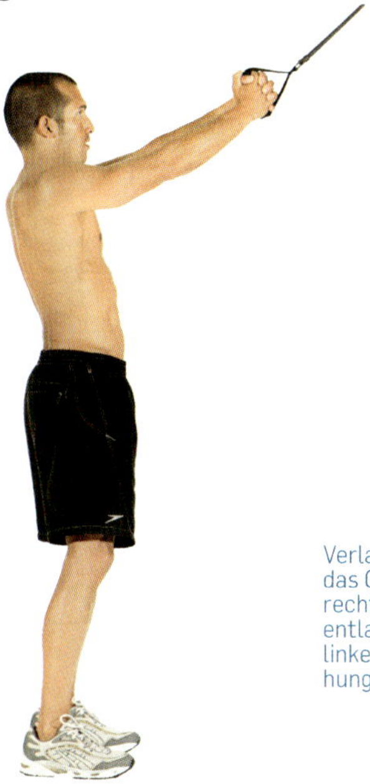

B

- Den Griff mit gestreckten Armen rechts neben den Körper ziehen. Dabei den Oberkörper leicht beugen und nach rechts drehen, bis die Hände am Gesäß sind.
- In der nächsten Wiederholung nach links drehen.

Verlagern Sie das Gewicht aufs rechte Bein und entlasten Sie das linke, das die Drehung unterstützt.

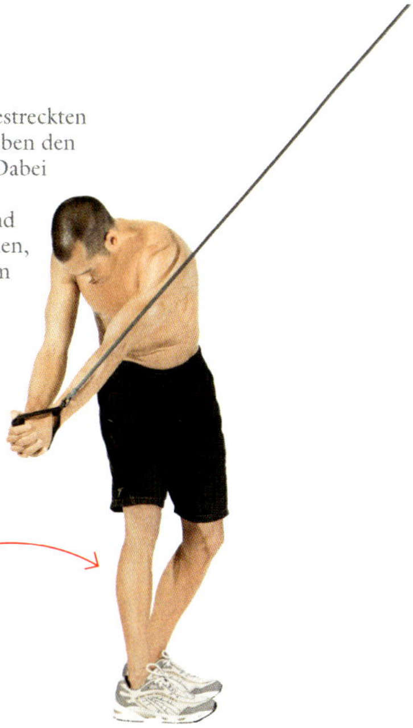

Rumpfstrecken am Kabelzug

A

- Mit beiden Händen einen Bügelgriff am Kabelzug greifen und mit gestreckten Armen vor dem Körper halten.
- Die Knie beugen und den Oberkörper mit geradem Rücken 45 Grad vorbeugen.

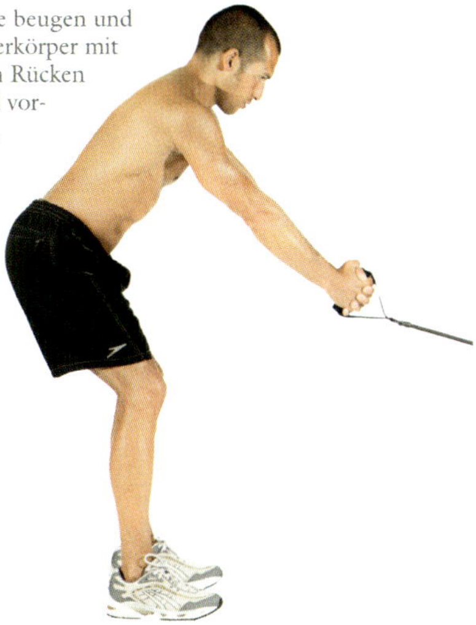

B

- Den Seilzug mit gestreckten Armen nach rechts oben ziehen. Den Rumpf dabei so weit drehen, dass sich die Hände fast hinter dem Kopf befinden.
- Das Gewicht ist auf dem rechten Bein, das linke geht locker mit.
- In der nächsten Wiederholung zur linken Seite drehen.

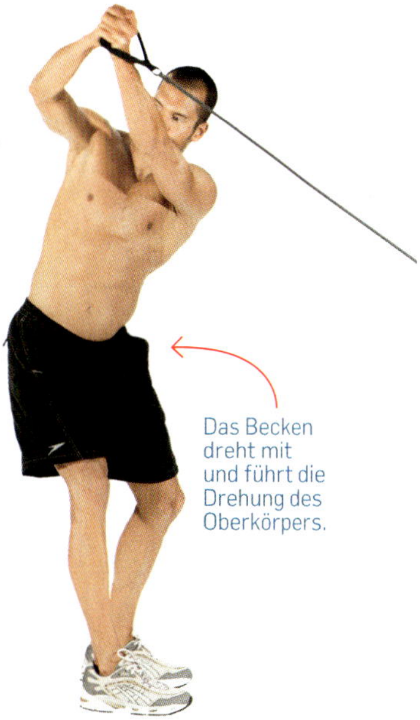

Das Becken dreht mit und führt die Drehung des Oberkörpers.

Rumpf

Seitneigen mit dem Medizinball

A

- Mit angewinkelten Armen einen Medizinball über dem Kopf halten.
- Leicht in die Knie gehen.

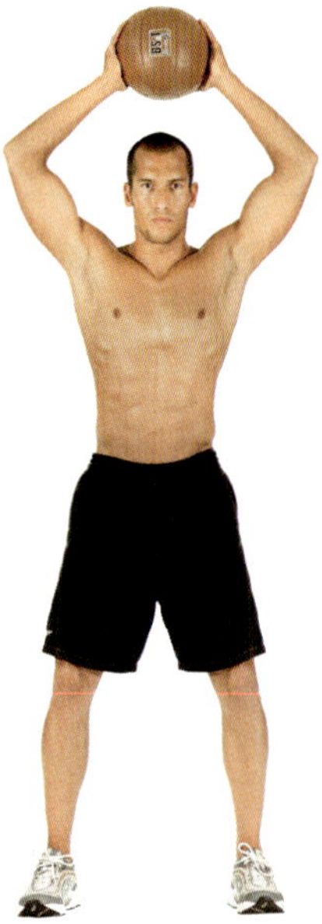

EINSTIEGSVARIANTE
Sie können die Übung auch mit zwei Kurzhanteln bei hängenden Armen ausführen.

B

- Den Rumpf so weit es geht nach rechts beugen. Alles andere bleibt unverändert.
- Gleich im Anschluss zur anderen Seite beugen.

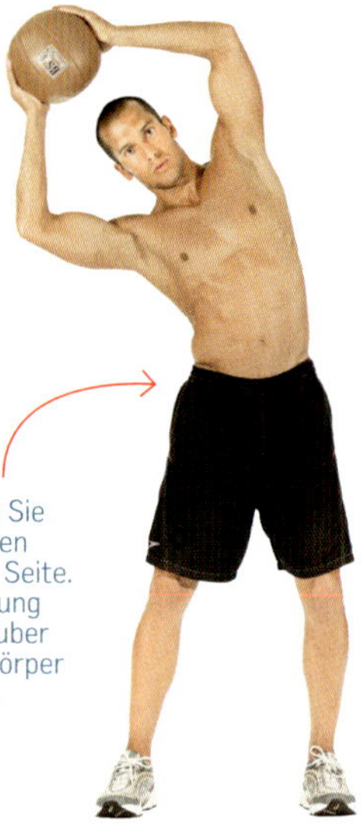

Schieben Sie das Becken nicht zur Seite. Die Beugung sollte sauber im Oberkörper erfolgen.

Flieger mit Kurzhanteln

A

- Mit links in eine leichte Schrittstellung gehen.
- Eine Kurzhantel in jeder Hand locker vor der Hüfte halten.

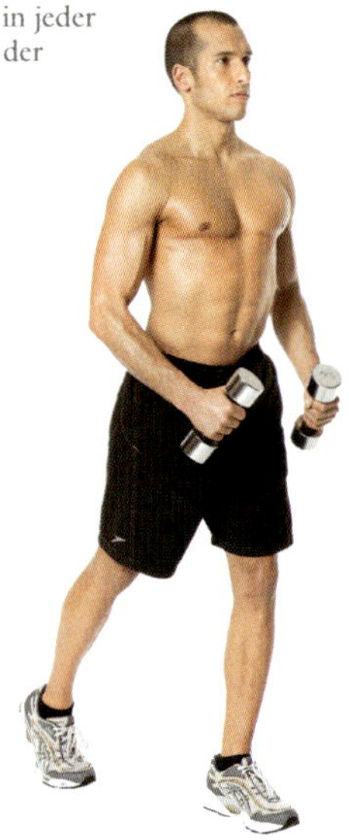

B

- Die Knie leicht beugen, dann das rechte Bein gestreckt hochheben.
- Dabei den geraden Oberkörper vorkippen und die gestreckten Arme zur Seite bis auf Schulterhöhe ausbreiten.
- Im nächsten Satz die Seiten wechseln.

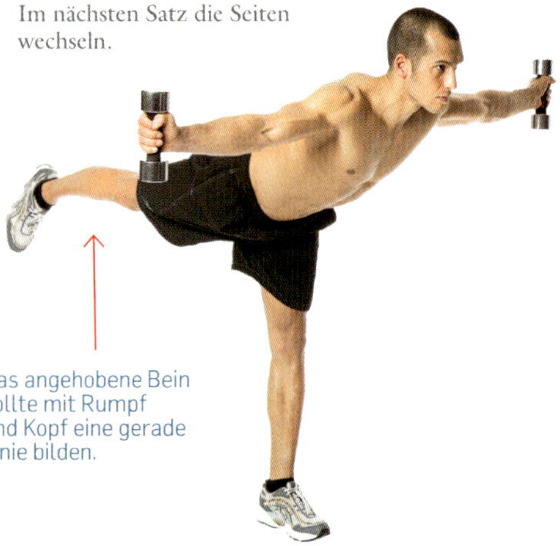

Das angehobene Bein sollte mit Rumpf und Kopf eine gerade Linie bilden.

Kreuzheben und Umsetzen auf die Brust

A

- Im etwas mehr als schulterbreiten Stand vor eine am Boden liegende Langhantel stellen.
- In die Knie gehen und den geraden Oberkörper so vorbeugen, dass Sie mit den gestreckten Armen etwas mehr als schulterbreit an die Hantelstange fassen können. Die Handflächen zeigen zu Ihnen.
- Die Knie etwas weiter beugen und die Hantelstange bis auf Kniehöhe anheben.

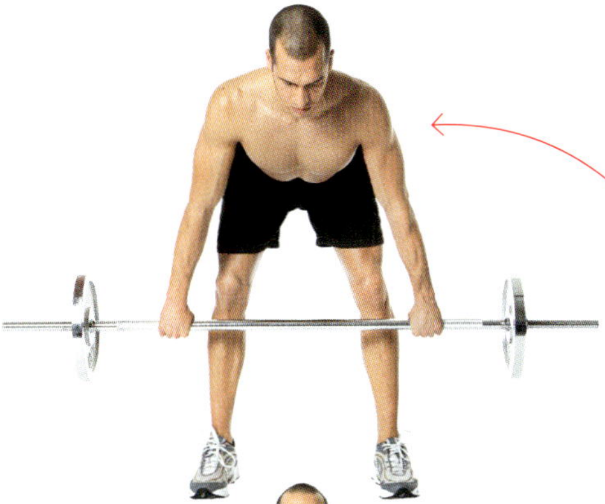

In jeder Position sollten Sie den Rücken unbedingt gerade halten.

B

- Den Rumpf anspannen, dann den Oberkörper aus der Kraft des unteren Rückens aufrichten, bis Sie gerade stehen und die Hantelstange an gestreckten Armen vor dem Becken halten. Bei Bedarf leicht in den Knien nachgeben und so die Aufrichtung des Rumpfes unterstützen.

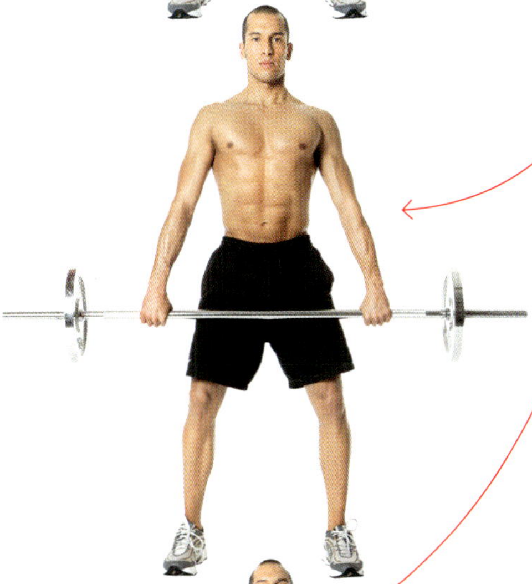

C

- Die Stange möglichst waagerecht vor dem Körper nach oben ziehen. Ist die Stange auf Brusthöhe, leicht in die Knie gehen und die Handgelenke unter die Stange drehen, so dass Sie das Gewicht mit angelegten Oberarmen sicher halten können, während die Stange auf der oberen Brust ruht.
- Die Handgelenke müssen gerade sein und dürfen nicht abknicken.
- Auf demselben Weg zurück in die Ausgangsposition.

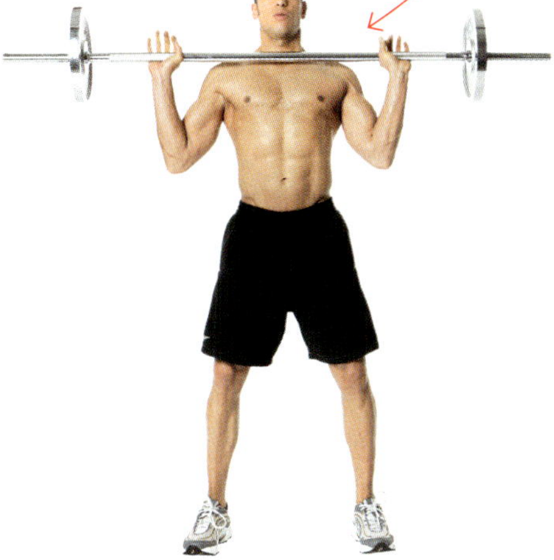

SICHERHEITSHINWEIS

Diese Übung ist äußerst effektiv, durch das Zusatzgewicht aber nicht ohne Risiko. Einsteiger sollten den Bewegungsablauf mit wenig (oder ohne) Gewicht zunächst einstudieren.

Bauch

Kraftübungen für den Bauch

Bauchmuskelübungen in einem Rückentrainingsbuch? Aber sicher: Die Bauchmuskulatur erfüllt als Gegenspieler zum Rückenstrecker eine wichtige Funktion bei der Stabilisierung des Rumpfes. Nur wenn beide Seiten gleichermaßen trainiert werden, sind saubere Rumpfbewegungen und eine wirklich aufrechte Körperhaltung möglich.

Versuchen Sie also, in jedes Training des Rückenstreckers auch ein, zwei Übungen für den Bauch zu integrieren – umso schöner, wenn quasi als Nebeneffekt ein Sixpack zum Vorschein kommt.

Die Bewegungsabläufe

Das Anforderungsprofil für die Bauchmuskeln ist relativ simpel – Sie trainieren sie mit folgenden Bewegungen:

- Beugen des Rumpfes nach vorn oder zur Seite
- Drehen des Rumpfes
- Halten des Rumpfes
- Fixieren des Rumpfes bei Beinbewegungen, Beispiel: Beinheben

Die Muskeln im Fokus

Dass die Art und Weise, wie sich Bauchmuskeln trainieren lassen, recht überschaubar ist, hat einen einfachen Grund: Diese Muskelgruppe der Rumpfbeuger besteht nur aus einer Handvoll Muskeln – kein Vergleich zu der Vielzahl der Rücken- oder der Schultermuskeln. Grob lässt sich diese Muskelgruppe in gerade sowie quere beziehungsweise schräge Bauchmuskeln unterteilen.

ANGESPROCHENE MUSKELN BEIM TRAINING DES BAUCHS

Muskel	Trainiert durch
Bauchmuskeln, gerader Anteil	· *frontale oder rückwärtige Stützhaltungen* · *Beugen des Rumpfes nach vorn* · *Fixieren des Rumpfes in jeder Haltung*
Bauchmuskeln, schräger und quer verlaufender Anteil	· *seitliche Stützhaltungen* · *Beugen des Rumpfes zur Seite* · *Drehen des Rumpfes* · *Fixieren des Rumpfes in jeder Haltung*

Unterarmstütz mit Überkreuz-Crunches

A

- In den Unterarmstütz gehen.

ALTERNATIVE
Sie können die Bewegung auch in Zeitlupe ausführen: Versuchen Sie, in 15 bis 30 Sekunden eine Wiederholung zu absolvieren, wobei Sie in der Endposition nochmals mindestens drei Sekunden lang die Bauchmuskeln maximal anspannen.

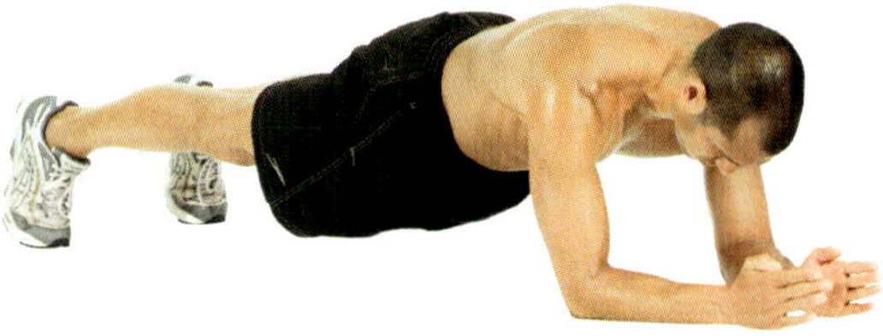

B

- Den Bauch anspannen, den Rumpf beugen und dabei den rechten Ellenbogen und das linke Knie unter dem Körper zusammenführen.
- Im nächsten Satz Seitenwechsel.

Drücken Sie das Gesäß zur Decke, um die Beugung im Rumpf zu unterstützen.

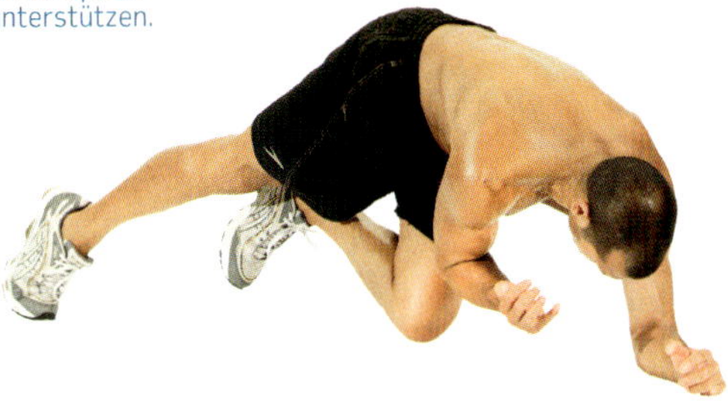

Gedrehtes Knieheben im Liegestütz

A

- In die Liegestützposition gehen und Beine und Rumpf ein wenig nach rechts drehen.
- Den linken Fuß mit der Außenseite auf ein Handtuch legen, das über den Boden rutschen kann. Der rechte Fuß liegt auf dem linken, die Beine sind fast gestreckt.

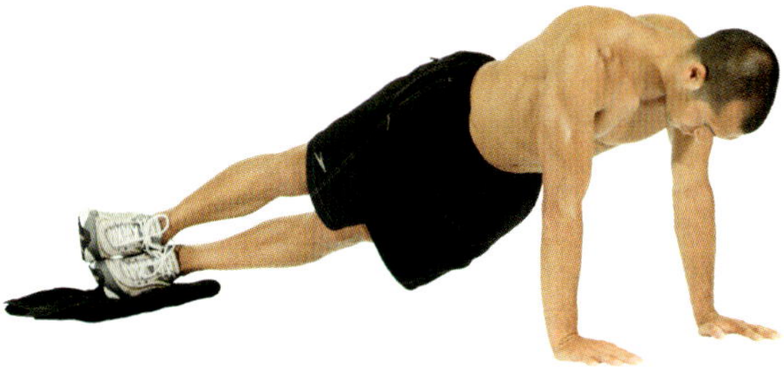

POWER-VARIANTE
Legen Sie die Unterschenkel alternativ auf einem Gymnastikball ab. So schulen Sie Ihren Gleichgewichtssinn.

B

- Die Knie so weit es geht in Richtung Brust ziehen.
- Knie und Füße während der Übung geschlossen und die Schultern auf einer Höhe halten.
- Im nächsten Satz die Seiten wechseln.

Achten Sie darauf, keinen Rundrücken zu machen.

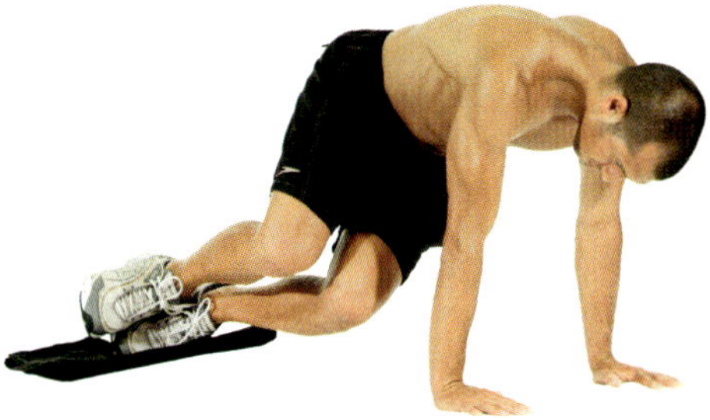

Bauch

Kletter-Crunches

SIND CRUNCHES & CO. SCHÄDLICH FÜR DEN RÜCKEN?

Rumpfbeugeübungen wie Crunches, aber vor allem die verschärfte Sit-up-Ausführung haben in Sachen Rückenfreundlichkeit nicht den besten Ruf. Das liegt nicht grundsätzlich an den Übungen, sondern an der oftmals falschen Ausführung. Wenn Sie Crunches und Sit-ups, wie jede andere Übung auch, korrekt ausführen und umsichtig einsetzen, brauchen Sie keine Bedenken zu haben:

- Heben Sie Schultern und Oberkörper mit möglichst geradem Rücken an.
- Reißen Sie nicht mit den Händen am Hinterkopf.
- Arbeiten Sie nicht mit Schwung.
- Bei Beschwerden im unteren Rücken die Übungen nicht ausführen.
- Die Belastung für den unteren Rücken ist bei Sit-ups aufgrund der Hebelwirkung größer. Fehler in der Ausführung werden somit mehr bestraft, möglicherweise mit Verletzungen. Da die Intensität für die Bauchmuskulatur bei Sit-ups zudem kaum größer ist als bei Crunches, werden in diesem Buch nur Crunches vorgestellt.

A

- Rücklings auf den Boden legen.
- Die Füße aufstellen, die Knie sind rechtwinklig gebeugt.
- Die Ellenbogen anwinkeln, dann Kopf und Schulterbereich minimal vom Boden abheben.

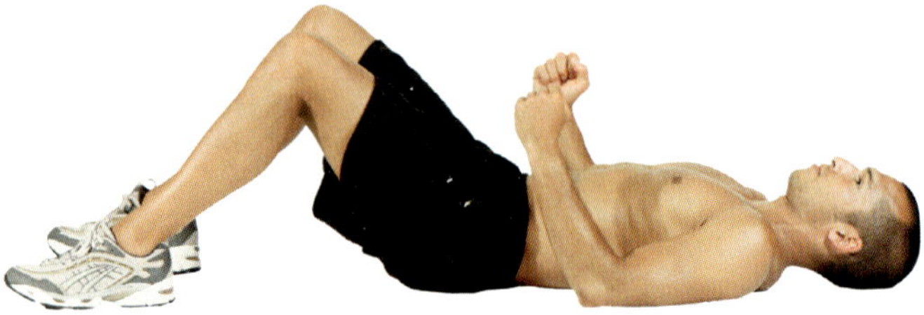

B

- Den Rumpf anspannen, dann den Oberkörper beugen.
- Gleichzeitig die gestreckten Arme wechselseitig in die Luft recken, als würden Sie sich an einem Seil nach oben ziehen wollen.
- Insgesamt so weit wie möglich, aber höchstens bis zu einem Winkel von etwa 30 Grad aufrichten.
- Während eines Satzes die Schulterpartie nicht mehr ablegen.

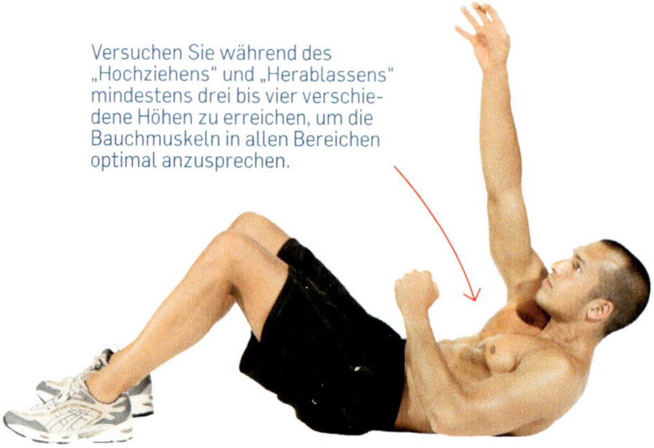

POWER-VARIANTE

Stellen Sie sich drei nebeneinanderhängende Seile vor, zwischen denen Sie hin und her hangeln. So verstärken Sie die Arbeit der seitlichen Bauchmuskelanteile.

Ruder-Crunches

A

- Auf eine Bank setzen und mit den Armen abstützen. Den Oberkörper mit geradem Rücken um 45 Grad zurücklehnen.
- Die Füße anheben und die Beine gerade ausstrecken.

B

- Die Knie in Richtung Brust ziehen. Die Füße geschlossen und Rücken sowie Kopf gerade halten.

POWER-VARIANTEN
Anstrengender wird's, wenn Sie zusätzlich einen Medizinball zwischen die Füße klemmen. Außerdem können Sie parallele Ruderzüge mit den Armen durchführen (aber nicht bei Problemen mit dem unteren Rücken!).

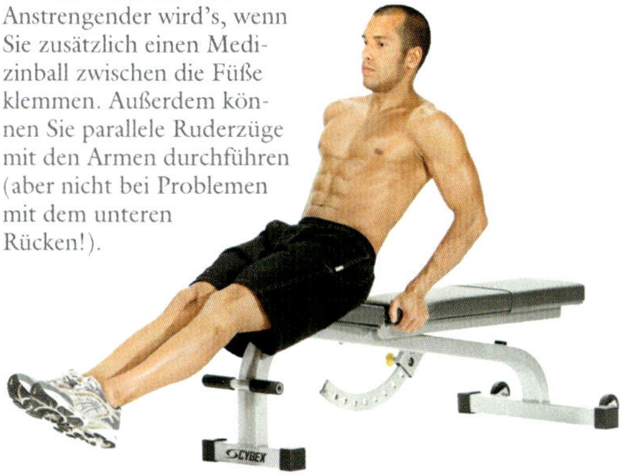

Pendeln Sie nicht mit dem Oberkörper vor und zurück. Die Bewegung findet nur unterhalb der Hüfte statt.

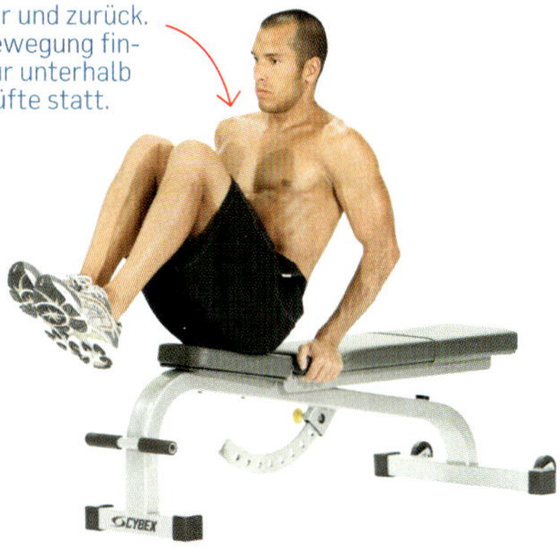

Butterfly-Crunches

A

- Mit einer Kurzhantel in jeder Hand rücklings hinlegen. Die Arme sind auf Schulterhöhe rechtwinklig gebeugt, die Handflächen zeigen in Fußrichtung.
- Die Füße aufstellen.

B

- Den Oberkörper beugen, gleichzeitig die Arme nach oben durchstrecken und die Gewichte zusammenführen.

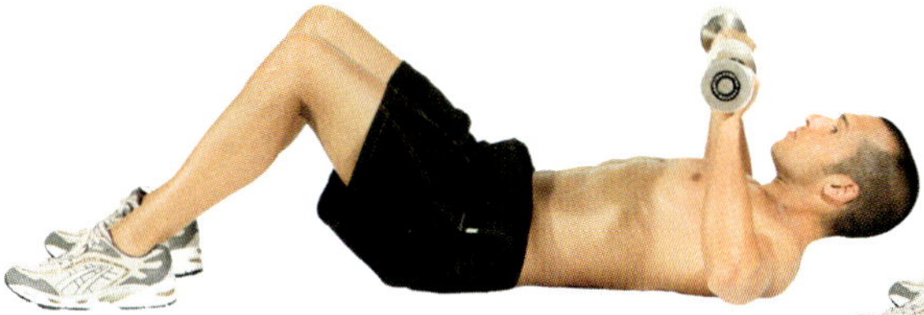

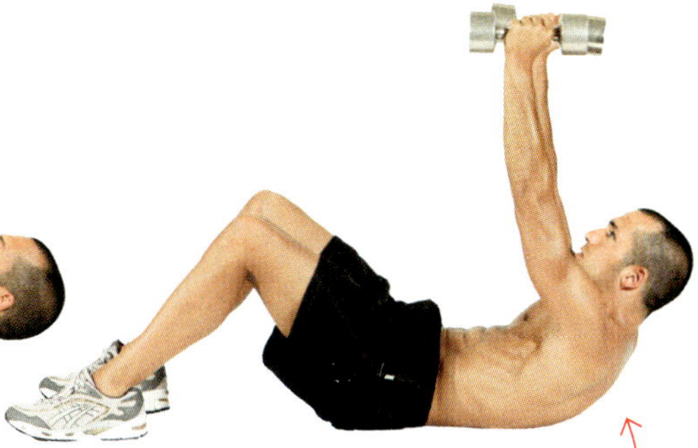

Halten Sie bei der Armbewegung die Schulterblätter möglichst unten.

Bauch

Gestreckte Crunches

A

- Rücklings auf den Boden legen, Arme und Beine senkrecht hochstrecken.

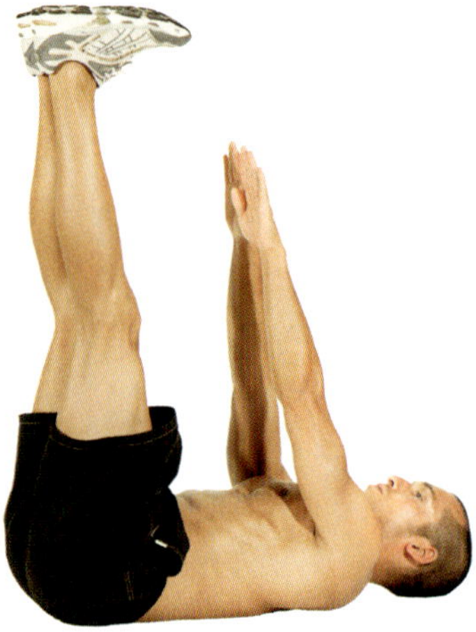

B

- Den Oberkörper beugen, dabei mit den gestreckten Fingern die Fußspitzen berühren.

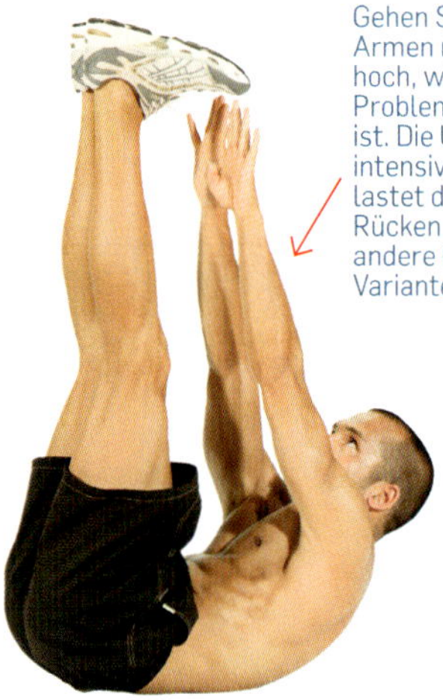

Gehen Sie mit den Armen nur so weit hoch, wie es ohne Probleme möglich ist. Die Übung ist intensiv und belastet den unteren Rücken stärker als andere Crunch-Varianten.

Crunches mit Medizinball auf dem Gymnastikball

A

- Rücklings auf den Gymnastikball legen. Die Füße aufstellen und das Becken auf gleiche Höhe zum Rumpf bringen.
- Den Medizinball mit beiden Händen hinter dem Kopf halten.

Arme und Ball während der gesamten Übung unverändert in Position halten.

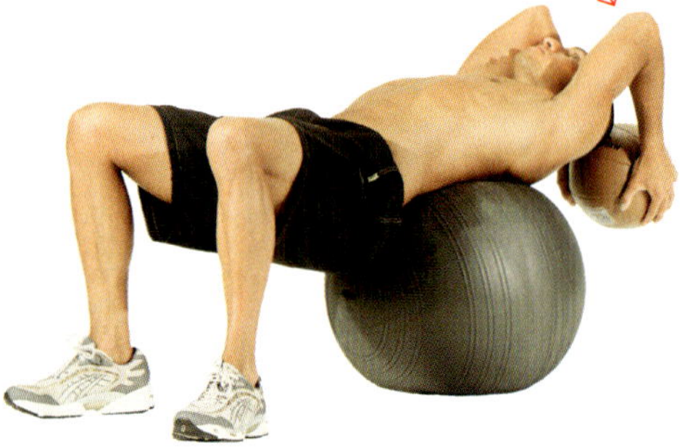

B

- Den Oberkörper in einer Crunch-Bewegung so weit wie möglich beugen.

TESTEN SIE DIE KRAFT IHRER BAUCHMUSKULATUR
Versuchen Sie, die Endposition dieser Übung zu halten. Schaffen Sie 20 Sekunden ohne Probleme? Dann haben Sie ausreichend Power im vorderen Rumpfbereich.

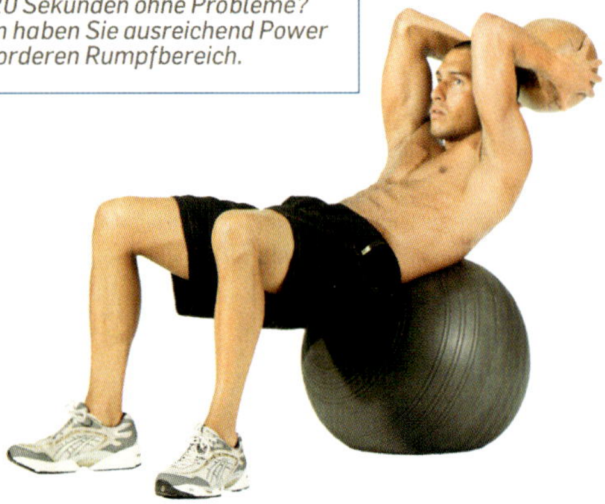

Käfer

A

- Mit dem Rücken auf den Boden legen. Arme und Beine ausstrecken. Die Oberarme liegen dicht am Kopf.
- Den Rumpf anspannen und die Schulterpartie leicht vom Boden abheben.
- Den Oberkörper in einer Crunch-Bewegung beugen.
- Gleichzeitig das linke Knie zur Brust und den rechten Arm gestreckt vor den Körper ziehen, bis die rechte Hand den linken Fuß berührt. Den Oberkörper dabei etwas nach links drehen.

EFFEKTIVES GANZKÖRPERTRAINING
Es handelt sich hier fast schon um eine Ganzkörperübung, bei der die über den Körper verlaufenden diagonalen Muskelschlingen aktiviert werden.

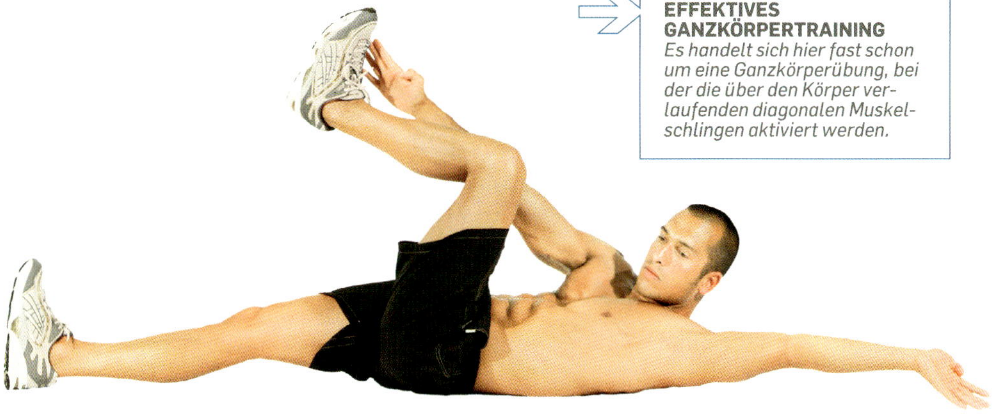

B

- Arme und Beine wechseln. Jetzt den linken Arm und das rechte Knie zusammenführen, bis Sie mit der linken Hand den rechten Fuß berühren. Dabei den Oberkörper etwas nach rechts drehen.
- In der Folge Arme und Beine ständig wechseln.

Legen Sie die Schultern während der gesamten Übung nicht ab.

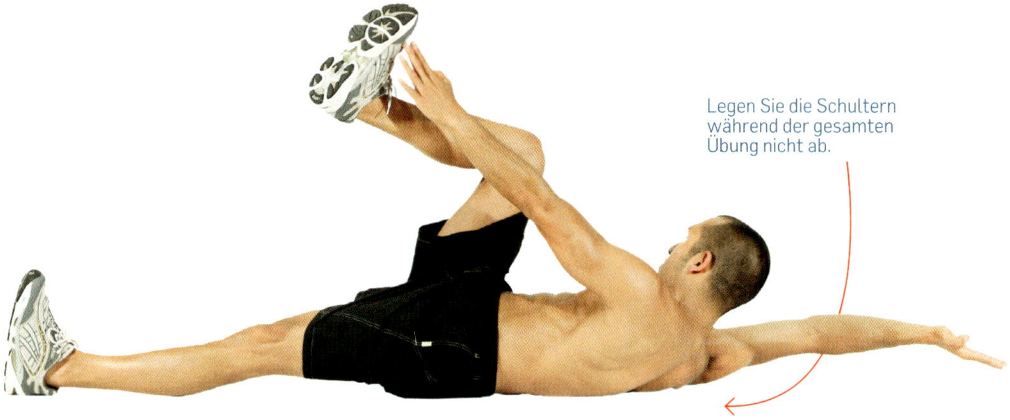

POWER-VARIANTE
Halten Sie auch das gestreckte Bein während der gesamten Übung knapp über dem Boden.

Bauch

Rumpfdrehen mit dem Medizinball

A

- Auf den Boden setzen, die Füße unter eine Langhantel klemmen und die Knie rechtwinklig beugen.
- Einen Medizinball mit ausgestreckten Armen vor dem Körper halten, dann den geraden Oberkörper um 45 Grad zurücklehnen.

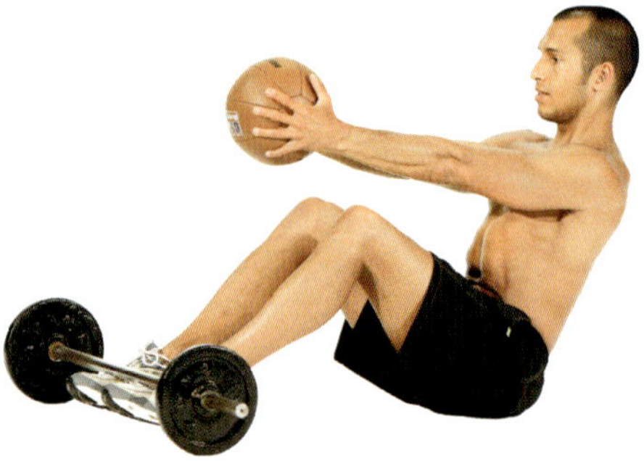

B

- Rumpf und Medizinball so weit es geht nach links, in der nächsten Wiederholung nach rechts drehen.

Halten Sie den Rücken gerade und vermeiden Sie so ein Aufrichten oder Absacken im Rumpf.

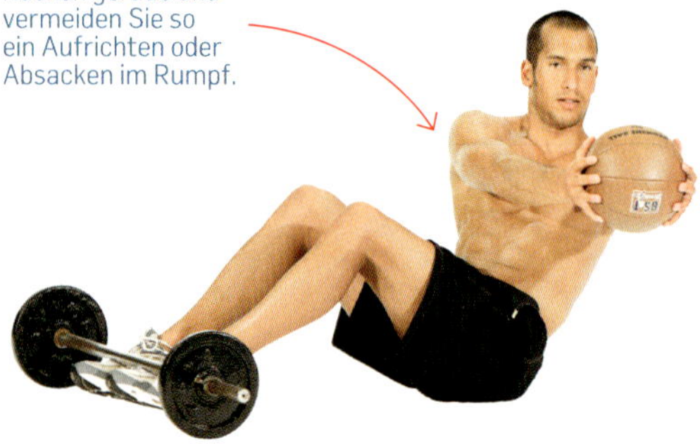

EINSTIEGSVARIANTE
Drehen Sie einfach die gestreckten Arme nach links und rechts.

POWER-VARIANTE
Für reichlich Ausgleichsarbeit des Rumpfes setzen Sie sich auf einen Gymnastikball.

Seitliches Rumpfheben auf dem Gymnastikball

A

- Mit der linken Taille seitlich auf den Ball legen. Der Oberkörper ist frei beweglich.
- Die Finger an die Schläfen legen, die Schulterblätter zusammenziehen.
- Beide Füße stehen hintereinander auf dem Boden.

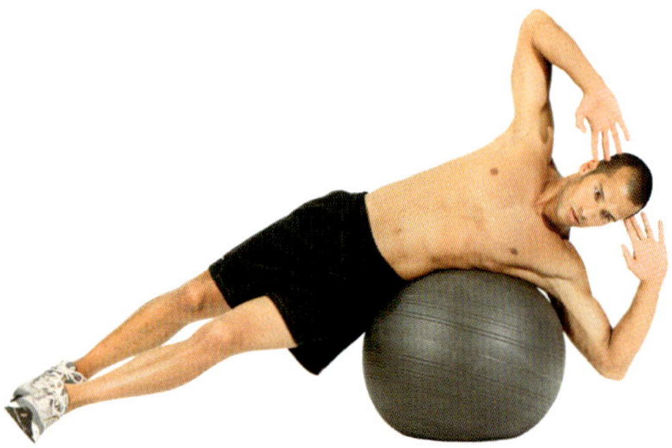

B

- Den Rumpf seitlich möglichst weit und ohne Schwung anheben.
- Im nächsten Durchgang die Seiten wechseln.

Die Ellenbogen bleiben unverändert in Position und klappen nicht zusammen.

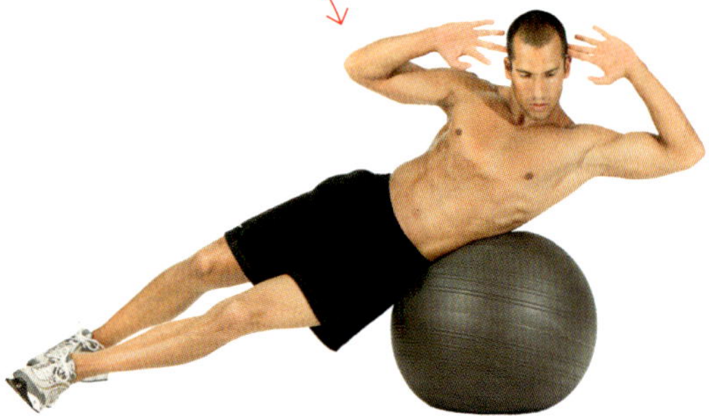

Beinabsenken auf der Bank

A

- Rücklings auf eine Bank legen und dann die Hände unter das Gesäß schieben.
- Die Beine gestreckt senkrecht nach oben heben.

B

- Die gestreckten Beine langsam in die Waagerechte absenken.

RUNTER IST ENTSCHEIDEND
Bei derartigen Übungen entsteht die größte Intensität für die Bauchmuskulatur bei der Abwärtsbewegung, die Sie deshalb langsam ausführen sollten. Faustregel: ein Drittel der Wiederholungszeit nach oben, zwei Drittel nach unten arbeiten.

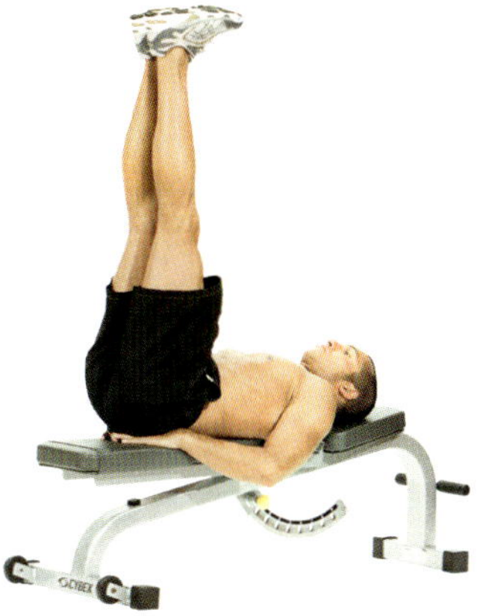

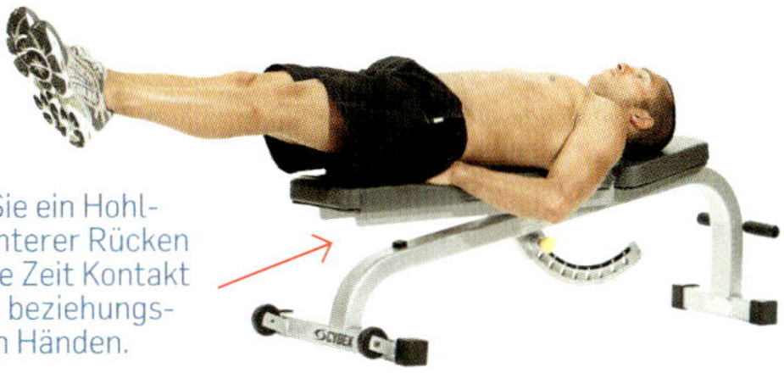

Vermeiden Sie ein Hohlkreuz: Ihr unterer Rücken hat die ganze Zeit Kontakt zum Polster beziehungsweise zu den Händen.

Beckenheben im Liegen

A

- Rücklings hinlegen, die Knie rechtwinklig beugen.

B

- Die gebeugten Beine anheben, die Arme zur Unterstützung in den Boden drücken.
- Die Knie in Richtung Decke drücken. Dabei das Becken so weit wie möglich vom Boden abheben. In der obersten Position ein bis zwei Sekunden halten.

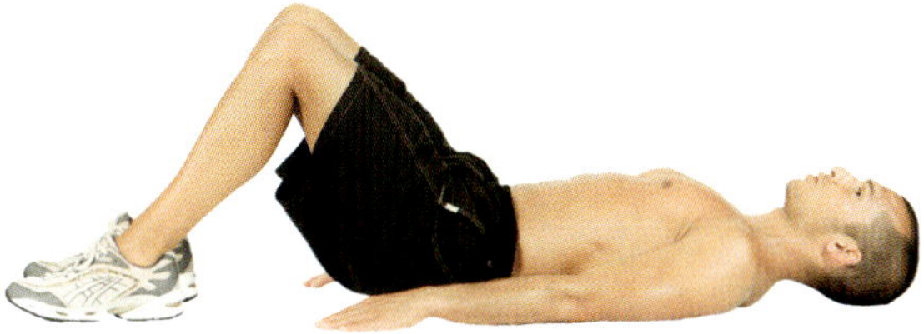

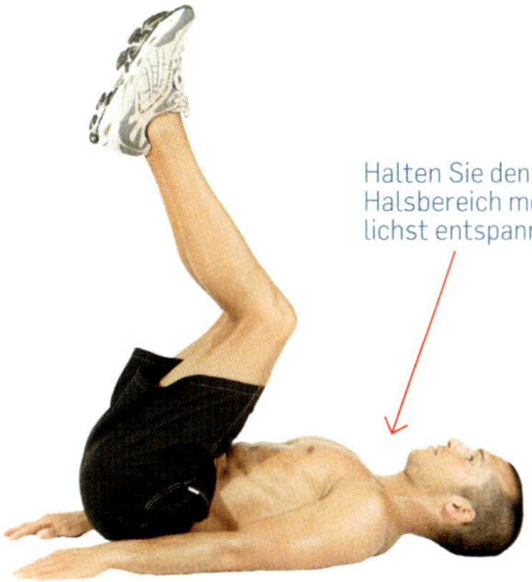

Halten Sie den Halsbereich möglichst entspannt.

Stretching: Dehn-, Mobilisations- und Entspannungsübungen

Damit bei Ihnen kein Muskel im wahrsten Sinn des Wortes zu kurz kommt, versorgt Sie dieses Kapitel mit den besten Dehn- und Mobilisations-, aber auch Entspannungsübungen für den ganzen Körper. Das erwartet Sie auf den folgenden Seiten:

- 18 Dehnübungen für Rücken, Rumpf und weitere Muskelgruppen, grob sortiert vom Kopf hinab zu den Beinen
- im Anschluss fünf hauptsächlich mobilisierende Übungen, mit denen Sie die Beweglichkeit von Rumpf, Schultern und Hüfte verbessern und die auch hervorragend zum Warm-up oder Cool-down eingesetzt werden können
- zum Ende drei Entspannungsübungen, die ausgezeichnet zum Ausklang eines (Rücken-) Workouts geeignet sind und die Sie auch sonst jederzeit in den Alltag einbauen können, wenn Sie sich angespannt oder gestresst fühlen

Hinweise zur Anwendung der Übungen

- Bevor Sie loslegen, sollten Sie die Ausführungen im Kapitel zum Stretching ab Seite 52 verinnerlichen.
- Dort finden Sie auch eine Vorstellung der gängigsten Dehnmethoden, mit denen Sie die Übungen umsetzen können. Nur in Ausnahmefällen (zum Beispiel beim Katzenbuckel auf Seite 150) finden Sie in der Übungsbeschreibung einen Hinweis auf eine anders zu gestaltende Übungsausführung.
- Führen Sie die Beweglichkeitstests im Einleitungskapitel (siehe Seite 6 bis 7) durch, um herauszufinden, welche Muskeln oder Körperbereiche bei Ihnen persönlich verkürzt sind.
- Dazu sollten Sie vor allem diejenigen Muskeln regelmäßig dehnen, die grundsätzlich zur Verkürzung neigen (siehe dazu Seite 52).
- Stretchen Sie sich am besten in einer eigenen Einheit. Die muss nicht (immer) wie ein Kraft-Workout gestaltet sein. Es hilft auch schon, wenn Sie sich morgens nach dem Aufstehen fünf bis zehn Minuten Zeit fürs Stretching nehmen.
- Versuchen Sie, zu Beginn jedes Workouts wenigstens eine Mobilisationsübung, am Ende des Trainings eine Entspannungsübung zu integrieren.

Dehnung der Rücken- und Nackenmuskulatur im Sitzen

AUSFÜHRUNG

- Auf den Boden setzen und die Beine nach links und rechts in einem Winkel von etwa 45 Grad ausstrecken.
- Den Rücken entspannen und Kopf, Schultern und Brustkorb langsam nach vorn sinken lassen.

VERSPANNUNGSMESSER
Die Übung ist ein guter Indikator, wo bei Ihnen der Rücken verspannt ist: und zwar dort, wo das Gefühl der größten Dehnung auftritt. Diesen Bereich zukünftig gezielt dehnen.

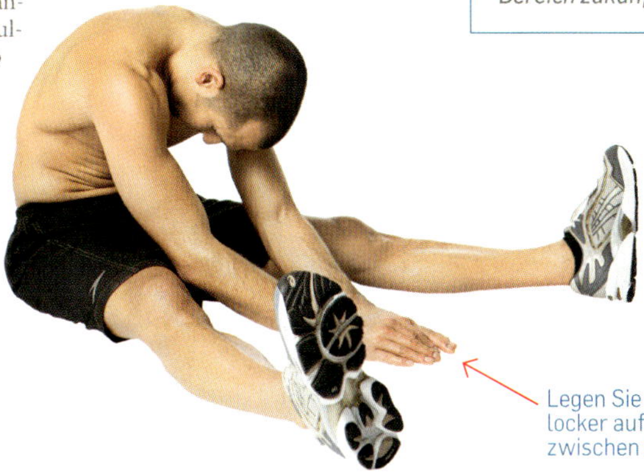

Legen Sie die Hände locker auf dem Boden zwischen den Beinen ab.

Dehnung der Nacken- und Schultermuskulatur im Sitzen

A

- Aufrecht auf einen Stuhl setzen. Der Kopf ist in der Verlängerung zur Wirbelsäule.
- Mit den Händen an der Stuhlkante zwischen den Beinen festhalten.

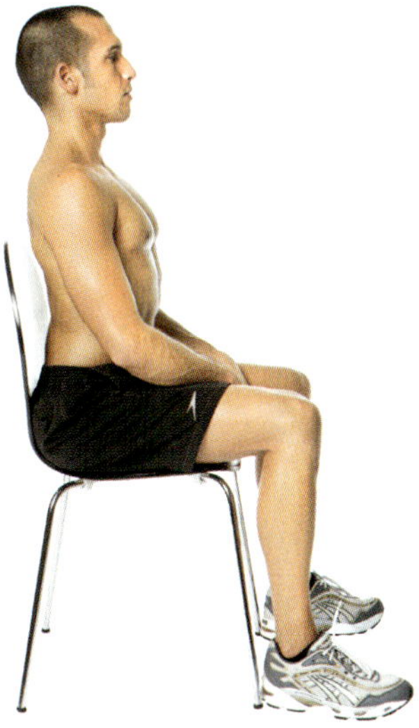

B

- Den Kopf langsam nach vorn sinken lassen.
- Den Oberkörper vorsichtig ein wenig nach hinten drücken.

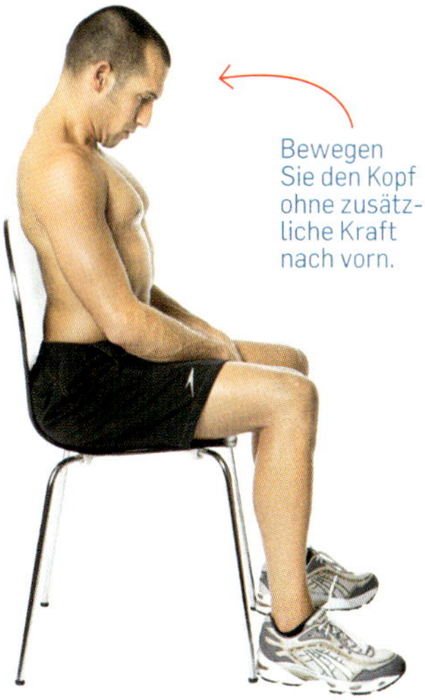

Bewegen Sie den Kopf ohne zusätzliche Kraft nach vorn.

Stretching

Oberkörper-Einrollen im Sitzen

A

- Auf eine Stuhlkante setzen (Standfestigkeit prüfen!).
- Der Kopf ist in Verlängerung des aufrechten Oberkörpers, die Beine sind schulterbreit gespreizt.

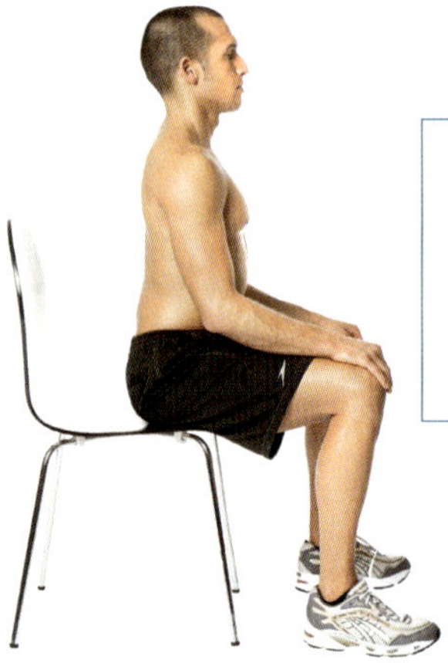

B

- Erst das Kinn zur Brust bringen, dann vom Kopf ausgehend den Oberkörper Wirbel für Wirbel langsam einrollen, bis er an den Oberschenkeln anliegt.
- Kopf und Arme hängen ganz entspannt zwischen den Beinen.

EINE ECHTE ALLTAGS-BEREICHERUNG
Die Übung ist auch wunderbar geeignet als Mobilisationsübung am Arbeitsplatz.

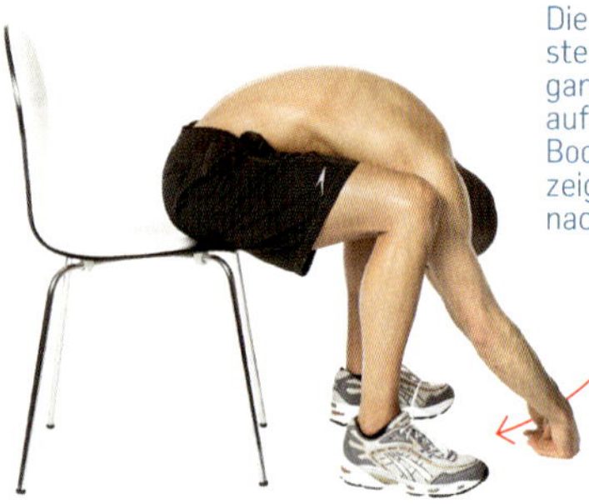

Die Füße stehen mit ganzer Sohle auf dem Boden und zeigen leicht nach außen.

Seitliches Nackendehnen

A

- Im Stand die Hände etwas abspreizen. Der Kopf ist gerade.
- Betont die Schultern hochziehen und kurz oben halten.

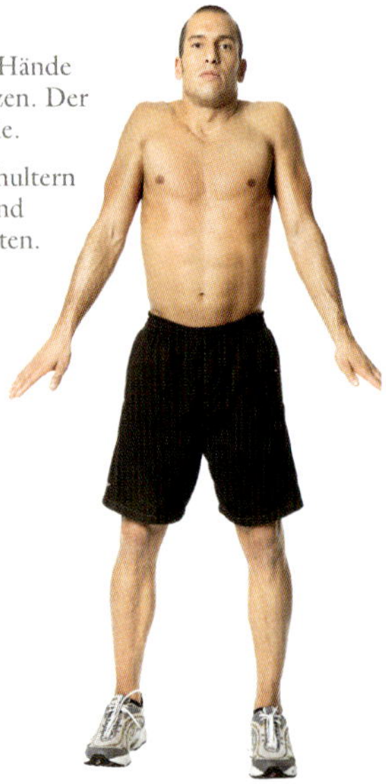

B

- Die Schultern loslassen, dann den Kopf langsam nach links neigen, bis Sie im rechten Halsbereich die Dehnung spüren. Den Kopf nicht drehen.
- Im nächsten Durchgang die Seiten wechseln.

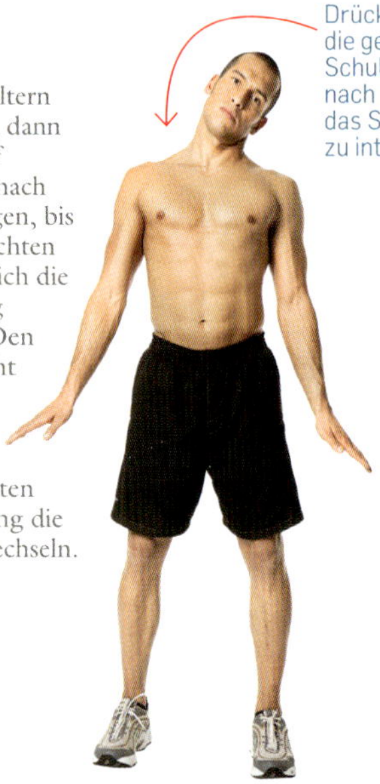

Drücken Sie die gedehnte Schulter aktiv nach unten, um das Stretching zu intensivieren.

VARIANTE
Die Übung können Sie auch im Sitzen ausführen.

Dehnung der oberen Rückenmuskulatur

VARIANTE 1

... mit hochgestreckten Armen

- Die Arme über den Kopf strecken, die Handflächen übereinander legen und die Fingerspitzen so weit es geht zur Decke drücken.

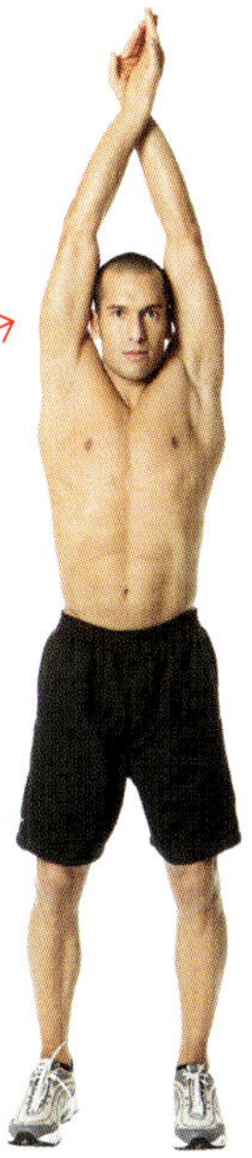

VARIANTE 2

... mit nach vorn gestreckten Armen

- Die Arme vor dem Körper waagerecht ausstrecken, die Handflächen übereinander legen.
- Die Hände so weit wie möglich vorschieben, den Kopf ein wenig senken.

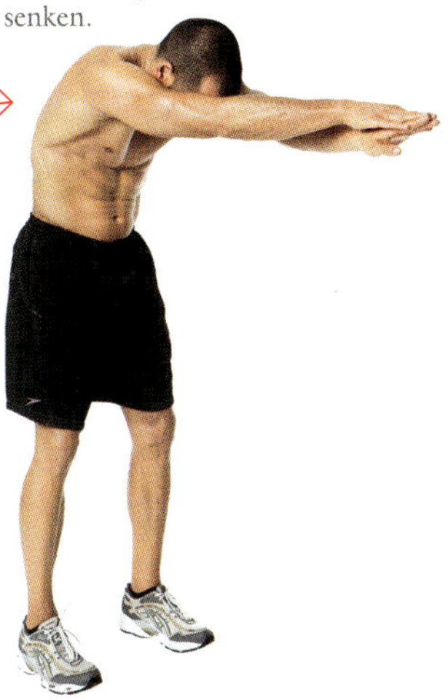

VARIANTE 3

... mit überkreuzten Armen

- Etwas in die Knie gehen und den geraden Oberkörper vorbeugen.
- Die Arme vor dem Körper kreuzen und mit den Händen in die jeweils gegenüberliegende Kniekehle fassen.
- Langsam aufrichten, ohne den Oberkörper zu verdrehen und mit den Händen loszulassen.

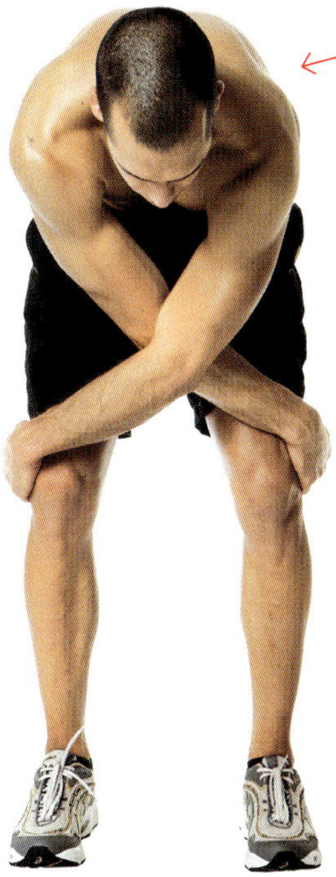

SICHERHEITSHINWEIS

Wer zum Hohlkreuz neigt, kippt das Becken leicht nach hinten.

Stretching

Dehnung der oberen Rückenmuskulatur mit gestreckten Armen und Seitneigung

AUSFÜHRUNG

- Die Arme über Kopf strecken, den linken Fuß hinter das rechte Bein setzen.
- Mit links das rechte Handgelenk greifen, den Oberkörper möglichst weit zur linken Seite neigen.
- Im nächsten Durchgang dann die Seiten wechseln.

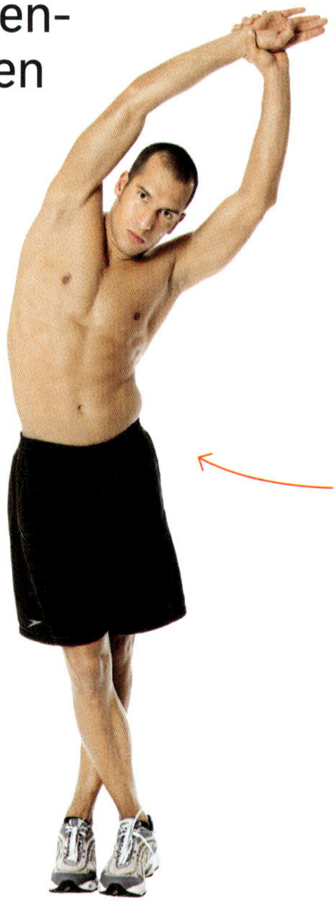

Halten Sie die Hüften waagerecht und das Becken stabil.

ALTERNATIVE

Im Sitzen haben Sie bei dieser Übung mehr Halt und Stabilität im Lendenbereich.

Lat-Dehnung auf dem Gymnastikball

AUSFÜHRUNG

- Vor den Ball knien und die Unterarme darauflegen. Der Kopf hängt locker zwischen den Schultern.
- Die Hüfte langsam vorschieben und die Schultern bewusst nach unten drücken.

Halten Sie den Oberkörper gerade, vermeiden Sie einen Rundrücken.

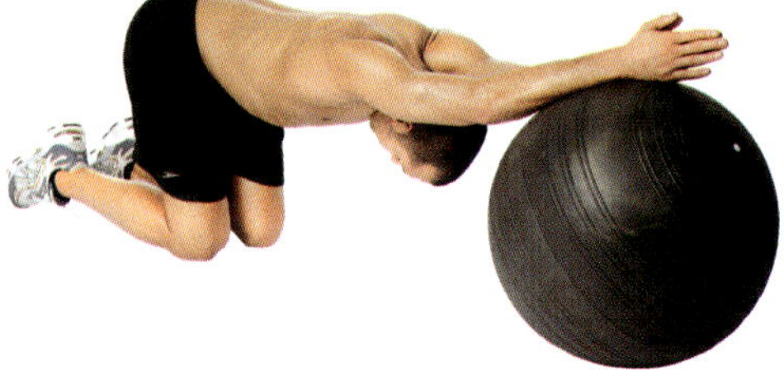

Schulterdehnung in der Seitlage

AUSFÜHRUNG

- Auf die rechte Seite legen, die Beine leicht anziehen.
- Den rechten Arm aufstellen, mit links ans rechte Handgelenk greifen und den rechten Unterarm in den Boden drücken, bis Sie eine Dehnung in der rechten Schulter spüren.
- Im nächsten Durchgang die Seiten wechseln.

Ziehen Sie die obere Schulter nach hinten, ohne den Oberkörper zu verdrehen.

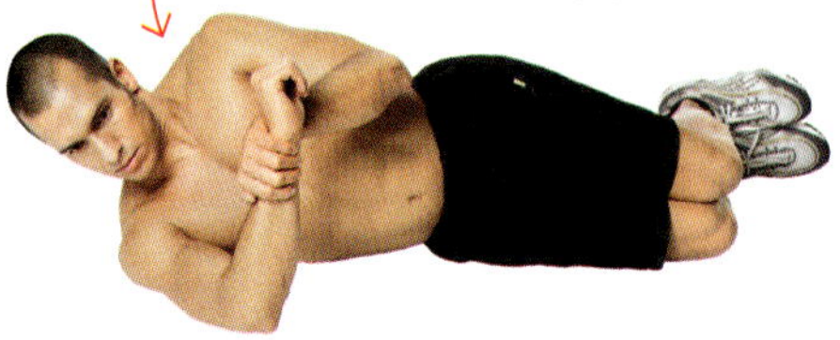

Dehnung der Arm- und Schultermuskulatur mit gestrecktem Arm

AUSFÜHRUNG

- Den rechten Arm locker gestreckt vor die Brust führen, dann mit dem linken Arm einklemmen und zur linken Schulter ziehen.
- Die Arme im nächsten Durchgang wechseln.

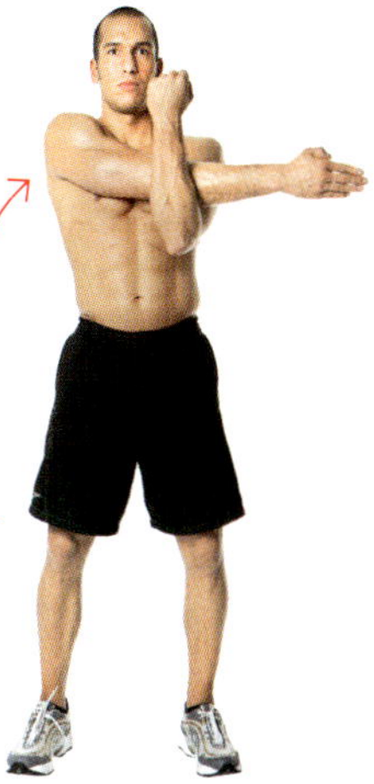

Ziehen Sie die gedehnte Schulter nach unten.

ALTERNATIVE

Um einen anderen Dehneffekt auf Arme und Schultern zu erzielen, halten Sie den gedehnten Arm nicht gestreckt, sondern mit senkrechtem Unterarm gebeugt.

Dehnung der Brust- und Schultermuskulatur

AUSFÜHRUNG

- Auf eine Stuhlkante setzen und mit den Händen abstützen (Standfestigkeit prüfen!). Das Becken vorschieben, bis es frei in der Luft steht.
- Langsam den Körper absenken und in die Hocke gehen.

Die Oberarme sind etwa parallel zum Boden.

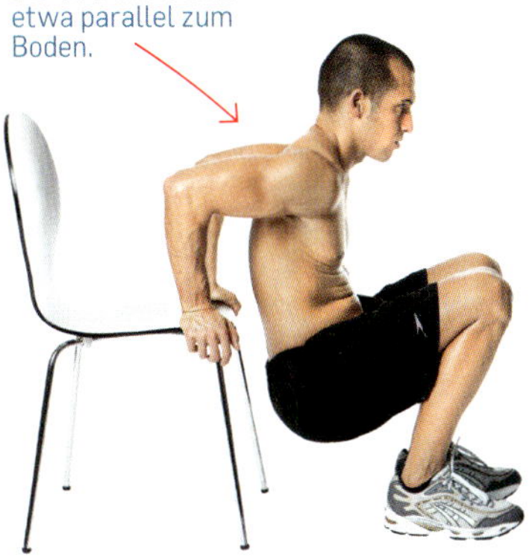

Streckung der Brustwirbelsäule

A

- Aufrecht auf einen Stuhl setzen und anlehnen.
- Die Füße mit ganzer Sohle abstellen, die Finger im Nacken locker zusammenlegen.

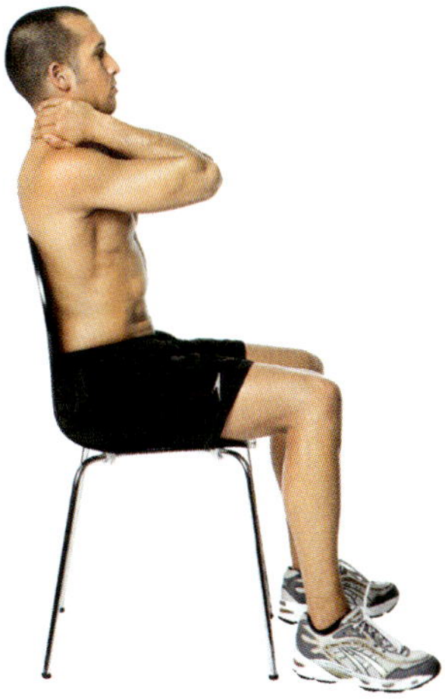

B

- Kopf und Oberkörper langsam nach hinten beugen.

Die Stuhllehne sollte etwa am unteren Teil der Schulterblätter abschließen.

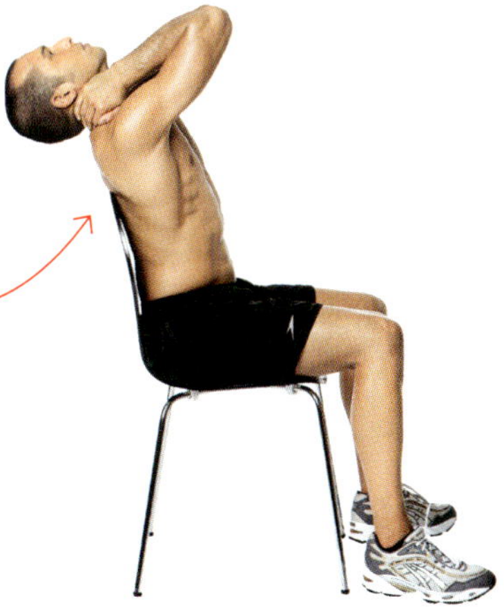

Stretching

Kobra

AUSFÜHRUNG

- Auf den Bauch legen.
- Den Oberkörper mit den Händen langsam hochdrücken, das Becken dabei in den Boden pressen und so den Rumpf möglichst weit nach hinten beugen.

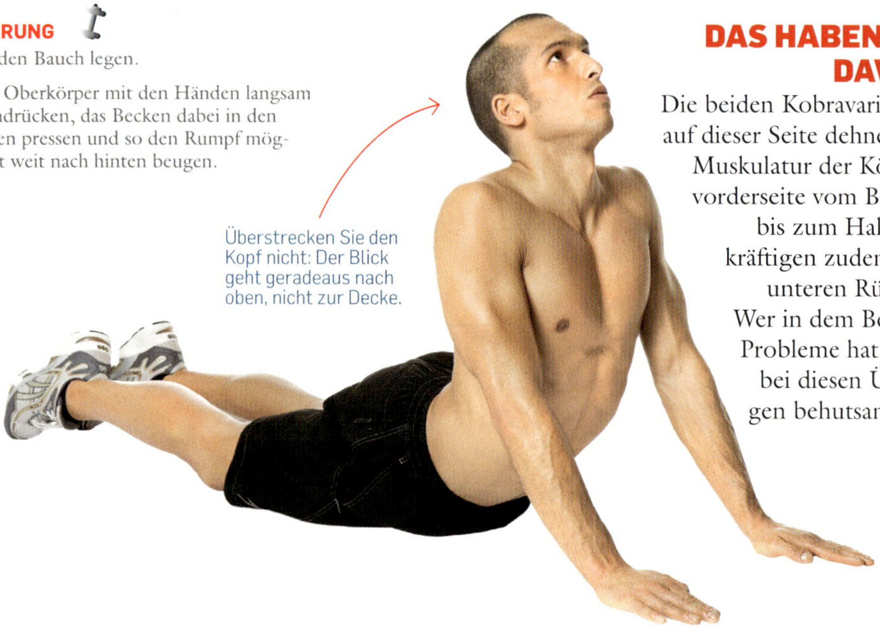

Überstrecken Sie den Kopf nicht: Der Blick geht geradeaus nach oben, nicht zur Decke.

DAS HABEN SIE DAVON

Die beiden Kobravarianten auf dieser Seite dehnen die Muskulatur der Körpervorderseite vom Becken bis zum Hals und kräftigen zudem den unteren Rücken. Wer in dem Bereich Probleme hat, geht bei diesen Übungen behutsam vor.

Kobra mit angewinkelten Beinen

AUSFÜHRUNG

- Auf den Bauch legen. Den Oberkörper so weit anheben, wie es ohne Probleme möglich ist. Dabei mit den Händen auf dem Boden abstützen.
- Die Füße vom Boden abheben und die Unterschenkel zum Gesäß ziehen.

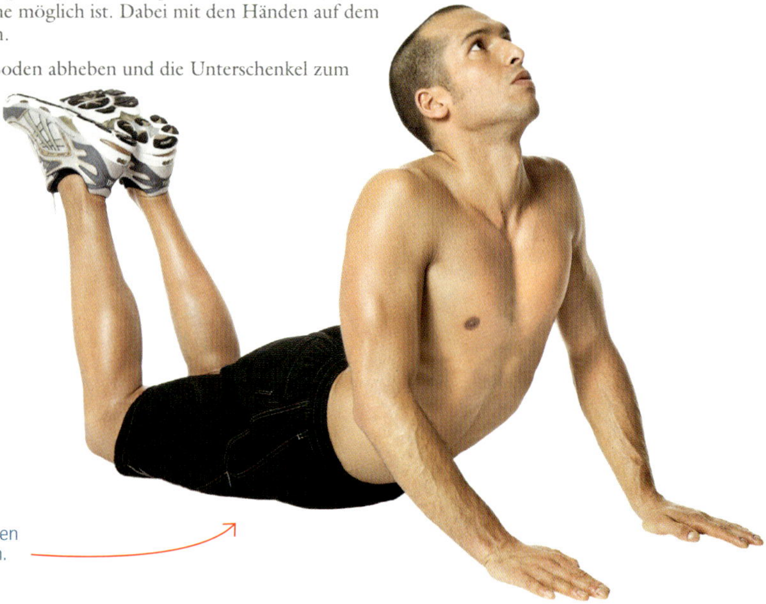

Drücken Sie das Becken bewusst in den Boden.

Dehnung der Gesäßmuskulatur im Stehen

AUSFÜHRUNG

- Im aufrechten Stand das linke Knie mit den Händen zur Brust ziehen, bis Sie die Dehnung im Gesäß spüren. Den Oberkörper dabei aufrecht halten.
- Im nächsten Durchgang die Seiten wechseln.

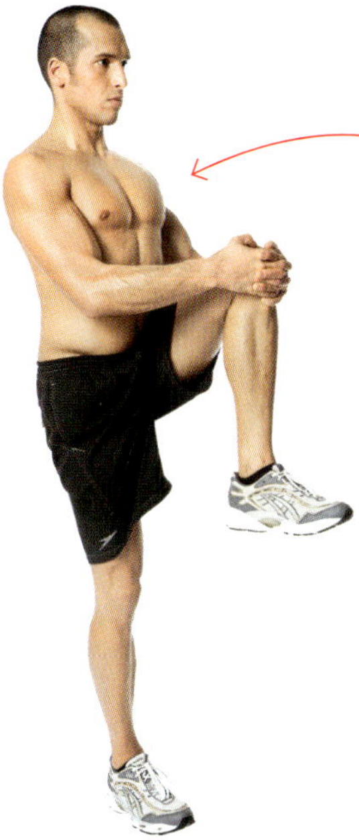

Wer Probleme hat, das Gleichgewicht zu halten, lehnt sich seitlich oder mit dem Rücken an eine Wand.

Dehnung der Gesäßmuskulatur im Liegen mit einem angewinkelten Bein

AUSFÜHRUNG

- Hinlegen, das rechte Bein ausstrecken und mit den Händen das linke Knie zur Brust ziehen, bis Sie eine Dehnung im Gesäßbereich spüren. Kopf und Rücken haben die ganze Zeit über Kontakt zum Boden.
- Im Anschluss die Beine wechseln.

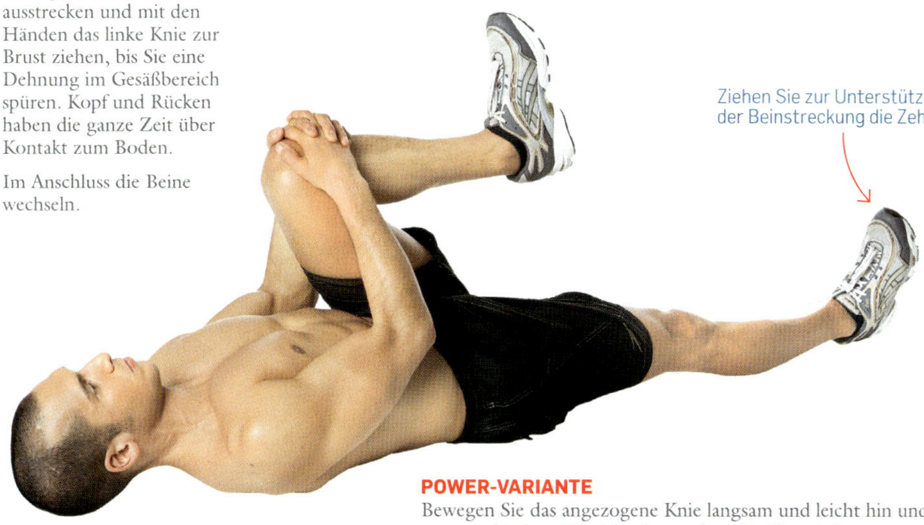

Ziehen Sie zur Unterstützung der Beinstreckung die Zehen an.

POWER-VARIANTE

Bewegen Sie das angezogene Knie langsam und leicht hin und her, um verschiedene Bereiche des großen Gesäßmuskels anzusprechen.

Stretching

Ganzkörperdehnung in Rücklage

AUSFÜHRUNG

- Hinlegen und die Arme über Kopf ausstrecken.
- Die Fersen aufstellen, die Zehen anziehen und den ganzen Körper maximal strecken.

POWER-VARIANTE
Die Übung wirkt zusätzlich kräftigend, wenn Sie ein Physioband einsetzen. Dieses um die Fersen schlingen und jeweils ein Ende mit einer Hand greifen und so die Übung ausführen.

Schieben Sie die Fersen aktiv von sich weg, um die Streckung in den Beinen zu intensivieren.

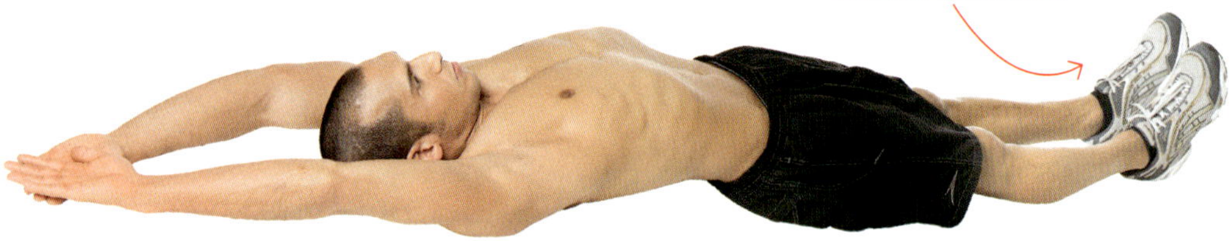

Katzenbuckel

A

- In den Vierfüßlerstand gehen, den Oberkörper so weit wie möglich durchhängen lassen und dabei den Kopf heben, so dass Sie nach vorn blicken.

BLEIBEN SIE MOBIL
Mit dieser und den vier folgenden Übungen mobilisieren Sie Ihre Wirbelsäule, das Becken und weitere umliegende Körperbereiche. So fördern Sie Ihre Beweglichkeit.

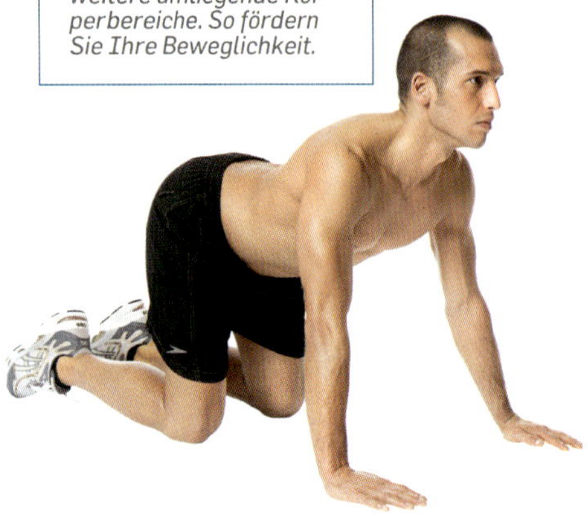

B

- Den Rücken weit nach oben in den Katzenbuckel krümmen. Dabei das Becken nach vorn schieben.
- Gleich danach nach links pendeln, dann wechselslitio wie in einer Kraftübung farbfahren.

Lassen Sie den Kopf in Richtung Brust sinken.

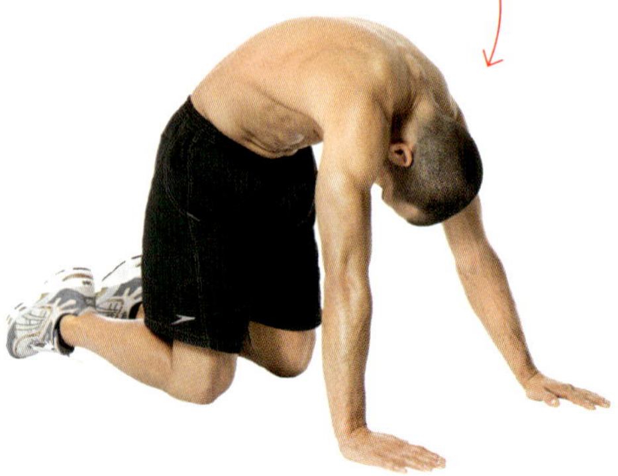

Rückwärtsrollen auf dem Gymnastikball

AUSFÜHRUNG

- Rücklings so an einen Gymnastikball lehnen, dass er nicht wegrollt. Die Finger im Nacken zusammenlegen.
- Mit dem Rücken auf den Ball rollen. Den Kopf etwas nach hinten bewegen, aber nicht überstrecken.

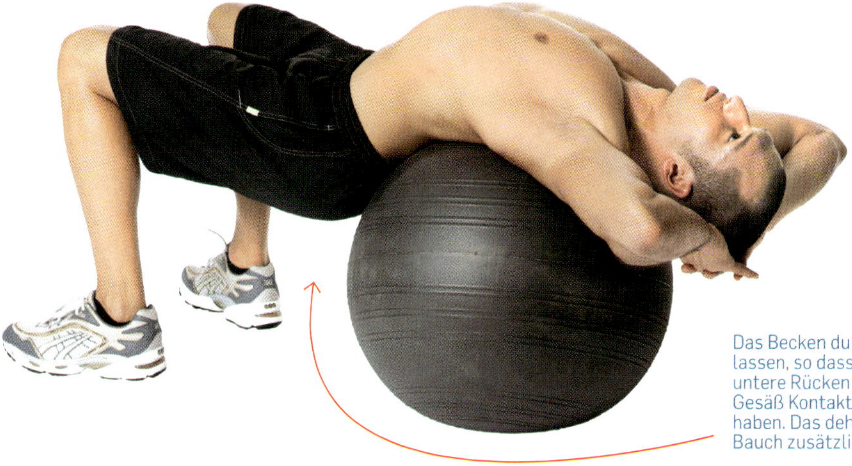

Das Becken durchhängen lassen, so dass auch der untere Rücken und das Gesäß Kontakt zum Ball haben. Das dehnt den Bauch zusätzlich.

Kniependeln

A

- Hinlegen und die Knie rechtwinklig beugen. Die Arme seitlich vom Körper ausstrecken.

B

- Die Beine nach rechts zum Boden kippen. Kopf, Arme und Schultern bleiben auf dem Boden.
- Gleich danach nach links pendeln, dann wechselseitig wie in einer Kraftübung fortfahren.

Fixieren Sie mit Ihrem Blick einen Punkt an der Decke, um den Kopf in Position zu halten.

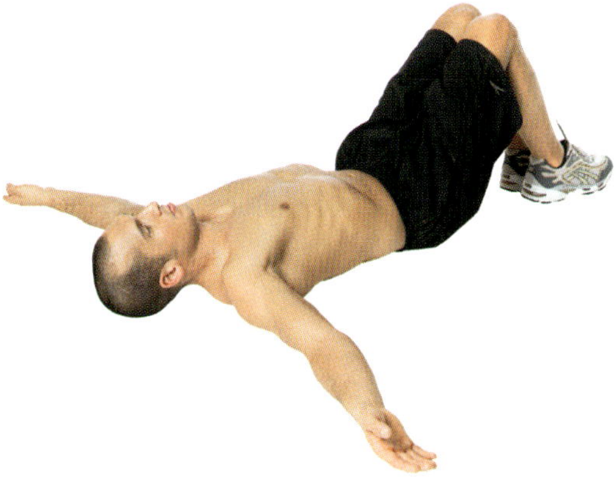

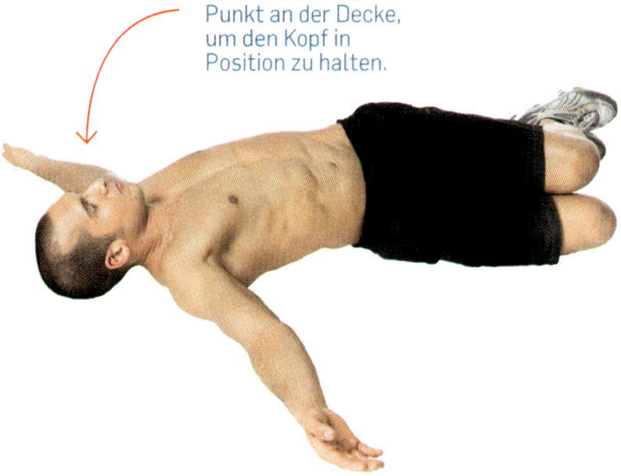

Stretching

Einbeiniges Hüftrollen

A

- Hinlegen und die Arme seitlich ausstrecken. Das linke Bein gestreckt senkrecht anheben.

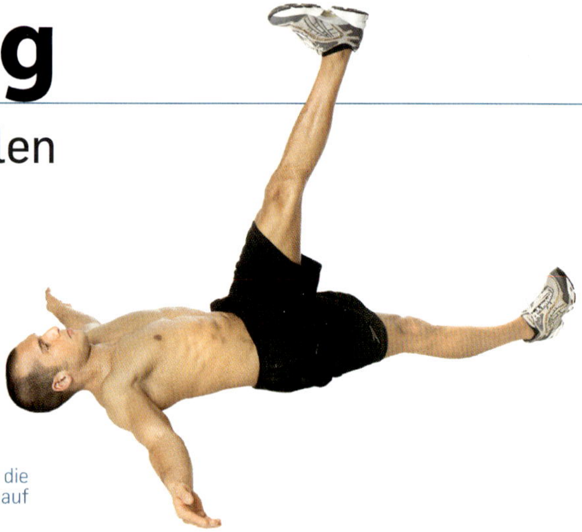

Halten Sie die Schulterblätter die ganze Zeit über auf dem Boden.

B

- Langsam das linke Bein über das rechte absenken, bis der linke Fuß auf dem Boden liegt.
- Gleich im Auschluss mit dem rechten Bein fortfahren, dann wie in einer Kraftübung weiter wechselseitig wiederholen.

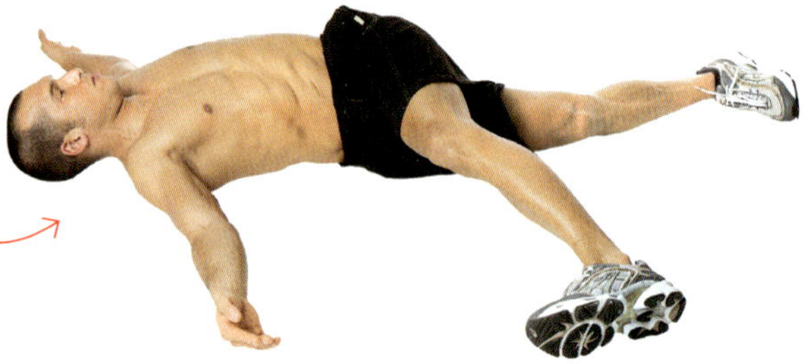

Schulterkreisen

A

- Die Schultern hochziehen, bis Sie eine Spannung im Nackenbereich spüren.

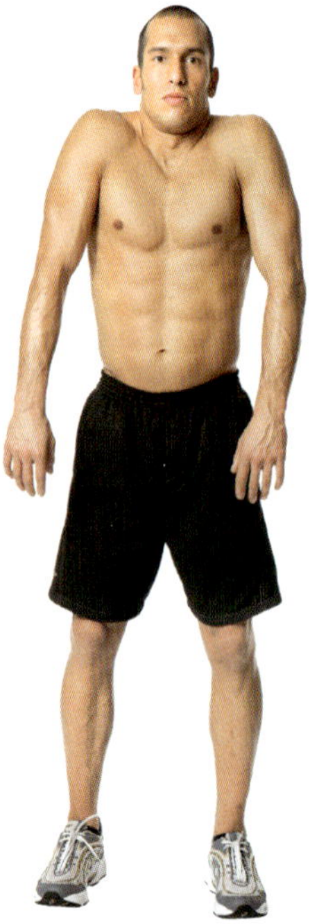

POWER-VARIANTE

Sie können die Schultern auch gegenläufig kreisen lassen: die eine Seite nach vorn (wie in einer Kraulbewegung), die andere nach hinten (wie bei einer Rückenschwimm-Bewegung). Das schult zugleich Ihr Koordinationsvermögen.

B

- Für zwei Sekunden die Schultern so weit es geht nach hinten unten drücken. Dabei bewusst den Nacken strecken und das Kinn anziehen. Dann die Schultern vorwärts oder rückwärts durchgehend locker kreisen lassen. Nach der Hälfte der Zeit die Richtung wechseln.

Die Schultern dürfen auf keinen Fall ruckartig fallen gelassen werden.

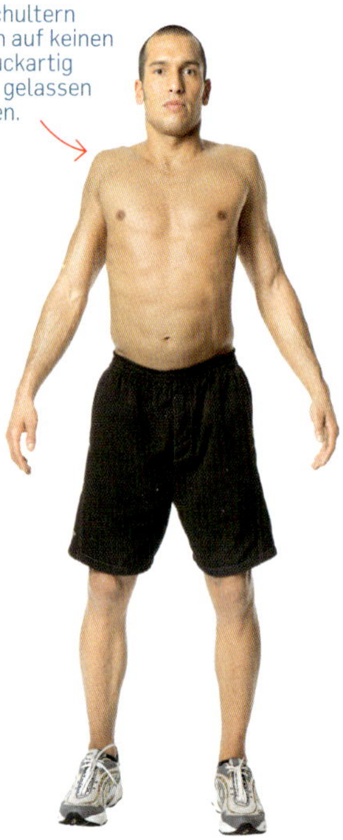

Rücklage

AUSFÜHRUNG

- Rücklings hinlegen, die Arme ruhen parallel neben dem Körper.
- Entspannen und ruhig ein- und ausatmen.
- Die Position ein bis drei Minuten halten.

BLEIBEN SIE ENTSPANNT ...

... mit den Übungen auf dieser Seite: Sie helfen, nach intensivem Training oder bei starker Anspannung wieder runterzukommen. Auch an stressigen Arbeitstagen eine Wohltat.

Spüren Sie bewusst, an welchen Stellen der Körper auf dem Boden ruht: Kopf, Schultern, Gesäß und Fersen zum Beispiel.

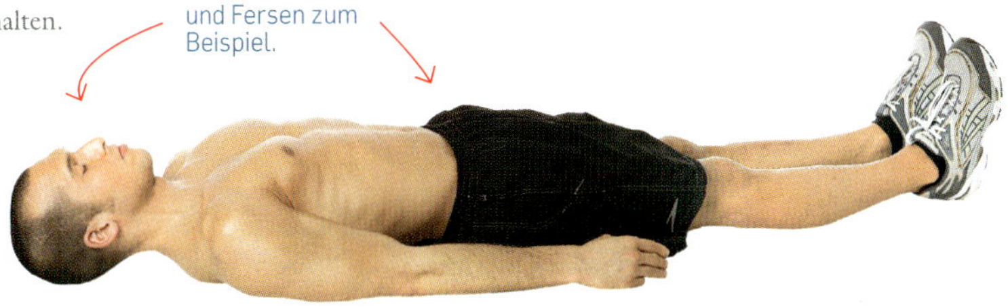

Kindhaltung

AUSFÜHRUNG

- In den Fersensitz gehen. Den Rumpf vorbeugen und auf die Oberschenkel legen.
- Den Kopf entspannen und die Hände so weit es geht vorschieben.
- Die Position ein bis zwei Minuten halten und entspannen.

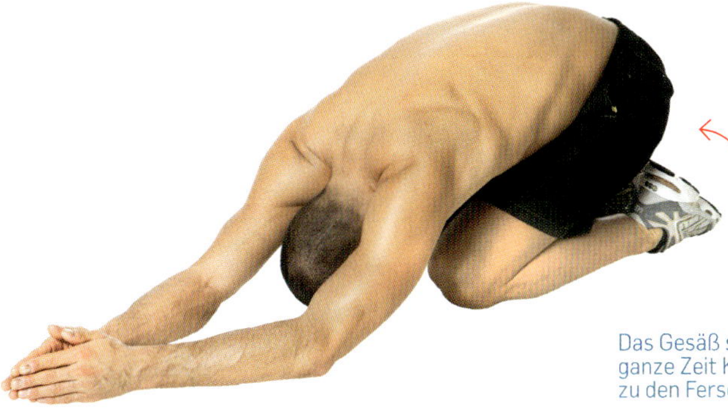

Das Gesäß sollte die ganze Zeit Kontakt zu den Fersen haben.

Bauchlage auf dem Gymnastikball

AUSFÜHRUNG

- Mit dem Bauch auf den Ball legen. Arme, Kopf und Schultern hängen entspannt herab. Unterarme, Knie und Fußspitzen haben Bodenkontakt.
- Die Position etwa ein bis zwei Minuten lang halten, dabei bewusst den Becken-, Rücken- und Nackenbereich entspannen.

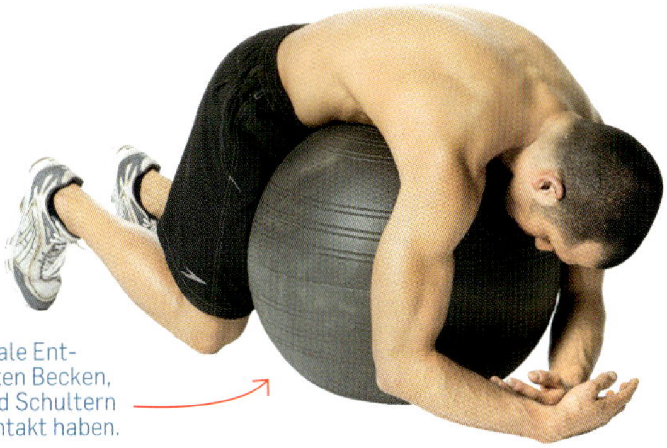

Für eine optimale Entspannung sollten Becken, Oberkörper und Schultern überall Ballkontakt haben.

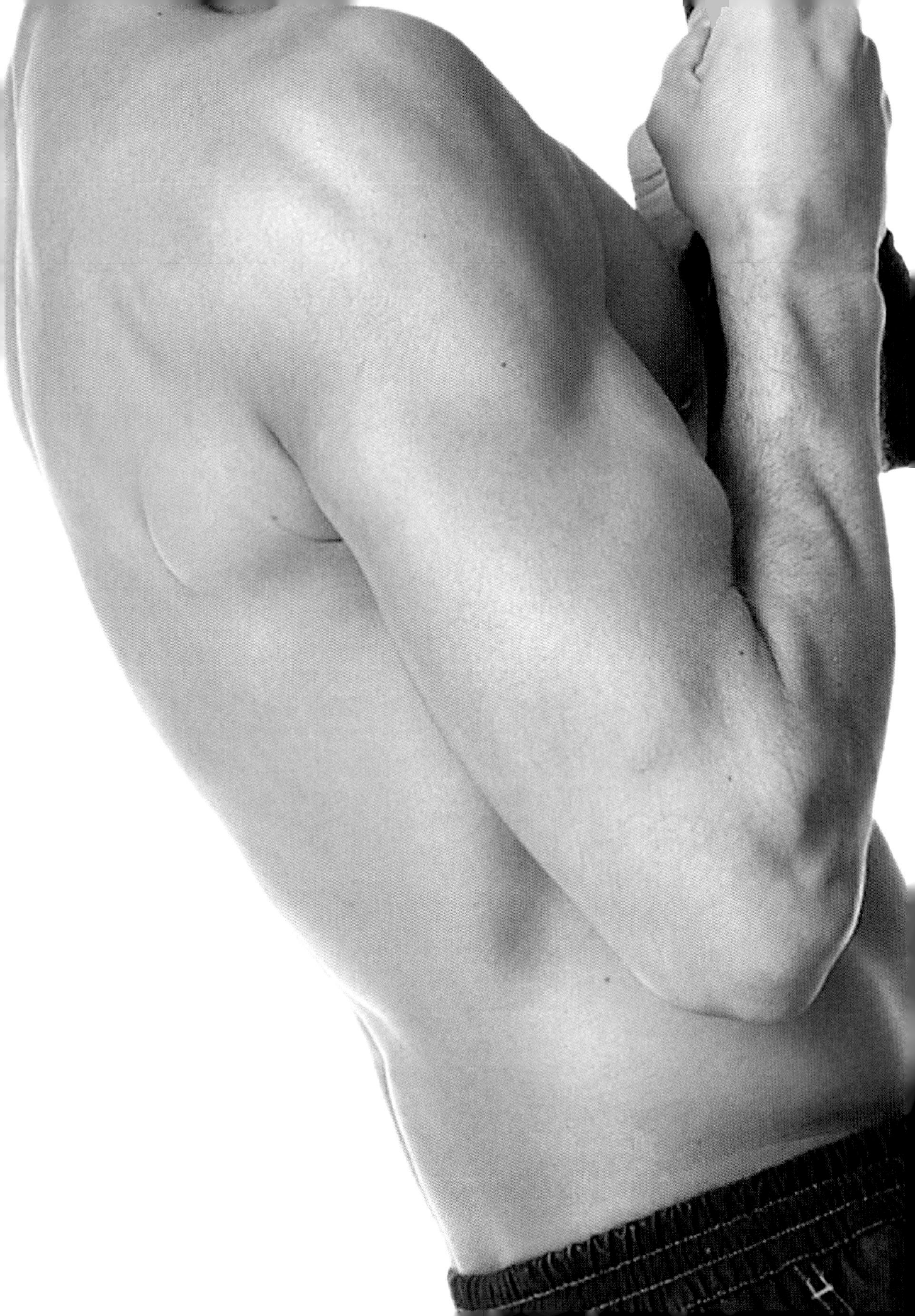

Kapitel 5

Die effektivsten Workouts für Rücken, Schulter & Co.

Entdecken Sie in diesem Kapitel die 20 besten Workouts für (fast) jedes Rücken-, Schulter- oder Rumpftrainingsziel! Alle Workouts sollen dazu beitragen, Ihnen einen kräftigen und gesunden Rücken sowie eine ansehnliche V-Form zu schenken.

Natürlich können Sie sich auch aus allen im Buch vorgestellten Übungen Ihre ganz persönlichen Workouts basteln. Damit das reibungslos funktioniert, halten Sie sich bitte grundsätzlich an die Hinweise zur Planung, Gestaltung und Durchführung von Workouts im Kapitel Trainingslehre ab Seite 34. Und, bei aller Liebe zum Rückentraining: Kümmern Sie sich zumindest mittelfristig auch um den Rest Ihres Körpers.

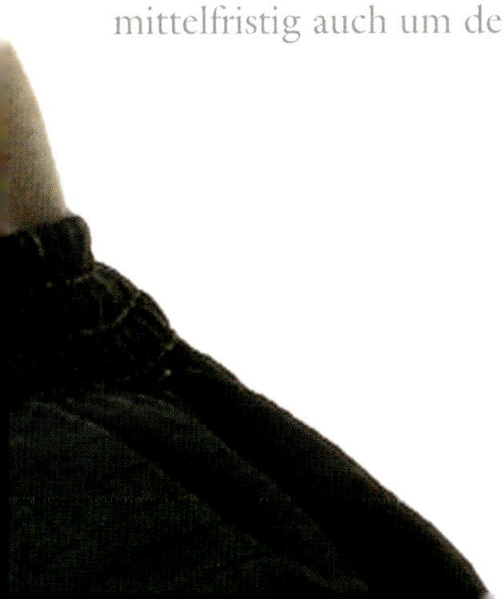

Die Trainingswoche: Denken Sie an Ihren ganzen Körper

Diese Wochenpläne zeigen exemplarisch Möglichkeiten, ein Ganzkörpertraining mit dem Schwerpunkt Rücken umzusetzen. Ein Beispiel für Einsteiger: Das V-Form-Workout auf Seite 157 enthält Übungen für den oberen und unteren Rücken, die Schultern sowie den Bauch. Wenn Sie es als Zirkeltraining am Montag, Mittwoch und Freitag durchführen, erweitern Sie es jeweils um zwei Brustübungen (Montag), zwei Bein-/Gesäßübungen (Mittwoch) und eine Bein- sowie eine Brustübung (Freitag) und haben so das Nötigste für den Rest Ihres Körpers getan. Wer andere Trainingsschwerpunkte hat und zum Beispiel seinen Bizeps gezielt trainieren will, muss dazu Armübungen einbauen.

Die Einheiten sind untereinander austauschbar und nur als Beispiele zu verstehen. Natürlich können Sie anstelle des Montags auch am Dienstag Kraft trainieren – dann verschieben sich alle folgenden Einheiten auch um einen Tag.

BEISPIELE FÜR DIE PERFEKTE TRAININGSWOCHE (GANZER KÖRPER MIT SCHWERPUNKT RÜCKEN)

	Mo	Di	Mi	Do	Fr	Sa	So
Stations- oder Zirkeltraining (je 2–3 Sätze / Durchgänge)	Kraft *· 2 Ü oberer Rücken* *· 2 Ü unterer Rücken* *· 2 Ü Brust* *· 2 Ü Schultern* *· 2 Ü Bauch*	Stretching *· 4–8 Ü ganzer Körper*	Kraft *· 2 Ü Beine & Gesäß* *· 2 Ü unterer Rücken* *· 2 Ü oberer Rücken* *· 1 Ü Brust* *· 2 Ü Schultern* *· 1 Ü Bauch*	Stretching *· 4–8 Ü ganzer Körper*	Kraft *· 2 Ü oberer Rücken* *· 1 Ü Beine* *· 1 Ü Brust* *· 2 Ü unterer Rücken* *· 2 Ü Bauch* *· 2 Ü Schultern*	Stretching *· 4–8 Ü ganzer Körper*	*Größere Ausdauereinheit (Laufen, Radtour) oder Spielsport*
oder							
Stations- oder Zirkeltraining (je 1 Satz / Durchgang)	Kraft *· 3 Ü oberer Rücken* *· 3 Ü unterer Rücken* *· 2 Ü Beine* *· 2 Ü Brust* *· 2 Ü Schultern* *· 2 Ü Bauch*	Stretching *· 4–8 Ü ganzer Körper*	Kraft *· 3 Ü unterer Rücken* *· 3 Ü oberer Rücken* *· 2 Ü Brust* *· 2 Ü Bauch* *· 2 Ü Schultern* *· 2 Ü Arme*	Stretching *· 4–8 Ü ganzer Körper*	Kraft *· 3 Ü oberer Rücken* *· 3 Ü unterer Rücken* *· 2 Ü Brust* *· 2 Ü Beine* *· 2 Ü Schultern* *· 2 Ü Bauch*	Stretching *· 4–8 Ü ganzer Körper*	*Größere Ausdauereinheit (Laufen, Radtour) oder Spielsport*
oder							
Split-Training (je 1–3 Sätze)	Kraft *· 4 Ü oberer Rücken* *· 4 Ü unterer Rücken* *· 2 Ü Schultern*	Kraft *· 4 Ü Brust* *· 4 Ü Bauch* *· 2 Ü Beine & Gesäß*	Stretching *· 4–8 Ü ganzer Körper*	Kraft *· 4 Ü oberer Rücken* *· 2 Ü unterer Rücken* *· 2 Ü hintere Schultern* *· 2 Ü Arme*	Stretching *· 4–8 Ü ganzer Körper*	Kraft *· 3 Ü Brust* *· 3 Ü Beine & Gesäß* *· 4 Ü Bauch*	Stretching *· 4–8 Ü ganzer Körper* *Größere Ausdauereinheit*

Das Einsteiger-Workout für die beste V-Form der Welt

Die ideale Übungszusammenstellung für alle, die mit dem Krafttraining noch nicht so vertraut sind, aber dennoch schnell sichtbare Erfolge erzielen wollen. Im Zirkeltraining absolvieren Sie alle Übungen des Hauptteils direkt nacheinander (das entspricht einem Durchgang).

Form: Zirkeltraining
Anzahl der Durchgänge: 2
Bewegungstempo: kontrolliert zügig, 3–4 Sekunden je Wiederholung (1 Sekunde in der konzentrischen Belastungsphase, 1 Sekunde halten, 1–2 Sekunden in der exzentrischen Belastungsphase)
Pausen zwischen Übungen: keine
Pausen zwischen den Durchgängen: 2 Minuten
Trainingsgewicht: 75–80 Prozent der Maximalkraft
Hilfsmittel (ohne Kardiogeräte): Kurzhanteln, Klimmzugstange, Trainingsbank, Gymnastikball

	Übung	Siehe Seite	Wiederholungen / Zeit pro Satz
WARM-UP	*Laufband, Ergometer oder Crosstrainer*	–	*7 Min. lockeres Tempo*
	Hüpfen und Armkreisen	–	*1 Min. locker*
	Schattenboxen ohne Hilfsmittel	–	*1 Min. locker*
	Katzenbuckel	*150*	*1 Satz mit 8–10 Wdh.*
	Übung	**Siehe Seite**	**Wiederholungen / Zeit pro Satz**
ÜBUNGSTEIL	*Rudern in Bauchlage*	*72*	*12–15 Wdh.*
	Abgestütztes einarmiges Kurzhantel-Rudern	*71*	*12–15 Wdh. für jede Seite*
	Klimmzüge im breiten Obergriff, Einsteiger beginnen im schulterbreiten (Unter-)Griff	*74*	*10–12 Wdh.*
	Umgekehrtes Rudern	*76*	*10–12 Wdh.*
	Rumpfheben im Liegen	*96*	*12–15 Wdh.*
	Beinabsenken auf der Bank	*141*	*12–15 Wdh.*
	Seitheben in Bauchlage	*87*	*12–15 Wdh.*
	Schulterdrücken mit Kurzhanteln	*103*	*12–15 Wdh.*
	Übung	**Siehe Seite**	**Wiederholungen / Zeit pro Satz**
COOL-DOWN	*Laufband, Ergometer oder Crosstrainer*	–	*7 Min. lockeres Tempo*
	Katzenbuckel	*150*	*1–2 Sätze à 8–10 Wdh.*
	Bauchlage auf dem Gymnastikball	*153*	*1–2 Min.*

Das Fortgeschrittenen-Workout für die beste V-Form der Welt

Sie sind geübt im Umgang mit Hanteln und Kabelzügen? Dann darf's für Sie ja ein wenig härter zur Sache gehen. Wer mag, kann aus den Übungen 1 & 2, 3 & 4, 6 & 7 und 9 & 10 jeweils Verbundsätze machen (was das ist und wie das geht: siehe Seite 44).
Form: Stationstraining
Anzahl der Sätze pro Übung: 2
Bewegungstempo: kontrolliert zügig, 3–4 Sekunden je Wiederholung (1 Sekunde in der konzentrischen Belastungsphase, 1 Sekunde halten, 1–2 Sekunden in der exzentrischen Belastungsphase)
Pausen zwischen Sätzen / Übungen: 60 Sekunden
Trainingsgewicht: 80–85 Prozent der Maximalkraft
Hilfsmittel: Langhantel, Kurzhanteln, Kabelzug, Klimmzugstange, Trainingsbank, Gymnastikball, Medizinball, Springseil

	Übung	Siehe Seite	Wiederholungen / Zeit pro Satz
WARM-UP	*Laufband, Ergometer oder Crosstrainer*	–	*7 Min. lockeres Tempo*
	Katzenbuckel	*150*	*1 Satz mit 8–10 Wdh.*
	Seilspringen	–	*1 Min. locker*
	Schattenboxen ohne Hilfsmittel	–	*1 Min. locker*
	Übung	**Siehe Seite**	**Wiederholungen / Zeit pro Satz**
ÜBUNGSTEIL	*Rudern am Kabelzug mit der Lat-Stange*	*72*	*10–12 Wdh.*
	Einarmiges Kurzhantel-Rudern im Hammergriff mit Drehung	*71*	*10–12 Wdh. für jede Seite*
	Klimmzüge im breiten Obergriff	*74*	*12–15 Wdh.*
	Umgekehrtes Rudern auf dem Gymnastikball	*76*	*10–12 Wdh.*
	Überzüge mit der Langhantel	*82*	*10–12 Wdh.*
	Kreuzheben mit der Langhantel	*94*	*8–10 Wdh.*
	Rumpfheben auf dem Gymnastikball mit Medizinball	*92*	*10–12 Wdh.*
	Ruder-Crunches	*137*	*12–15 Wdh.*
	Vorgebeugtes Seitheben	*86*	*10–12 Wdh.*
	Diagonales einarmiges Seitheben mit der Kurzhantel	*108*	*10–12 Wdh. für jede Seite*
	Übung	**Siehe Seite**	**Wiederholungen / Zeit pro Satz**
COOL-DOWN	*Laufband, Ergometer oder Crosstrainer*	–	*7 Min. lockeres Tempo*
	Katzenbuckel	*150*	*2 Sätze à 8–10 Wdh.*
	Kindhaltung	*153*	*1 Min.*
	Rücklage	*153*	*1–2 Min.*

Das Hardcore-Workout für die beste V-Form der Welt

Sie sind ein alter Hase in Sachen Fitnesstraining, aber der Rücken will trotzdem nicht recht zur Geltung kommen? Dann sei Ihnen dieses Workout ans Herz gelegt. Tipp: Überschreiten Sie die angegebene Pausenzeit nicht.
Form: Stationstraining
Anzahl der Sätze pro Übung: 3
Bewegungstempo: kontrolliert zügig, 3–4 Sekunden je Wiederholung (1 Sekunde in der konzentrischen Belastungsphase, 1 Sekunde halten, 1–2 Sekunden in der exzentrischen Belastungsphase)
Pausen zwischen den Sätzen / Übungen: 60 Sekunden
Trainingsgewicht: 80–85 Prozent der Maximalkraft
Hilfsmittel: Langhantel, Kabelzug, Klimmzugstange, Trainingsbank, Springseil

	Übung	Siehe Seite	Wiederholungen / Zeit pro Satz
WARM-UP	*Laufband, Ergometer oder Crosstrainer*	–	*7 Min. lockeres Tempo*
	Seilspringen	–	*2 Min. locker*
	Schattenboxen ohne Hilfsmittel	–	*1 Min. locker*
	Katzenbuckel	*150*	*1 Satz mit 8–10 Wdh.*
	Übung	**Siehe Seite**	**Wiederholungen / Zeit pro Satz**
ÜBUNGSTEIL	*Langhantel-Rudern*	*69*	*8–10 Wdh.*
	Crossover-Klimmzüge	*75*	*12–14 Wdh.*
	Einarmiges umgekehrtes Rudern	*77*	*12–15 Wdh. für jede Seite*
	Überzüge mit der Langhantel	*82*	*8–10 Wdh.*
	Einarmige Lat-Züge	*80*	*8–10 Wdh. für jede Seite*
	Kreuzheben und Umsetzen auf die Brust	*133*	*8–10 Wdh.*
	Käfer	*139*	*12–15 Wdh.*
	Vorgebeugtes Seitheben über Kreuz	*89*	*8–10 Wdh.*
	Frontdrücken	*85*	*8–10 Wdh.*
	Kabelzüge zum Kopf	*73*	*8–10 Wdh.*
	Übung	**Siehe Seite**	**Wiederholungen / Zeit pro Satz**
COOL-DOWN	*Laufband, Ergometer oder Crosstrainer*	–	*7 Min. lockeres Tempo*
	Katzenbuckel	*150*	*2 Sätze à 8–10 Wdh.*
	Schulterkreisen	*152*	*1 Min.*
	Kindhaltung	*153*	*1 Min.*
	Rücklage	*153*	*1 Min.*

Das V-Form-Workout – für unterwegs und überall

Sie wissen, regelmäßiges Training ist wichtig für den Erfolg. Damit Sie im Urlaub, auf Geschäftsreise oder wo auch immer Sie sich herumtreiben mögen, Ihren Trainingsrhythmus aufrechterhalten können, bekommen Sie hier das passende Workout mit auf den Weg. Alles, was Sie brauchen, ist ein Physioband.
Form: Stationstraining
Anzahl der Sätze pro Übung: 2
Bewegungstempo: kontrolliert zügig, 3–4 Sekunden je Wiederholung (1 Sekunde in der konzentrischen Belastungsphase, 1 Sekunde halten, 1–2 Sekunden in der exzentrischen Belastungsphase)
Pausen zwischen den Sätzen / Übungen: 60 Sekunden
Trainingsgewicht: Körpergewicht / maximaler Widerstand bezogen auf die Wiederholungszahl
Hilfsmittel: Physioband

	Übung	Siehe Seite	Wiederholungen / Zeit pro Satz
WARM-UP	*Laufen*	–	*7 Min. lockeres Tempo*
	Hüpfen und Armkreisen	–	*1 Min. locker*
	Schattenboxen ohne Hilfsmittel	–	*1 Min. locker*
	Katzenbuckel	150	*1 Satz mit 8–10 Wdh.*
	Übung	**Siehe Seite**	**Wiederholungen / Zeit pro Satz**
ÜBUNGSTEIL	*Lat-Drücken in Rückenlage*	80	*10–12 Wdh.*
	Dips auf einem Bein	85	*12–15 Wdh. für jede Seite*
	Gedrehte Liegestütze	120	*10–12 Wdh. für jede Seite*
	Armheben mit dem Physioband und Körperdrehung	110	*12–15 Wdh. für jede Seite*
	Wechselseitige Armzüge mit dem Physioband	83	*12–14 Wdh.*
	Rumpfrotationen mit dem Physioband im Liegen	114	*12–14 Wdh. für jede Seite*
	Delfin-Schwimmen	98	*12–15 Wdh.*
	Kletter-Crunches	136	*12–15 Wdh.*
	Seitheben mit dem Physioband	109	*12–15 Wdh.*
	Frontheben mit Physioband	109	*12–15 Wdh.*
	Übung	**Siehe Seite**	**Wiederholungen / Zeit pro Satz**
COOL-DOWN	*Laufen*	–	*7 Min. lockeres Tempo*
	Katzenbuckel	150	*1–2 Sätze à 8–10 Wdh.*
	Kindhaltung	153	*1 Min.*
	Rücklage	153	*1 Min.*

Das 20-Minuten-Turbo-Workout für die beste V-Form der Welt

Manchmal gibt der Terminkalender nicht die Zeit für ein reguläres Training her. Gut, dass Sie dann dieses kurze, aber selbstverständlich nicht minder wirksame Trainingsprogramm parat haben. Führen Sie jede Übung einfach 45 Sekunden lang aus und halten Sie sich jeweils an die rechts genannte Pausenzeit. Auf die Plätze, fertig … die Zeit läuft!

Form: Ein-Satz-Training
Anzahl der Sätze pro Übung: 1
Bewegungstempo: kontrolliert schnell bis zügig, 2–4 Sekunden je Wiederholung (1 Sekunde in der konzentrischen Belastungsphase, eventuell 1 Sekunde halten, 1–2 Sekunden in der exzentrischen Belastungsphase)
Pausen zwischen den Übungen: 30 Sekunden
Trainingsgewicht: 80–85 Prozent der Maximalkraft
Hilfsmittel: Kabelzug, Klimmzugstange, Trainingsbank, Handtuch

	Übung	Siehe Seite	Wiederholungen / Zeit pro Satz
WARM-UP	*Laufband, Ergometer oder Crosstrainer*	–	*3 Min. lockeres Tempo*
	Hüpfen und Armkreisen	–	*1 Min. locker*
	Schattenboxen ohne Hilfsmittel	–	*1 Min. locker*
	Übung	**Siehe Seite**	**Wiederholungen / Zeit pro Satz**
ÜBUNGSTEIL	*Rudern am Kabelzug mit der Lat-Stange*	72	*8–10 Wdh. in 45 Sek.*
	Lat-Züge zur Brust im Obergriff	79	*8–10 Wdh. in 45 Sek.*
	Crossover-Klimmzüge	75	*12–15 Wdh. in 45 Sek.*
	Klimmzüge mit Handtuch	75	*12–15 Wdh. in 45 Sek.*
	Frontdrücken	85	*8–10 Wdh. in 45 Sek.*
	Kabelzüge zum Kopf	73	*8–10 Wdh. in 45 Sek.*
	Superman	96	*10–12 Wdh. in 45 Sek.*
	Unterarmstütz mit Überkreuz-Crunches	135	*10–12 Wdh. in 45 Sek.*
	Übung	**Siehe Seite**	**Wiederholungen / Zeit pro Satz**
COOL-DOWN	*Laufband, Ergometer oder Crosstrainer*	–	*3 Min. lockeres Tempo*
	Katzenbuckel	150	*1 Satz mit 8–10 Wdh.*
	Kindhaltung	153	*1 Min.*

Das Rundum-sorglos-Rumpf-Workout für Einsteiger

Zur V-Form, zu einem gesunden Rücken und nicht zuletzt zu einer wahrlich aufrechten Haltung gehört ein passend schmaler, muskulöser Rumpf. Dieses Workout hilft Ihnen dabei, Ihren Oberkörper rundherum ausgewogen zu bearbeiten. So dürfen Sie bald knackige Muskeln hinten wie vorn Ihr Eigen nennen.

Form: Zirkeltraining
Anzahl der Durchgänge: 2
Bewegungstempo: kontrolliert zügig, 3–4 Sekunden je Wiederholung (1 Sekunde in der konzentrischen Belastungsphase, 1 Sekunde halten, 1–2 Sekunden in der exzentrischen Belastungsphase)
Pausen zwischen den Übungen: keine
Pausen zwischen den Durchgängen: 2 Minuten
Trainingsgewicht: 75–80 Prozent der Maximalkraft
Hilfsmittel: Kurzhanteln, Trainingsbank, Medizinball, Springseil

	Übung	Siehe Seite	Wiederholungen / Zeit pro Satz
WARM-UP	*Laufband, Ergometer oder Crosstrainer*	–	*7 Min. lockeres Tempo*
	Seilspringen	–	*1–2 Min. locker*
	Schattenboxen ohne Hilfsmittel	–	*1 Min. locker*
	Katzenbuckel	*150*	*1 Satz mit 8–10 Wdh.*
	Übung	**Siehe Seite**	**Wiederholungen / Zeit pro Satz**
ÜBUNGSTEIL	*Unterarmstütz auf dem Gymnastikball*	*119*	*30 Sek.*
	Seitlicher Unterarmstütz	*123*	*20 Sek. für jede Seite*
	Beinpendeln mit dem Medizinball	*127*	*12–14 Wdh.*
	Rumpfdrehen mit dem Medizinball im Stehen	*129*	*12–14 Wdh.*
	Vorgebeugtes Seitheben	*86*	*12–15 Wdh.*
	Rückwärtiges Beinheben auf der Bank	*100*	*12–15 Wdh.*
	Beinabsenken auf der Bank	*141*	*12–15 Wdh.*
	Kletter-Crunches	*136*	*12–15 Wdh.*
	Übung	**Siehe Seite**	**Wiederholungen / Zeit pro Satz**
COOL-DOWN	*Laufband, Ergometer oder Crosstrainer*	–	*7 Min. lockeres Tempo*
	Katzenbuckel	*150*	*1–2 Sätze à 8–10 Wdh.*
	Kindhaltung	*153*	*1 Min.*
	Rücklage	*153*	*1 Min.*

Das Rundum-sorglos-Rumpf-Workout für Fortgeschrittene

Ein weiteres Argument, den Rumpf beim Rückentraining im Auge zu behalten: Mit einem Plus an Kraft und Beweglichkeit verbessert er Ihre Leistungen in jeder Sportart. In diesem Workout für Fortgeschrittene geht es eine Spur härter zu.

Form: Stationstraining
Anzahl der Sätze pro Übung: 3
Bewegungstempo: kontrolliert zügig, 3–4 Sekunden je Wiederholung (1 Sekunde in der konzentrischen Belastungsphase, 1 Sekunde halten, 1–2 Sekunden in der exzentrischen Belastungsphase)
Pausen zwischen den Sätzen / Übungen: 60 Sekunden
Trainingsgewicht: 80–85 Prozent der Maximalkraft
Hilfsmittel: Langhantel, Kurzhanteln, Kabelzug, Gymnastikball, Medizinball, Balance-Kreisel, Springseil

	Übung	Siehe Seite	Wiederholungen / Zeit pro Satz
WARM-UP	*Laufband, Ergometer oder Crosstrainer*	–	*7 Min. lockeres Tempo*
	Hüpfen und Armkreisen	–	*1 Min. locker*
	Seilspringen	–	*1 Min. locker*
	Schattenboxen ohne Hilfsmittel	–	*1 Min. locker*
	Katzenbuckel	150	*1–2 Sätze à 8–10 Wdh.*
	Übung	**Siehe Seite**	**Wiederholungen / Zeit pro Satz**
ÜBUNGSTEIL	*Unterarmstütz mit gehobenem Bein auf dem Balance-Kreisel*	120	*12–15 Wdh. für jede Seite*
	Gedrehte Liegestütze	120	*12–15 Wdh. für jede Seite*
	Seitliches Rollen auf dem Gymnastikball	128	*12–14 Wdh.*
	Rumpfdrehen am Kabelzug	81	*10–12 Wdh. für jede Seite*
	Liegestütz-Wechselsprünge	121	*45 Sek. mit Tempo*
	Kreuzheben und Umsetzen auf die Brust	133	*10–12 Wdh.*
	Flieger mit Kurzhanteln	132	*10–12 Wdh. für jede Seite*
	Langhantel-Rollen	123	*12–15 Wdh.*
	Gedrehtes Knieheben im Liegestütz	135	*12–15 Wdh. für jede Seite*
	Crunches mit Medizinball auf dem Gymnastikball	138	*12–15 Wdh.*
	Übung	**Siehe Seite**	**Wiederholungen / Zeit pro Satz**
COOL-DOWN	*Laufband, Ergometer oder Crosstrainer*	–	*7 Min. lockeres Tempo*
	Katzenbuckel	150	*2 Sätze à 8–10 Wdh.*
	Kindhaltung	153	*1 Min.*
	Rücklage	153	*1 Min.*

Das Einsteiger-Workout für extrabreite Schultern

Eine auffällige V-Form des Oberkörpers lebt nicht zuletzt von ausgeprägten Schulterpartien. Mit diesem Workout legen Sie den Grundstein für ein paar Zentimeter mehr Breite in Ihrer Oberweite.
Form: Zirkeltraining
Anzahl der Durchgänge: 2
Bewegungstempo: kontrolliert zügig, 3–4 Sekunden je Wiederholung (1 Sekunde in der konzentrischen Belastungsphase, 1 Sekunde halten, 1–2 Sekunden in der exzentrischen Belastungsphase)
Pausen zwischen den Übungen: keine
Pausen zwischen den Durchgängen: 2 Minuten
Trainingsgewicht: 75–80 Prozent der Maximalkraft
Hilfsmittel: Langhantel, Kurzhanteln, Physioband oder Kabelzug, Trainingsbank, Gymnastikball, Medizinball, Springseil

	Übung	Siehe Seite	Wiederholungen / Zeit pro Satz
WARM-UP	*Laufband, Ergometer oder Crosstrainer*	–	*7 Min. lockeres Tempo*
	Seilspringen	–	*1 Min. locker*
	Schulterkreisen	*152*	*1 Min.*
	Schattenboxen ohne Hilfsmittel	–	*1 Min. locker*
	Übung	**Siehe Seite**	**Wiederholungen / Zeit pro Satz**
ÜBUNGSTEIL	*Rudern in Bauchlage*	*72*	*12–15 Wdh.*
	Seitheben	*105*	*12–15 Wdh.*
	Kurzhantel-Boxen	*117*	*45 Sek. mit Power*
	Schulterdrücken mit Kurzhanteln	*103*	*12–15 Wdh.*
	Diagonale Armzüge auf dem Gymnastikball	*113*	*12–15 Wdh. für jede Seite*
	Schulterstoßen mit dem Medizinball	*116*	*12–15 Wdh. für jede Seite*
	Schulterheben mit der Langhantel im breiten Griff	*115*	*10–12 Wdh.*
	Außenrotationen der Schulter am Kabelzug	*112*	*12–15 Wdh. für jede Seite*
	Übung	**Siehe Seite**	**Wiederholungen / Zeit pro Satz**
COOL-DOWN	*Laufband, Ergometer oder Crosstrainer*	–	*7 Min. lockeres Tempo*
	Schulterkreisen	*152*	*1 Min.*
	Katzenbuckel	*150*	*1–2 Sätze à 8–10 Wdh.*
	Bauchlage auf dem Gymnastikball	*153*	*1–2 Min.*

Das Fortgeschrittenen-Workout für extrabreite Schultern

Noch dicker kommt's für Ihre Schultern in diesem anspruchsvollen Workout. Sparen Sie schon mal Geld für den Herrenausstatter: Bei Hemden, T-Shirts und Jacken werden Sie demnächst eine Nummer größer brauchen.
Form: Stationstraining
Anzahl der Sätze pro Übung: 3
Bewegungstempo: kontrolliert zügig, 3–4 Sekunden je Wiederholung (1 Sekunde in der konzentrischen Belastungsphase, 1 Sekunde halten, 1–2 Sekunden in der exzentrischen Belastungsphase)
Pausen zwischen den Sätzen / Übungen: 60 Sekunden
Trainingsgewicht: 80–85 Prozent der Maximalkraft
Hilfsmittel: Langhantel, Kurzhanteln, Kabelzug, Trainingsbank, Springseil

	Übung	Siehe Seite	Wiederholungen / Zeit pro Satz
WARM-UP	*Laufband, Ergometer oder Crosstrainer*	–	*7 Min. lockeres Tempo*
	Hüpfen und Armkreisen	–	*1 Min. locker*
	Schattenboxen ohne Hilfsmittel	–	*1 Min. locker*
	Seilspringen	–	*1 Min. locker*
	Übung	**Siehe Seite**	**Wiederholungen / Zeit pro Satz**
ÜBUNGSTEIL	*Einarmiges Rudern am Kabelzug*	*73*	*10–12 Wdh. für jede Seite*
	Einbeiniges Kurzhantel-Rudern im Hammergriff	*70*	*10–12 Wdh. für jede Seite*
	Umgekehrtes Schulterdrücken	*105*	*12–15 Wdh.*
	Wechselseitiges Kurzhantel-Schulterdrücken mit Drehung	*104*	*12–14 Wdh.*
	Frontziehen	*84*	*10–12 Wdh.*
	I-Heben in Bauchlage	*89*	*10–12 Wdh.*
	Diagonales einarmiges Seitheben mit der Kurzhantel	*108*	*10–12 Wdh. für jede Seite*
	L-Seitheben mit Schulterrotationen	*106*	*10–12 Wdh.*
	Außenrotationen der Schulter am Kabelzug	*112*	*10–12 Wdh. für jede Seite*
	Rückseitiges Schulterheben mit der Langhantel	*114*	*10–12 Wdh.*
	Übung	**Siehe Seite**	**Wiederholungen / Zeit pro Satz**
COOL-DOWN	*Laufband, Ergometer oder Crosstrainer*	–	*5 Min. lockeres Tempo*
	Katzenbuckel	*150*	*2 Sätze à 8–10 Wdh.*
	Schulterkreisen	*152*	*1 Min.*
	Kindhaltung	*153*	*1 Min.*
	Rücklage	*153*	*1 Min.*

Das 20-Minuten-Turbo-Workout für extrabreite Schultern

Bevor Sie Trainingseinheiten ausfallen lassen und so riskieren, dass die Schultermuskeln wieder dahinschmelzen, versuchen Sie, wenigstens diese kurze Einheit durchzuführen.
Form: Ein-Satz-Training
Anzahl der Sätze pro Übung: 1
Bewegungstempo: kontrolliert schnell bis zügig, 2–4 Sekunden je Wiederholung (1 Sekunde in der konzentrischen Belastungsphase, eventuell 1 Sekunde halten, 1–2 Sekunden in der exzentrischen Belastungsphase)
Pausen zwischen den Übungen: 30 Sekunden
Trainingsgewicht: 80–85 Prozent der Maximalkraft
Hilfsmittel: Langhantel, Kurzhanteln, Physioband, Trainingsbank

	Übung	Siehe Seite	Wiederholungen / Zeit pro Satz
WARM-UP	*Laufband, Ergometer oder Crosstrainer*	–	*3 Min. lockeres Tempo*
	Hüpfen und Armkreisen	–	*1 Min. locker*
	Schattenboxen ohne Hilfsmittel	–	*1 Min. locker*
	Übung	**Siehe Seite**	**Wiederholungen / Zeit pro Satz**
ÜBUNGSTEIL	*Langhantel-Rudern*	*69*	*10–12 Wdh. in 45 Sek.*
	Frontziehen	*84*	*10–12 Wdh. in 45 Sek.*
	Seitheben	*105*	*10–12Wdh. in 45 Sek.*
	Vorgebeugtes Seitheben	*86*	*8–10 Wdh. in 45 Sek.*
	Y-Heben in Bauchlage	*87*	*10–12 Wdh. in 45 Sek.*
	Vorgebeugtes Schulterdrücken	*104*	*10–12 Wdh. in 45 Sek.*
	Schulterheben mit Kurzhanteln über dem Kopf	*115*	*10–12 Wdh. in 45 Sek.*
	Rückwärtiges Seitheben mit dem Physioband	*83*	*12–15 Wdh. in 45 Sek.*
	Übung	**Siehe Seite**	**Wiederholungen / Zeit pro Satz**
COOL-DOWN	*Laufband, Ergometer oder Crosstrainer*	–	*3 Min. lockeres Tempo*
	Schulterkreisen	*152*	*1 Min.*
	Katzenbuckel	*150*	*1 Satz mit 8–10 Wdh.*

Das Lat-&-Delta-Workout

Hier stehen die beiden vielversprechendsten Muskelkandidaten für die V-Form im Fokus: der Deltamuskel und der Latissimus. Optische Erfolge sind somit garantiert. Aber Vorsicht: Dieses Training ist so hart, dass es auch die größten Fitnesstrainingsexperten noch schocken wird.

Form: Stationstraining
Anzahl der Sätze pro Übung: 3
Bewegungstempo: kontrolliert zügig, 3–4 Sekunden je Wiederholung (1 Sekunde in der konzentrischen Belastungsphase, 1 Sekunde halten, 1–2 Sekunden in der exzentrischen Belastungsphase)
Pausen zwischen den Sätzen / Übungen: 60 Sekunden
Trainingsgewicht: 75–85 Prozent der Maximalkraft
Hilfsmittel: Kurzhanteln, Klimmzugstange, Kabelzug, Trainingsbank, Springseil

	Übung	Siehe Seite	Wiederholungen / Zeit pro Satz
WARM-UP	*Laufband, Ergometer oder Crosstrainer*	–	*7 Min. lockeres Tempo*
	Hüpfen und Armkreisen	–	*1 Min. locker*
	Seilspringen	–	*2 Min. locker*
	Katzenbuckel	*150*	*1 Satz mit 8–10 Wdh.*
	Übung	**Siehe Seite**	**Wiederholungen / Zeit pro Satz**
ÜBUNGSTEIL	*Lat-Züge zur Brust im engen Untergriff*	*79*	*12–15 Wdh.*
	Rudern am Kabelzug mit der Lat-Stange	*72*	*10–12 Wdh.*
	Abgestütztes einarmiges Kurzhantel-Rudern	*71*	*6–8 Wdh. für jede Seite*
	Crossover-Klimmzüge	*75*	*12–15 Wdh.*
	Frontdrücken	*85*	*10–12 Wdh.*
	Vorgebeugtes Seitheben über Kreuz	*89*	*10–12 Wdh.*
	L-Seitheben mit Schulterrotationen	*106*	*6–8 Wdh.*
	Y-Seitheben	*107*	*10–12 Wdh.*
	Frontheben	*107*	*6–8 Wdh.*
	Übung	**Siehe Seite**	**Wiederholungen / Zeit pro Satz**
COOL-DOWN	*Schulterkreisen*	*152*	*1 Min.*
	Katzenbuckel	*150*	*1 Satz mit 8–10 Wdh.*
	Kindhaltung	*153*	*1 Min.*
	Rücklage	*153*	*1 Min.*

Das Lat-&-Delta-Workout – für unterwegs und überall

Eine intensive, effektive Muskelaufbau-Lösung für den oberen Rücken und die Schultern, wenn mal Not am Mann und kein größeres Trainingsgerät in Reichweite ist. Bei Bedarf (insbesondere bei den Sätzen mit weniger Wiederholungen) das Physioband doppelt legen oder ein stärkeres wählen.
Form: Stationstraining
Anzahl der Sätze pro Übung: 2
Bewegungstempo: kontrolliert zügig, 3–4 Sekunden je Wiederholung (1 Sekunde in der konzentrischen Belastungsphase, 1 Sekunde halten, 1–2 Sekunden in der exzentrischen Belastungsphase)
Pausen zwischen den Sätzen / Übungen: 60 Sekunden
Trainingsgewicht: Körpergewicht / maximaler Widerstand bezogen auf die Wiederholungszahl
Hilfsmittel: Physioband

	Übung	Siehe Seite	Wiederholungen / Zeit pro Satz
WARM-UP	*Laufen*	–	*7 Min. lockeres Tempo*
	Hüpfen und Armkreisen	–	*1 Min. locker*
	Schattenboxen ohne Hilfsmittel	–	*1 Min. locker*
	Katzenbuckel	*150*	*1 Satz mit 8–10 Wdh.*
	Übung	**Siehe Seite**	**Wiederholungen / Zeit pro Satz**
ÜBUNGSTEIL	*Einarmiges Rudern mit dem Physioband*	*73*	*10–12 Wdh. für jede Seite*
	Einarmiges Physioband-Rudern im Hammergriff mit Drehung	*71*	*12–15 Wdh. für jede Seite*
	Einarmige Lat-Züge mit dem Physioband	*80*	*10–12 Wdh. für jede Seite*
	Lat-Drücken in Rückenlage	*80*	*10–12 Wdh.*
	Umgekehrtes Schulterdrücken	*105*	*12–15 Wdh.*
	Wechselseitige Armzüge mit dem Physioband	*83*	*12–14 Wdh.*
	Züge zum Kopf mit dem Physioband	*73*	*10–12 Wdh.*
	Vorgebeugtes Physioband-Seitheben über Kreuz	*89*	*12–15 Wdh.*
	Rückwärtiges Seitheben mit dem Physioband	*83*	*12–15 Wdh.*
	Frontheben mit dem Physioband	*109*	*12–15 Wdh.*
	Übung	**Siehe Seite**	**Wiederholungen / Zeit pro Satz**
COOL-DOWN	*Laufen*	–	*7 Min. lockeres Tempo*
	Schulterkreisen	*152*	*1 Min.*
	Katzenbuckel	*150*	*1 Satz mit 8–10 Wdh.*
	Kindhaltung	*153*	*1 Min.*

Das Rückenaufbau-Fettabbau-Workout

In diesem Workout werden teils große Muskelgruppen bewegt, teils kommen dynamische Elemente zum Einsatz. Alles mit dem Ziel, neben dem Muskelaufbau im Rücken gleichzeitig den Stoffwechsel so zu beeinflussen, dass Sie mittelfristig Fett abbauen. Probieren Sie hier auch ein Sequenzentraining aus (siehe Seite 45, die Ausdauereinheit immer nach 4 Übungen einbauen).

Form: Zirkeltraining
Anzahl der Durchgänge: 2
Bewegungstempo: kontrolliert zügig, 3–4 Sekunden je Wiederholung (1 Sekunde in der konzentrischen Belastungsphase, 1 Sekunde halten, 1–2 Sekunden in der exzentrischen Belastungsphase)
Pausen zwischen den Übungen: keine
Pausen zwischen den Durchgängen: 2 Minuten
Trainingsgewicht: 75–80 Prozent der Maximalkraft
Hilfsmittel: Langhantel, Kurzhanteln, Kabelzug, Klimmzugstange, Gymnastikball, Medizinball, Handtuch

	Übung	Siehe Seite	Wiederholungen / Zeit pro Satz
WARM-UP	*Laufband, Ergometer oder Crosstrainer*	–	*7 Min. lockeres Tempo*
	Hüpfen und Armkreisen	–	*2 Min. locker*
	Schattenboxen ohne Hilfsmittel	–	*1 Min. locker*
	Übung	**Siehe Seite**	**Wiederholungen / Zeit pro Satz**
ÜBUNGSTEIL	*Langhantel-Rudern*	69	*12–15 Wdh.*
	Klimmzüge mit Handtuch	75	*10–12 Wdh.*
	Vorgebeugtes Seitheben	86	*10–12 Wdh.*
	Rumpfdrehen am Kabelzug	81	*12–15 Wdh. für jede Seite*
	Rumpfstrecken mit der Langhantel	94	*10–12 Wdh.*
	Liegestütz-Wechselsprünge	121	*60 Sek. mit Tempo*
	Delfin-Schwimmen	98	*12–15 Wdh.*
	Gedrehtes Rumpfheben auf dem Gymnastikball	92	*12–14 Wdh.*
	Crunches mit Medizinball auf dem Gymnastikball	138	*12–15 Wdh.*
	Schulterstoßen mit dem Medizinball	116	*12–15 Wdh. für jede Seite*
	Wurfbewegungen mit dem Medizinball	130	*12–15 Wdh. für jede Seite*
	Kurzhantel-Boxen	117	*60 Sek. mit Power*
	Übung	**Siehe Seite**	**Wiederholungen / Zeit pro Satz**
COOL-DOWN	*Laufband, Ergometer oder Crosstrainer*	–	*7 Min. lockeres Tempo*
	Schulterkreisen	152	*1 Min.*
	Katzenbuckel	150	*2 Sätze à 8–10 Wdh.*

Das Workout für Vielsitzer

Dauerhaftes Sitzen lässt Muskeln verkümmern und verkürzen. Mit diesem Programm stellen Sie wieder eine Balance im Körper her, die nicht nur Ihre Sitzhaltung, sondern Ihre Körperhaltung ganz allgemein verbessern wird.
Form: Stationstraining
Anzahl der Sätze pro Übung: 3
Bewegungstempo: kontrolliert schnell bis zügig, 2–4 Sekunden je Wiederholung (1 Sekunde in der konzentrischen Belastungsphase, eventuell 1 Sekunde halten, 1–2 Sekunden in der exzentrischen Belastungsphase)
Pausen zwischen den Sätzen / Übungen: 60 Sekunden
Trainingsgewicht: 65–75 Prozent der Maximalkraft
Hilfsmittel: Kurzhanteln und Gewichte, Kabelzug, Physioband, Klimmzugstange, Gymnastikball, Stuhl

	Übung	Siehe Seite	Wiederholungen / Zeit pro Satz
WARM-UP	*Laufband oder Crosstrainer*	–	*5 Min. lockeres Tempo*
	Hüpfen und Armkreisen	–	*1 Min. locker*
	Große Ausfallschritte	–	*30 Sek.*
	Hund-Kobra-Kombinationen	*125*	*30 Sek.*
	Oberkörper-Einrollen im Sitzen	*144*	*30 Sek.*
	Übung	**Siehe Seite**	**Wiederholungen / Zeit pro Satz**
ÜBUNGSTEIL	*Rudern in Bauchlage, hier: auf dem Gymnastikball*	*72*	*10–12 Wdh.*
	Klimmzüge im breiten Obergriff	*74*	*10–12 Wdh.*
	Zurückziehen der Schulterblätter	*78*	*10–12 Wdh.*
	Lat-Drücken in Rückenlage	*80*	*10–12 Wdh.*
	Rückwärtiges Seitheben mit dem Physioband	*83*	*12–15 Wdh.*
	Gedrehtes Rumpfheben auf dem Gymnastikball	*92*	*12–14 Wdh.*
	Diagonales Arm- und Beinheben mit Hantelscheiben	*97*	*45 Sek.*
	Einbeinige Brücke	*126*	*30 Sek. halten mit jeder Seite*
	Armheben mit dem Physioband und Körperdrehung	*110*	*12–15 Wdh. für jede Seite*
	Außenrotationen der Schulter am Kabelzug	*112*	*12–15 Wdh. für jede Seit*
	Übung	**Siehe Seite**	**Wiederholungen / Zeit pro Satz**
COOL-DOWN	*Laufband oder Crosstrainer*	–	*5 Min. lockeres Tempo*
	Oberkörper-Einrollen im Sitzen	*144*	*30 Sek.*
	Katzenbuckel	*150*	*1 Satz mit 8–10 Wdh.*
	Rückwärtsrollen auf dem Gymnastikball	*151*	*1 Satz mit 8–10 Wdh.*
	Ganzkörperdehnung in Rücklage	*150*	*1 Min.*

Das 20-Minuten-Turbo-Workout für einen rundum gesunden Rücken

Geht nicht gibt's nicht, wenn es um die Gesundheit Ihres Rückens geht: Dieses Kurzprogramm eliminiert nicht nur jede Form der Ausrede, die Sie sich bislang immer haben einfallen lassen, sondern es stärkt Ihren Rücken gezielt und ganzheitlich. So bleiben Sie in Zukunft dauerhaft von Schmerzen und Beschwerden verschont.

Form: Ein-Satz-Training
Anzahl der Sätze pro Übung: 1
Bewegungstempo: kontrolliert schnell bis zügig, 2–4 Sekunden je Wiederholung (1 Sekunde in der konzentrischen Belastungsphase, eventuell 1 Sekunde halten, 1–2 Sekunden in der exzentrischen Belastungsphase)
Pausen zwischen den Übungen: 30 Sekunden
Trainingsgewicht: 65–80 Prozent der Maximalkraft
Hilfsmittel: Langhantel, Kabelzug, Trainingsbank, Medizinball, Stuhl

	Übung	Siehe Seite	Wiederholungen / Zeit pro Satz
WARM-UP	*Laufband, Ergometer oder Crosstrainer*	–	*3 Min. lockeres Tempo*
	Hüpfen und Armkreisen	–	*30 Sek. locker*
	Katzenbuckel	*150*	*1 Satz mit 8–10 Wdh.*
	Schattenboxen ohne Hilfsmittel	–	*30 Sek. locker*
	Übung	**Siehe Seite**	**Wiederholungen / Zeit pro Satz**
ÜBUNGSTEIL	*Kreuzheben und Umsetzen auf die Brust*	*133*	*6–8 Wdh. in 45 Sek.*
	Rudern am Kabelzug mit der Lat-Stange	*72*	*8–10 Wdh. in 45 Sek.*
	Rumpfbeugen am Kabelzug	*131*	*8–10 Wdh. in 45 Sek.*
	Rumpfstrecken am Kabelzug	*131*	*8–10 Wdh. in 45 Sek.*
	Rückwärtiges Beinheben auf der Bank	*100*	*10–12 Wdh. in 45 Sek.*
	Rumpfheben im Liegen mit ausgebreiteten Armen	*97*	*8–10 Wdh. in 45 Sek.*
	Hund-Kobra-Kombinationen	*125*	*4–6 Wdh. in 45 Sek.*
	Beinpendeln mit dem Medizinball	*127*	*10–12 Wdh. in 45 Sek.*
	Übung	**Siehe Seite**	**Wiederholungen / Zeit pro Satz**
COOL-DOWN	*Laufband, Ergometer oder Crosstrainer*	–	*3 Min. lockeres Tempo*
	Oberkörper-Einrollen im Sitzen	*144*	*30 Sek.*
	Kindhaltung	*153*	*30 Sek.*
	Rücklage	*153*	*1 Min.*

Das tägliche Rundum-sorglos-Stretching

Wer seinen Körper möglichst häufig, gerne täglich, kurz mit diesem Workout stretcht, tut alles für ein ausgewogenes Kräftegleichgewicht im Körper und somit für einen gesunden Rücken. Ausführliche Informationen zu den Dehnmethoden finden Sie ab Seite 52. Bitte wenden Sie in einer Einheit jeweils nur eine Methode an.

Form: Stationstraining
Anzahl der Sätze pro Übung: 2
Bewegungstempo: je nach angewendeter Dehnmethode
Pausen zwischen den Sätzen / Übungen: 30–60 Sekunden
Trainingsgewicht: –
Hilfsmittel: –

	Übung	Siehe Seite	Wiederholungen / Zeit pro Satz
WARM-UP	*Laufband, Ergometer oder Crosstrainer*	–	*5 Min. lockeres Tempo*
	Schulterkreisen	*152*	*1 Min.*
	Katzenbuckel	*150*	*2 Sätze à 8–10 Wdh.*
	Kniependeln	*151*	*2 Sätze à 10–12 Wdh.*
	Übung	**Siehe Seite**	**Wiederholungen / Zeit pro Satz**
ÜBUNGSTEIL	*Oberkörper-Einrollen im Sitzen*	*144*	*je nach Dehnmethode*
	Dehnung der Brust- und Schultermuskulatur	*147*	*je nach Dehnmethode*
	Dehnung der Rücken- und Nackenmuskulatur im Sitzen	*143*	*je nach Dehnmethode*
	Dehnung der oberen Rückenmuskulatur mit gestreckten Armen und Seitneigung	*146*	*je nach Dehnmethode*
	Kobra mit angewinkelten Beinen	*148*	*je nach Dehnmethode*
	Dehnung der Gesäßmuskulatur im Liegen mit einem angewinkelten Bein	*149*	*je nach Dehnmethode*
	Seitliches Nackendehnen	*144*	*je nach Dehnmethode*
	Ganzkörperdehnung in Rücklage	*150*	*je nach Dehnmethode*
	Übung	**Siehe Seite**	**Wiederholungen / Zeit pro Satz**
COOL-DOWN	*Laufband, Ergometer oder Crosstrainer*	–	*7 Min. lockeres Tempo*
	Hüpfen und Armkreisen	–	*1 Min. locker*
	Kindhaltung	*153*	*1 Min.*
	Rücklage	*153*	*1 Min.*

Das Anti-Schmerz-Workout für die Lendenwirbelsäule

Fast bei jedem macht sich irgendwann der Lendenwirbelbereich bemerkbar. Unternehmen Sie etwas dagegen – zum Beispiel mit diesem gezielten Aufbauprogramm. Zwei Hinweise: „Anti-Schmerz" heißt nicht „Anti-Muskelkater" – das Training ist intensiv. Und: Wer bereits Beschwerden hatte, steigt zunächst mit moderatem Gewicht ein.
Form: Stationstraining
Anzahl der Sätze pro Übung: 2
Bewegungstempo: kontrolliert zügig, 3–4 Sekunden je Wiederholung (1 Sekunde in der konzentrischen Belastungsphase, 1 Sekunde halten, 1–2 Sekunden in der exzentrischen Belastungsphase)
Pausen zwischen den Sätzen / Übungen: 60 Sekunden
Trainingsgewicht: 65–70 Prozent (gesundheitsorientiert, Minimum 12 Wiederholungen pro Satz) oder 75–80 Prozent der Maximalkraft (mit extra Muskelaufbau-Effekt)
Hilfsmittel: Langhantel, Kurzhanteln, Gymnastikball, Medizinball, Balance-Kreisel, Balance-Kissen

	Übung	Siehe Seite	Wiederholungen / Zeit pro Satz
WARM-UP	*Laufband, Ergometer oder Crosstrainer*	–	*7 Min. lockeres Tempo*
	Hüpfen und Armkreisen	–	*1 Min. locker*
	Kniependeln	151	*1 Satz mit 10–12 Wdh.*
	Einbeiniges Hüftrollen	152	*1 Satz mit 8–10 Wdh.*
	Übung	**Siehe Seite**	**Wiederholungen / Zeit pro Satz**
ÜBUNGSTEIL	*Flieger mit Kurzhanteln*	132	*15–18 Wdh. für jede Seite*
	Abgestütztes einarmiges Kurzhantel-Rudern	71	*15–20 Wdh. für jede Seite*
	Rumpfheben auf dem Gymnastikball mit Medizinball	92	*12–15 Wdh.*
	Seitliches Rumpfheben auf dem Gymnastikball	140	*15–20 Wdh. für jede Seite*
	Rückwärtiges Beinheben auf dem Gymnastikball	99	*18–20 Wdh.*
	Unterarmstütz mit gehobenem Bein auf dem Balance-Kreisel	120	*30–45 Sek. halten*
	Rumpfbeugen auf dem Balance-Kreisel	95	*15–18 Wdh.*
	Einbeiniges Hüftheben auf dem Balance-Kreisel	126	*30 Sek. halten mit jeder Seite*
	Rumpfdrehen im Knien auf dem Balance-Kissen	93	*15–20 Wdh.*
	Langhantel-Rollen	123	*12–15 Wdh.*
	Übung	**Siehe Seite**	**Wiederholungen / Zeit pro Satz**
COOL-DOWN	*Laufband, Ergometer oder Crosstrainer*	–	*7 Min. lockeres Tempo*
	Katzenbuckel	150	*1 Satz mit 12–15 Wdh.*
	Kindhaltung	153	*30 Sek.*
	Rücklage	153	*1 Min.*

Das Anti-Schmerz-Workout für die Lendenwirbelsäule – unterwegs und überall

Vernachlässigen Sie Ihren unteren Rücken zu keinem Zeitpunkt. Mit diesem Workout können Sie Ihre Muskulatur auch dann auf Touren bringen, wenn Sie selbst auf einer sind und weit und breit kein Studio zu finden ist.
Form: Stationstraining
Anzahl der Sätze pro Übung: 2
Bewegungstempo: kontrolliert zügig, 3–4 Sekunden je Wiederholung (1 Sekunde in der konzentrischen Belastungsphase, 1 Sekunde halten, 1–2 Sekunden in der exzentrischen Belastungsphase)
Pausen zwischen den Sätzen / Übungen: 60 Sekunden
Trainingsgewicht: Körpergewicht / passender Widerstand bezogen auf die Wiederholungszahl
Hilfsmittel: Physioband

	Übung	Siehe Seite	Wiederholungen / Zeit pro Satz
WARM-UP	*Laufen*	–	*7 Min. lockeres Tempo*
	Hüpfen und Armkreisen	–	*1 Min. locker*
	Katzenbuckel	*150*	*1 Satz mit 8–10 Wdh.*
	Kniependeln	*151*	*1 Satz mit 16–20 Wdh.*
	Einbeiniges Hüftrollen	*152*	*1 Satz mit 8–10 Wdh.*
	Übung	**Siehe Seite**	**Wiederholungen / Zeit pro Satz**
ÜBUNGSTEIL	*Statischer Zwei-Punkt-Liegestütz*	*121*	*30–45 Sek. halten auf jeder Seite*
	Seitlicher Unterarmstütz mit Rumpfrotationen	*124*	*15–18 Wdh. für jede Seite*
	Einbeinige Brücke	*126*	*30–45 Sek. halten auf jeder Seite*
	Rumpfheben im Liegen	*96*	*15–20 Wdh.*
	Rückenbrücke	*99*	*12–15 Wdh.*
	Beinüberkreuzen im Vierfüßlerstand	*101*	*15–18 Wdh. für jede Seite*
	Vierfüßler-Kickbacks	*122*	*15–20 Wdh.*
	Hund-Kobra-Kombinationen	*125*	*12–15 Wdh.*
	Rumpfrotationen mit dem Physioband im Liegen	*114*	*15–18 Wdh. für jede Seite*
	Ruder-Crunches	*137*	*15–20 Wdh.*
	Übung	**Siehe Seite**	**Wiederholungen / Zeit pro Satz**
COOL-DOWN	*Laufen*	–	*7 Min. lockeres Tempo*
	Katzenbuckel	*150*	*1 Satz mit 12–15 Wdh.*
	Kniependeln	*151*	*1 Satz mit 16–20 Wdh.*
	Kindhaltung	*153*	*30 Sek.*
	Rücklage	*153*	*1 Min.*

Das Anti-Schmerz-Workout für Schulter, Nacken und Halswirbelsäule

Die Halswirbelsäule ist empfindlich – zum Glück aber auch empfänglich für diese Übungen, die ihr Kraft und Beweglichkeit verschaffen. Ihren Schultern liefern sie die muskuläre Basis gegen Beschwerden jeder Art.
Form: Stationstraining
Anzahl der Sätze pro Übung: 2
Bewegungstempo: kontrolliert zügig, 3–4 Sekunden je Wiederholung (1 Sekunde in der konzentrischen Belastungsphase, 1 Sekunde halten, 1–2 Sekunden in der exzentrischen Belastungsphase)
Pausen zwischen den Sätzen / Übungen: 60 Sekunden
Trainingsgewicht: 65–70 Prozent (gesundheitsorientiert, Minimum 12 Wiederholungen pro Satz) oder 75–80 Prozent der Maximalkraft (mit extra Muskelaufbau-Effekt)
Hilfsmittel: Langhantel, Kabelzug, Klimmzugstange, Trainingsbank, Medizinball

	Übung	Siehe Seite	Wiederholungen / Zeit pro Satz
WARM-UP	*Laufband, Ergometer oder Crosstrainer*	–	*7 Min. lockeres Tempo*
	Hüpfen und Armkreisen	–	*1 Min. locker*
	Katzenbuckel	*150*	*1 Satz mit 12–15 Wdh.*
	Oberkörper-Einrollen im Sitzen	*144*	*30 Sek.*
	Übung	**Siehe Seite**	**Wiederholungen / Zeit pro Satz**
ÜBUNGSTEIL	*Lat-Züge zur Brust im engen Untergriff*	*79*	*15–20 Wdh.*
	Kabelzüge zum Kopf	*73*	*15–20 Wdh.*
	Schulterstoßen mit dem Medizinball	*116*	*15–18 Wdh. für jede Seite*
	Zurückziehen der Schulterblätter	*78*	*18–20 Wdh.*
	Schulterdrücken für den Sägezahnmuskel	*116*	*15–18 Wdh.*
	Überzüge mit der Langhantel	*82*	*15–20 Wdh.*
	Außenrotationen der Schulter am Kabelzug	*112*	*15–18 Wdh. für jede Seite*
	Innenrotationen der Schulter am Kabelzug	*111*	*15–18 Wdh. für jede Seite*
	Rückseitiges Schulterheben mit der Langhantel	*114*	*15–20 Wdh.*
	Schulterheben mit der Langhantel im breiten Griff	*115*	*15–20 Wdh.*
	Übung	**Siehe Seite**	**Wiederholungen / Zeit pro Satz**
COOL-DOWN	*Laufband, Ergometer oder Crosstrainer*	–	*6 Min. lockeres Tempo*
	Schulterkreisen	*152*	*1 Min.*
	Kindhaltung	*153*	*30 Sek.*
	Rücklage	*153*	*1–2 Min.*

Das Anti-Schmerz-Workout für Schulter, Nacken und Halswirbelsäule – unterwegs und überall

Schützen Sie sich vor Schulter- und Nackenschmerzen durch regelmäßiges Training. Für diesen knackigen Plan benötigen Sie nur ein Physioband. Er ergänzt auf effektive Weise Ihr normales Krafttraining.

Form: Stationstraining
Anzahl der Sätze pro Übung: 2
Bewegungstempo: kontrolliert zügig, 3–4 Sekunden je Wiederholung (1 Sekunde in der konzentrischen Belastungsphase, 1 Sekunde halten, 1–2 Sekunden in der exzentrischen Belastungsphase)
Pausen zwischen den Sätzen / Übungen: 60 Sekunden
Trainingsgewicht: Körpergewicht / passender Widerstand bezogen auf die Wiederholungszahl
Hilfsmittel: Physioband, Stuhl o.Ä.

	Übung	Siehe Seite	Wiederholungen / Zeit pro Satz
WARM-UP	*Laufen*	–	*7 Min. lockeres Tempo*
	Hüpfen und Armkreisen	–	*1 Min. locker*
	Katzenbuckel	150	*1 Satz mit 8–10 Wdh.*
	Kobra	148	*20 Sek. halten*
	Oberkörper-Einrollen im Sitzen	144	*30 Sek.*
	Übung	**Siehe Seite**	**Wiederholungen / Zeit pro Satz**
ÜBUNGSTEIL	*Seitheben mit dem Physioband*	109	*18–20 Wdh.*
	Armheben mit dem Physioband und Körperdrehung	110	*15–20 Wdh. für jede Seite*
	Vorgebeugtes Schulterdrücken mit dem Physioband	104	*18–20 Wdh.*
	Delfin-Schwimmen	98	*12–15 Wdh.*
	Rumpfrotationen mit dem Physioband im Liegen	114	*15–18 Wdh. für jede Seite*
	Rumpfrotationen mit dem Physioband	113	*15–18 Wdh. für jede Seite*
	Zurückziehen der Schulterblätter ohne Klimmzugstange (Einstiegsvariante)	78	*18–20 Wdh.*
	Schulterheben mit dem Physioband über dem Kopf	115	*18–20 Wdh.*
	Außenrotationen der Schulter mit dem Physioband	112	*15–18 Wdh. für jede Seite*
	Innenrotationen der Schulter mit dem Physioband	111	*15–18 Wdh. für jede Seite*
	Übung	**Siehe Seite**	**Wiederholungen / Zeit pro Satz**
COOL-DOWN	*Laufen*	–	*6 Min. lockeres Tempo*
	Schulterkreisen	152	*1 Min.*
	Kindhaltung	153	*30 Sek.*
	Rücklage	153	*1–2 Min.*

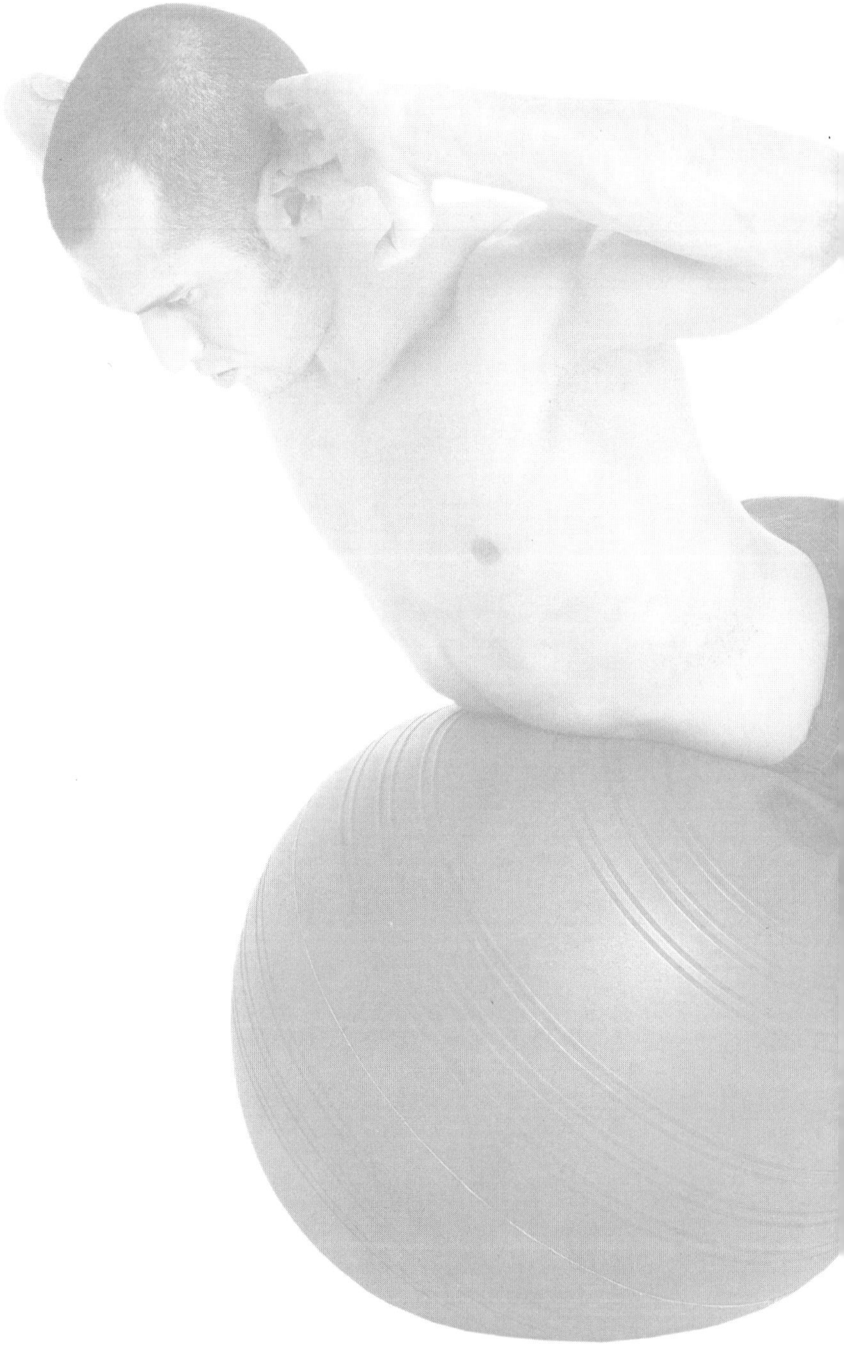